Kareen Dannhauer, Sissi Rasche

Willkommen im Hebammensalon

Kareen Dannhauer, Sissi Rasche

WILLKOMMEN IM HEBAMMEN SALON

Der charmanteste Ort für alle Fragen rund um Schwangerschaft und Geburt

Kösel

Wichtiger Hinweis
Alle Hinweise, Maßnahmen und Behandlungsansätze in diesem Buch sind von den Autorinnen sorgfältig geprüft worden. Sie ersetzen jedoch nicht die persönliche Begleitung und Abklärung durch Hebammen, behandelnde Ärzt*innen oder andere Fachpersonen, die zur Ausübung der Heilkunde berechtigt sind. Im Zweifelsfall, bei akuten Ereignissen oder deutlichen Symptomen, die Sie beunruhigen und die Sie nicht einordnen können, bei Vorerkrankungen oder bestehender Schwangerschaft muss für eine konkrete Diagnose und fachkundige Behandlung stets ein Arzt oder eine Ärztin aufgesucht werden. Eine Haftung vonseiten der Autorinnen oder des Verlags wird ausdrücklich ausgeschlossen.

MIX
Papier | Fördert gute Waldnutzung
FSC® C083411
www.fsc.org

Klimaneutral
Druckprodukt
ClimatePartner.com/14044-1912-1001

2. Auflage 2022
Penguin Random House Verlagsgruppe FSC® N001967

Umschlag und Layout: Maus Grafikdesign, Kisdorf
Umschlagmotiv: © EYECANDY Berlin
Erfassung und Bearbeitung der Podcastfolgen: Melanie Hartmann, Fürstenfeldbruck
Druck und Bindung: CPI Books GmbH, Leck
Printed in Germany
ISBN 978-3-466-31180-4
www.koesel.de

Inhalt

Vorwort

Herzlich willkommen im Hebammensalon. Das Buch zum Podcast

Wir beide, Sissi und Kareen, haben vor insgesamt 40 Jahren unsere Berufung zum Beruf gemacht. Wir haben so viele Frauen und ihre Partner*innen in den spannendsten Monaten, Wochen und Tagen ihres Lebens begleitet, etwa 3000 Kindern auf ihrem Weg in die große neue Welt geholfen und dabei eine Menge über das Leben gelernt.

Unser großartiger Beruf verbindet uns fachlich und seit einigen Jahren auch privat. Wir unterstützen uns gegenseitig, vertreten einander und tauschen uns über die vielen Themen rund um Schwangerschaft, Geburt und Wochenbett aus. Geballtes Wissen, das wir irgendwann ungescriptet auf Instagram geteilt haben. Aus einer Quasselstunde unter Kolleginnen wurde so der »Hebammensalon« im Live-Format. Immer mehr schwangere Frauen und neugeborene Mütter hörten uns zu, stellten Fragen, schlugen neue Themen vor. Und wir wollten über all das sprechen!

Als Hebammen wissen wir, dass es im Gesundheitswesen schon lange Verwerfungen gibt. Gute Hebammenbetreuung ist mittlerweile Mangelware, und natürlich können und wollen wir online keinen Hebammenmangel auffangen oder die Beratung vor Ort ersetzen. Was wir aber durchaus können und mit Leidenschaft tun: Schwangere, Gebärende und Frauen im Wochenbett mit wertvollen Informationen versorgen, ihrer Vielfalt und ihren Bedürfnissen Beachtung schenken und vor allem ihre Kraft feiern!

Das wurde umso wichtiger, als Corona kam. Wir blieben alle zu Hause – und dort auch ziemlich allein. Viele Angebote und Kurse

für Schwangere und junge Mütter mit ihren Babys fielen aus, es gab wenig Austausch und viele offene Fragen. Plötzlich mehrten sich die Stimmen: »Ihr braucht einen Podcast!«
Vom sporadischen Live-Format zum eigenen Podcast – der »Hebammensalon« hatte also endlich einen festen Platz gefunden.

»Hallo im Hebammensalon – der Podcast für deine Schwangerschaft und Babyzeit!«

Für alle, die ihn noch nicht kennen: Unser Podcast ist eine wunderbare Möglichkeit, charmant, leichtfüßig und gut unterhalten in den Kosmos »Schwangerschaft« einzutauchen. Wenn du dir wünschst, Kinder zu bekommen ohne angestaubtes »Ohgottohgott«, ohne Berührungsängste und ohne falsche Scham, bist du bei uns genau richtig!
All das Wissen, die Fakten, Anekdoten und Tipps aus dem Podcast haben wir nun zu Papier gebracht – zum Nochmal-Lesen und leichten Wiederfinden. Und natürlich für all jene, die lieber lesen als hören! Nutze das Buch gerne auch als persönliches Schwangerschaftsjournal. Wir ermuntern dich ausdrücklich, dir Notizen zwischen die Zeilen und mitten in den Text zu schreiben, als Spickzettel für deinen Weg in eine schöne, kraftvolle und im besten Fall selbstbestimmte Geburt.

Alles Liebe und Gute für dich und dein Baby auf diesem aufregenden Weg!

Kareen & Sissi

Schwangerschaft

Ungläubig schaust du auf die beiden Streifen des Schwangerschaftstests: Es ist real! Ihr bekommt wirklich ein Baby. Ab jetzt betrittst du ein neues Universum. Hattest du bislang eher abstrakte Vorstellungen davon, wie das Leben mit einem Kind so sein könnte, ist die Schwangerschaft nun tatsächlich der Weg dorthin.

Versonnenes Bauchstreicheln, klischeehafte Hechelkurse – erst mal Übelkeit und später dicke Füße, dazu die umständliche Logistik, wie man sich für einen Geburtsort entscheidet und eine Wochenbetthebamme bekommt. Wir begleiten dich auf dieser Reise – und sortieren ein wenig die Unübersichtlichkeit!

Sissi: »Es ist doch faszinierend: Da wünschst du dir so sehr ein Baby und plötzlich sind da zwei Striche und sofort kriegst du dieses Gefühl: ›Oh Gott, jetzt gibt es kein Zurück mehr!‹. Kennst du oder?«

Kareen: »Soll ich mal was verraten? Ich hab ja tatsächlich noch nie einen Schwangerschaftstest gemacht. Aber kalte Füße hatte ich auch. Und dann ganz schnell die Hebamme angerufen …«

Sissi: »Wow, wirklich Kareen? Ich wusste es natürlich auch immer ohne Test, habe aber dieses Bauchkribbeln geliebt. Und dann war er da, der zweite Streifen, und sofort noch mehr Bauchkribbeln.«

Die Frühschwangerschaft

Himmelhoch jauchzend und todmüde

Über die Gefühlsachterbahn, die Frauen in den ersten Wochen ihrer Schwangerschaft durchleben, wird oft wenig gesprochen. Von ungläubigem Staunen und purer Freude über Respekt vor den geschaffenen Tatsachen und Angst bis zur Schockstarre ist alles dabei! In diesem Kapitel wollen wir über die tabuisierte Seite der frühen Schwangerschaft schreiben!

Die ganz frühe Schwangerschaft ist für viele Frauen eine Phase, die nicht nur rosarot ist und in der der Himmel nicht voller Geigen hängt. Auch wenn du dir das Baby sehr gewünscht hast, kann es sein, dass du erst mal ordentlich Herzklopfen kriegst, wenn du den positiven Schwangerschaftstest in den Händen hältst: »Uah, jetzt ist es real! Jetzt gibt es kein Zurück mehr! Jetzt wird sich mein Leben radikal ändern!«

Viele Frauen merken, nachdem sie diese allererste Nachricht einigermaßen verdaut haben, dass es ihnen nicht – wie vielleicht erwartet – total blendend geht. Schon die allerersten Schwangerschaftshormone machen viele Frauen ziemlich müde, oft ist dieses Gefühl gar nicht so einfach zu beschreiben. Eine leicht depressive Stimmung in den ersten Wochen ist normal, und viele Frauen können das selbst gar nicht so gut zuordnen und mögen kaum darüber reden. Manchmal mischt sich sogar gleich die Sorge hinein, man könne mit negativen Gefühlen dem Baby schaden, oder wird sogar auf eine komische Weise abergläubisch: »Habe ich es überhaupt verdient, ein Baby zu kriegen, wenn ich nicht stündlich darüber jubeln kann?« Oder man schnappt die These auf, dass das ausgeschüttete Stresshormon Cortisol das Baby beeinflussen und irgendetwas in seinem gerade entstehenden Gehirn triggern könne, sodass es auch depressiv würde … Nach dem Motto: »Was soll mein Kind denn von mir denken, wenn es jetzt schon eine Mutter hat, die sich gar nicht so richtig freut?« Wir wollen natürlich alle von Anfang an eine gute Mutter sein und haben ein schlechtes Gewissen dem Baby gegenüber, weil sich diese Verbindung noch nicht so innig anfühlt, wie wir uns das vorgestellt haben. Schnell landen wir dann in einem Defizitgefühl und bewerten die eigenen Gefühle.

Wichtig **Beruhigende Worte:** Es gibt keine »guten« oder »schlechten« Gefühle! Es sind einfach sehr vielfältige Gefühle, die alle Teil der Gefühlspalette eines Menschen sind. Und so ist das Leben. Jedes Baby wird all diese Gefühle auf dieser bunten Palette kennenlernen!

Kareen: »Man versteht sich oft selbst nicht. Da hat man sich das Baby so gewünscht, und nun liegt man nur stumpf, kraft- und freudlos auf dem Sofa und starrt an die Decke. Ein Gefühl, als ob einem der Stecker gezogen wurde. Und dabei sollte doch jetzt das Leben zuschlagen!«

Was hat sich die Biologie dabei wohl gedacht? Vermutlich sollen wir schön gar nichts tun und Ruhe geben. Nur läuft da draußen das Leben ja weiter. Besonders, wenn es nicht die erste Schwangerschaft ist, kannst du dich dem Bedürfnis nach Ruhe nicht einfach so hingeben: Du musst dich schließlich neben deiner eigenen Erwerbsarbeit noch um die Kinder kümmern, die bereits da sind.

Sissi: »Die Anfangszeit einer Schwangerschaft verlangt vom näheren Umfeld einer Frau viel Fürsorge und Aufmerksamkeit, ungefähr so wie das Wochenbett! Du brauchst jetzt sofort etwas ganz Bestimmtes zu essen, bist aber selbst nicht in der Lage, dich darum zu kümmern. Also müssen es dir nahestehende Menschen tun. Wenige verstehen das, kaum einer kann es nachfühlen, weil es nicht sichtbar ist, dass es dir nicht gut geht.«

Viele Frauen lieben in diesen ersten Wochen besonders die einfachen Gerichte: typisches Kinderessen – wie Kartoffelbrei mit Spinat oder Vanillepudding –, das sanft zum Gaumen ist und gleichzeitig die Seele des inneren Kindes »streichelt«. Eine Seele, die gewärmt werden will, braucht warmes, weiches, gemütliches Essen.

Freuen unter Vorbehalt

Gegenüber deinem Arbeitgeber und anderen außenstehenden Menschen möchtest du natürlich weiterhin die Toughe, Belastbare sein – du hat ja schließlich Ambitionen. Also gehst du leicht über deine Kräfte und brichst dann zu Hause vielleicht heulend und erschöpft zusammen – und verrätst noch niemandem etwas.
Auch dieser komische Emotionsmix – die Freude unter Vorbehalt und die Angst, dein Baby vielleicht zu verlieren – kommt hinzu. Vielleicht hast du den Gedanken an eine Fehlgeburt und möchtest das eben nicht mit diversen beliebigen Menschen um dich herum teilen. Vielleicht vertraust du dich deshalb zunächst nur wenigen Menschen an. Vielleicht findest du es aus diesem Grund noch zu früh, jetzt schon auf die Suche nach einer Hebamme zu gehen – keine gute Idee!

Tipp **Kontaktiere bereits jetzt eine Hebamme!** Es ist gut und wichtig für dich, jetzt schon mit einer Hebamme Kontakt aufzunehmen, aus zwei Gründen. Erstens, weil sie schon jetzt für dich da sein, dich mental unterstützen und dir guten Rat geben kann. Das wird dir guttun, oft ist schon ein Telefonat sehr bestärkend. Und Hebammen sind eben auch für Probleme in der Schwangerschaft da. Auch dann, wenn eine Schwangerschaft glücklos ausgeht, begleitet sie dich, und zwar emotional und medizinisch. Frauen haben in dieser frühen Phase der Schwangerschaft bereits Anspruch auf Hebammenhilfe – das wissen viele nicht.
Zweitens ist auch aufgrund des hierzulande herrschenden Hebammenmangels dieser frühe Kontakt notwendig, um überhaupt eine Hebamme und kompetente Betreuung zu erwischen. Nach der 12. SSW ist es meist schon viel zu spät und alle Kolleginnen sind ausgebucht.

Schnell zur Ärztin – oder?

Die Ambivalenz der Gefühle zwischen Vorfreude und dem Gedanken »Ich freu mich lieber nicht zu früh – vielleicht ist es dann noch schmerzhafter, wenn ich es wieder loslassen muss« ist schwierig auszuhalten. Vielleicht möchtest du also am liebsten gleich morgen zu deiner Ärztin rennen, damit sie dir bestätigt, dass alles in trockenen Tüchern ist und du dich an die Kinderzimmerplanung machen kannst.

Wenn es dir gut geht (von Müdigkeit und Übelkeit einmal abgesehen) und du keine Schmerzen oder Blutungen hast, wird deine Gynäkologin dir einen Termin rund um die 6. oder 7. SSW geben. Rechnerisch ist das ungefähr zwei, eher drei Wochen nach der ausgebliebenen Periode. Je später du gehst, umso aussagefähiger ist die Untersuchung, und du wirst dein Baby vermutlich schon im Ultraschall sehen können. Es ist nicht möglich, vor der sechsten Woche eine Schwangerschaft sicher feststellen zu können. Wenn du also ungeduldig bist und ganz früh zum Ultraschall gehst, wirst du enttäuscht sein, weil man eben noch »nichts« sehen kann – und du wirst womöglich noch eine Woche mit Hoffen und Bangen zubringen.

Quatsch **Die »magischen zwölf Wochen«!** In der zwölften Woche ist laut Definition die embryonale Phase abgeschlossen, deshalb ist das einer der Meilensteine einer Schwangerschaft. Nur geht die 11. oder 13. SSW nicht mit mehr oder weniger Risiken oder – andersherum – mit einer wie auch immer verstandenen Sicherheit einher.

Natürlich ist die frühe Schwangerschaft auf eine bestimmte Weise fragil, immerhin 10 bis 15 % aller Schwangerschaften enden mit einer Fehlgeburt. Nur legt niemand exakt zur 12. SSW einen Schalter um, der besagt: »Ab jetzt ist alles safe!«

Wesentliche Weichen werden tatsächlich schon viel früher gestellt, und das beruhigt dich bestimmt. Wenn du einen frühen Ultraschall in der sechsten oder siebten Woche mit einer positiven Herzaktion hast, dann sinkt die Wahrscheinlichkeit für eine Fehlgeburt ganz erheblich! Ein Etappensieg!

Du musst also nicht sofort zur Ärztin, um dir die Schwangerschaft bestätigen zu lassen. Vielleicht sind diese ersten Wochen, in denen vieles noch nicht richtig real ist, sondern auf einer subtilen Ebene, quasi in einer Zwischenwelt, stattfindet, auch eine gute Zeit, um genau hinzuspüren, Kontakt mit dem neu entstehenden Leben aufzunehmen. Hier kommt deine weibliche Intuition ins Spiel, eine wichtige Stimme für die gesamte Schwangerschaft. Es ist nie verkehrt, wenn du deine feinen Antennen der Innenwelt zuwendest und darauf achtest, was dein Herz, dein Bauch oder dein Baby sprechen.

Kareen: »Die weibliche Intuition ist eine unglaublich wichtige Qualität, die du in dieser Zeit der ›guten Hoffnung‹ kultivieren kannst. Ein großer Schatz, den es zu entdecken gilt; er liegt verborgen in dir und wird dir auf dem Weg zum Muttersein eine gute Begleitung sein.«

Es ist so wichtig, auf dein Gefühl zu vertrauen! »Mein Baby, mein Gefühl!« Das gilt für deine gesamte Schwangerschaft und auch für das Wochenbett danach.

Um Hilfe bitten und Nein sagen

Bei der emotionalen Achterbahnfahrt der ersten Wochen einer Schwangerschaft brauchst du dringend die Unterstützung deines näheren Umfelds. Du bist zwar nicht krank, aber »in anderen Umständen«, die mehr Fürsorge als sonst benötigen. Es ist wichtig, deinen Liebsten zu sagen, wenn es dir nicht gut geht und sie um Hilfe zu bitten. Lass dich gut umsorgen. Gut zu wissen: Etwas später in der Schwangerschaft wirst du an Energie zurückgewinnen und dich wahrscheinlich blendend fühlen!

Gerade uns starken Frauen fällt das Um-Hilfe-Bitten nicht leicht. Gleichzeitig ist das eine wichtige Lektion für jede Schwangere und später für jede Mutter: Zu wissen, wo deine Grenzen sind, und dich zu trauen, um Hilfe zu bitten.

Genieße das Gefühl, wie gut es tut, wenn Menschen einfach für dich da sind, dir helfen, dir eine Suppe kochen.

Challenge Neinsagen: Es ist nicht leicht, Dinge, die man ursprünglich zugesagt hat (und die man auch gerne machen würde), abzusagen. Weil es einfach nicht geht, weil sich da ein Baby in dein Leben geschlängelt hat. Auch wir Hebammen kennen das natürlich gut. Es fällt immer schwer, feste Vereinbarungen abzusagen, möglicherweise hast du das Gefühl, andere hängen zu lassen.
Aber es ist richtig, dass du auf dich achtest. Und die Erleichterung, wenn du es schaffst, Dinge abzugeben, wird riesengroß sein!

Kareens und Sissis Tipp: »Wenn es dir in der frühen Schwangerschaft nicht gut geht, achte auf dich. Manchmal ist eine richtige Auszeit dann das einzig Richtige. Hör auf deinen Körper. Drück auf die Stopp-Taste. Das, was er sich da gerade wünscht – Ruhe, Im-dunklen-Raum-Liegen, Schlafen, Umsorgt-Werden –, das braucht er dringend! Du musst nicht alles allein stemmen, sei nicht zu streng mit dir selbst. Immerhin sind diese ersten Wochen ausschlaggebend für die gesamte Entwicklung deines Babys – dein Körper sorgt also dafür, dass er die dafür notwendige Ruhe bekommt.«

Fazit

Bestimmt hast du dir das Schwanger-Sein irgendwie romantischer vorgestellt, aber jetzt weißt du ein bisschen mehr darüber, warum das eben so ist – und dass es vielen Frauen so geht! Kopf hoch – es wird bald wieder besser, und dann beginnt definitiv der richtig schöne Teil dieses großen Abenteuers!

Übelkeit in der Frühschwangerschaft

Welche Mittel kleine Wunder bewirken können

Vermutlich hast du dir den Beginn deiner Schwangerschaft glamouröser vorgestellt als knieend vor der Kloschüssel. Und nicht mit dieser Grundstimmung: müde, erschöpft und ohne diesen Funken Glow, von dem überall die Rede ist.

We feel you! Uns beiden war in der ersten Zeit auch unfassbar schlecht. Bei Sissi wurde es tatsächlich mit jedem Kind schlimmer. Ihr war permanent übel, sie hatte einen unangenehm metallischen Geschmack auf der Zunge, der nicht wegging und sie fast wahnsinnig machte. Bei Kareen dauerte die Übelkeit und das Sich-Übergeben-Müssen beim ersten Kind fast bis zum Schluss der Schwangerschaft an. Gott sei Dank vergessen wir recht schnell, wie das alles war und wie sehr einen das ausknocken kann.

Kareen: »Morgendliche Übelkeit! Von wegen! Die kann den ganzen Tag andauern. Manchmal ist es sogar morgens ganz okay und nachmittags haut sie einen dann voll aus den Socken.«

Hat die Übelkeit einen Sinn?

Seit der Antike gilt die Schwangerschaftsübelkeit, von der immerhin ca. 70 % der Frauen betroffen sind, neben dem Ausbleiben der Periode als sicheres Zeichen dafür, dass eine Frau schwanger ist. Mittlerweile ist sogar mit einer gewissen Evidenz belegt, dass Frauen, denen zu Beginn der Schwangerschaft sehr schlecht ist, statistisch gesehen weniger Fehlgeburten haben. Vielleicht ist das ein Trost, wenn es dir besonders schlecht geht. Ein bisschen stimmt also der Spruch »Speiber sind Bleiber« …

Gleichzeitig ist das natürlich eine Gedankenfalle. Die Übelkeit kommt immerhin in Wellen. Da ist frau – ohnehin in dieser Phase emotional empfindlich – schnell dazu verleitet, sich Sorgen um ihr Kind zu machen, wenn die Übelkeit mal ausbleibt: »Oh, mir ist gar nicht mehr schlecht – ist denn wirklich alles noch okay?«

In dieser unsicheren, heimlichen Zeit, dieser Zwischenzeit der ersten 12 Wochen, bist du einfach »guter Hoffnung« – und das fühlt sich eben manchmal auch eher an wie ein Blatt im Wind …

Herausfinden, was guttut

Finde heraus, was dir helfen kann, wenn dir schlecht ist. Worauf hast du Lust?

Was hilft, hilft – auch wenn das nicht unbedingt auf der Liste der gesündesten Sachen steht. Ein Gespür dafür zu entwickeln, was guttut und was nicht, ist immer ein lohnender Ansatz, den du in deiner Schwangerschaft noch häufiger gebrauchen kannst. Höre auf deinen Körper.

Sissi: »Das Wundermittel, das mich in meiner Frühschwangerschaft gerettet hat, war eiskalte Coca-Cola! Es war wie ein Medikament für mich.«

Unterstützung in der ersten Zeit so wichtig!

In den ersten 12 Wochen steckst du vielleicht in einem Dilemma. Du willst noch niemandem von deiner Schwangerschaft erzählen und schonst dich nicht genug, um dich nicht zu verraten. Aber: Das erste Trimester deiner Schwangerschaft ist superwichtig! So vieles geschieht, dein Körper muss sich massiv umstellen und anpassen, alles an deinem Kind wird angelegt, es ist danach bereits »vollständig« und muss nur noch wachsen.

Also braucht dein Körper in dieser ersten Phase der Müdigkeit und Übelkeit ganz viel Ruhe und Zeit. Und Unterstützung! Du kannst dich beispielsweise großzügig krankschreiben lassen, damit dein Körper ruhen und sich dem neuen Zustand anpassen kann. Verabschiede dich von dem Pflichtgefühl, immer und überall 150 % geben zu müssen. Überlege, deinem »Inner circle« doch bereits von deiner Schwangerschaft zu erzählen, damit du die Unterstützung, die du brauchst, auch bekommst.

Sissi: »Es ist der falsche Ansatz von uns als Gesellschaft zu sagen, in diesen ersten 12 Wochen einer Schwangerschaft darf niemand davon wissen. Denn gerade in dieser Phase brauchen Frauen und Familien dringend Unterstützung. Und zwar völlig unabhängig davon, wie alles ausgeht.«

Ursachen für die Übelkeit

Es ist noch nicht abschließend geklärt, was die Ursachen für Schwangerschaftsübelkeit sind. Und warum manchen Frauen sehr und anderen gar nicht schlecht wird. Es gibt viele Theorien darüber, eines ist sie jedoch ganz sicher nicht: psychosomatisch. Die Übelkeit ist ein rein physisches Symptom, die Frauen sind da weder empfindlich noch hysterisch.
Eine mögliche Ursache kann man in der sich parallel zur Entwicklung der Schwangerschaft aufbauenden Kurve des β-HCG (= humanes Choriongonadotropin) sehen, des ersten Hormons in der frühen Schwangerschaft. Zwischen der 6. und der 8. Woche erreicht diese Kurve ihren Höhepunkt und fällt dann langsam bis zur 12. Woche wieder ab. Nur erklärt das eben nicht alles: Auch Frauen, denen nicht schlecht ist, haben natürlich ein hohes β-HCG.

Wichtig **Es hat einen Sinn!** Die Botschaft, die dein Körper dir durch die Übelkeit vermitteln will, ist: »Hallo, du bist schwanger. Zieh dich zurück, ruh dich aus.« Mit dem Signatursymptom »Übelkeit« ist eine typische Dünnhäutigkeit in Bezug auf Menschen und (Essens-)Gerüche verbunden, man wird feinsinnig gegenüber äußeren Reize. Manchmal ist das Einzige, was hilft, Liegen – hör auf dieses Signal deines Körpers und lass dich krankschreiben.
Wir wissen, dass das natürlich nicht für alle – z. B. Selbstständige – einfach so möglich ist. Aber, wenn du es irgendwie kannst, dann

mach es unbedingt. Und gerade für Selbstständige ist es wichtig, es als Realitätscheck für diesen neuen Zustand der Schwangerschaft (und später für das Leben mit einem Baby) zu betrachten. Wir sind Jonglierkünstlerinnen – aber von manchen Dingen sollten wir uns verabschieden, auch wenn das nicht in unseren Plan oder unser Weltbild passt. Das gilt auch für das Märchen der uneingeschränkten »Vereinbarkeit – you can have it all«. Unserer Erfahrung nach schlicht ein Mythos!

Sissi: »Ich hatte Phasen, in denen ich nur im dunklen Raum liegen wollte. Das war wunderbar. Ich habe die Chance genutzt, einfach nur zu vegetieren.«

Vitamin B6

Kareens Tipp war für Sissi bei ihrer zweiten und dritten Schwangerschaft der Game Changer. Nötig ist hier Vitamin B6 in hochdosierter Form, also in einer therapeutischen Dosierung, d.h. 40 bis 60 mg/Tag. Das sind 3000 Prozent der eigentlichen Tagesdosis, also viel mehr, als in den klassischen Schwangerschafts-Multivitaminprodukten enthalten sind! Man nimmt es verteilt über den Tag z.B. in 20-mg-Tabletten. Taste dich an deine individuelle Wirkdosis heran. Die spezifische, therapeutische Wirkung von Vitamin B6 bei Übelkeit in der Frühschwangerschaft ist mittlerweile auch durch Studien belegt. Du kannst es als Monopräparat in der Apotheke kaufen, halte aber immer Rücksprache mit deiner Hebamme und deinem Frauenarzt, deiner Frauenärztin. Kareen hat für INTO LIFE ein eigenes Vitamin-B6-Präparat entwickelt, kombiniert mit Ingwer, von dem auch noch die Rede sein wird. Das *Mama well* enthält 20 mg Vitamin B6 in bioaktiver Form, zusammen mit Bio-Ingwer- und Melissen-Extrakt. Du kannst in allen Fällen von Unsicherheit auch in der Online-Datenbank von *Embryotox* nachschauen (embryotox.de, ein Service des Instituts für Pharmakovigilanz und Arzneimittelsicherheit in Schwangerschaft und Stillzeit an der Charité Berlin), die Auskunft über die Verträglichkeit von Medikamenten in der Schwangerschaft und Stillzeit gibt.

Akupunktur oder Meridiantherapie

Auch Akupressur kann einen Versuch wert sein: Es gibt einen zentralen Punkt am Handgelenk, etwa zwei bis drei Fingerbreit entfernt vom Handgelenk an der Innenseite des Unterarms. Er reagiert auf Druck empfindlich. Das ist auch der Punkt, der von sogenannten Sea-Bands, Akupressurbändern gegen Reiseübelkeit, gedrückt wird. Wenn du meridiansensibel bist und weißt, dass dir Akupunktur gut hilft, dann probiere aus, ob Druck/Massage auf diesem Punkt dir guttut. Aber vielleicht ist die Übelkeit auch der Anstoß für dich, dir bereits jetzt eine Hebamme zu suchen, die dich eventuell auch akupunktieren könnte. Oder ziehe eine Heilpraktikerin, die Akupunktur nach traditioneller chinesischer Medizin praktiziert, zu Rate.

Wundermittel Ingwer

Erdige Gemüse – zum Beispiel Kartoffeln und Karotten zu Brei verarbeitet, gern auch mit viel Butter und Sahne – können gegen die Übelkeit gut helfen. Oder ein Porridge als warmer Start in den Tag: All diese Gerichte bilden nach der traditionell chinesischen Medizin eine wärmende, gute Grundlage. Probiere aus, was dir guttut. Wenn es bei dir der kühle Joghurt ist, ist das genauso in Ordnung.
Das Mittel der Wahl aus der Welt der Heilgewürze ist Ingwer. Sowohl im Ayurveda als auch in der traditionellen chinesischen Medizin wird er schon Jahrtausende lang genutzt und ist mittlerweile auch wissenschaftlich gut erforscht. Ingwer kann man sich auf unterschiedliche Arten zuführen: als Tee, als Shot, roh geraspelt im Gemüse oder kandiert. Wenn du den Geschmack von Ingwer nicht magst, kannst du Ingwerextrakt in Kapseln nehmen – es gibt auch Kombi-Präparate mit Vitamin B6. Frauen, die Schwierigkeiten beim Schlucken von Kapseln und Tabletten haben, können diese öffnen oder kleinmörsern und in den Porridge oder Joghurt rühren.

Auf konstanten Insulinspiegel achten

Vielen Frauen geht es, egal zu welcher Tageszeit, mit nüchternem Magen am schlechtesten. Dein Magen sollte also am besten immer ein bisschen etwas zu tun haben. Vermeide dabei Nahrungsmittel wie etwa stark zuckerhaltige Riegel, die deinen Insulinspiegel kurzfristig in die Höhe schießen lassen, um dann jäh wieder abzufallen. Guter Tipp: Schon abends eine Kleinigkeit vorbereiten und sich ans Bett stellen, damit du gleich morgens einen kleinen Snack im Liegen zu dir nehmen kannst. Dadurch lassen sich die Symptome der Morgenübelkeit oft ein wenig mildern.

Hyperemesis gravidarum (unstillbares Schwangerschaftserbrechen)

Die *Hyperemesis gravidarum* ist medizinisch abzugrenzen von der »normalen« Übelkeit als Schwangerschaftszeichen und Befindlichkeitsstörung. Betroffene Frauen müssen sich dabei so unstillbar und häufig übergeben, dass ihnen manchmal in der Folge nicht nur die Nährstoffe, sondern auch die Flüssigkeit im Körper fehlt. Dann besteht natürlich akuter Handlungsbedarf.

Für solche Fälle gibt es verschreibungspflichtige Medikamente. Vielen Frauen hilft Cariban®, eine Kombination aus Doxylamin und Pyridoxin. Sprich dazu mit deiner betreuenden Ärztin. Manchmal ist auch eine Einweisung ins Krankenhaus notwendig, wo du Infusionen bekommst, die dich wieder aufpäppeln, und wo du deine Ruhe hast, dich zurückziehen kannst und dich um nichts kümmern musst. Auch Hebammen machen manchmal – in Ausnahmefällen und in enger Absprache mit der Frauenärztin – ambulante Infusionen. Oft bessert sich die Situation dann ganz schnell wieder. Wenn du betroffen bist: Frag nach, ob das möglich ist.

Nahrungsergänzungsmittel

Welche und wenn ja, wie viele?

Das Alphabet der Nährstoffe ist ziemlich komplex und für viele verwirrend: Vitamin A, B12, C, D, Eisen, Folsäure, Omega-3, Zink – um nur einige wenige zu nennen. In der Zeit von Kinderwunsch und Schwangerschaft bekommt das alles eine besondere Bedeutung, da wir schon früh erfahren, dass bestimmte Vitalstoffe eine wichtige Rolle spielen, für uns und das Baby. Natürlich wollen wir dabei alles richtig machen und nichts versäumen. Aber was brauche ich wirklich, wofür ist was wichtig und wie zur Hölle schlucke ich das alles runter?

Keine Sorge: Egal, ob du schwanger werden möchtest oder es schon bist – nach diesem Kapitel wirst du wissen, welche Nährstoffe vor, während und nach der Schwangerschaft wichtig sind und wie du sie am besten supplementierst, damit all die »Zahnrädchen« deines Körpers gut zusammenspielen.
In diesem Kapitel sprechen wir von Supplementierung bei ansonsten gesunden Frauen, wir meinen keine echten, therapiebedürftigen Mangelzustände, die mit Begleitung deiner Ärztin ausgeglichen werden müssen. Du hast in der Schwangerschaft einen höheren Nährstoffbedarf als sonst und baust einen kompletten kleinen Menschen aus deinen Körperzellen. Bei dieser Arbeit kannst du deinen Körper unterstützen.

Die meisten Ärzt*innen richten keinen großen Fokus auf die Nährstoffmedizin, eine Untersuchung des Blutes gehört nicht zu den Standard- oder Kassenleistungen. Regelmäßig untersucht wird in der Schwangerschaft lediglich der Hämoglobinwert, der über die Eisen-

versorgung Auskunft gibt, manchmal auch der Vitamin-D-Spiegel im Blut. Viele Frauen sind also verunsichert: Wie kann ich herausfinden, was ich persönlich wirklich brauche? Und ist das überhaupt notwendig?
Ein sogenanntes Nährstoffprofil kann Hinweise geben, welche Vitalstoffe in deinem Körper Mangelware sind. Ein solches Nährstoffprofil ist jedoch teuer und möglicherweise schwierig zu beurteilen, wenn es nicht kompetent ausgewertet werden kann und du keine professionelle Begleitung – etwa bei der Dosierung bestimmter Nährstoffe – hast. Wenn dir also das enstprechende Vorwissen und/oder das Geld fehlt, kannst du getrost darauf verzichten. Es geht auch weniger komplex!

Wichtig

Eine gute Ernährung ist immer die Grundlage für eine gute Nährstoffversorgung, reicht aber oft nicht aus. Die sogenannten »Nationalen Verzehrstudien« zeigen das. Gleichzeitig kann eine gesunde Ernährung durch keine Pille ersetzt werden. Wer viel Gemüse isst, nimmt neben vielen Vitaminen auch viele Ballaststoffe und sekundäre Pflanzenstoffe (Flavonoide etc.) zu sich, die in keiner Pille erhalten sind. Gleichzeitig sind Schwangerschaft und Stillzeit sehr zehrende Zeiten für dich als Mutter. Dein Baby wird deine Nährstoffdepots anzapfen und leer räumen – das hat die Biologie schlau eingerichtet, damit das Kleine optimal mit allem versorgt wird. Kein Wunder, dass du dich in der Folge – im wahrsten Sinne des Wortes – ausgelutscht fühlst. Neben gutem Essen, ausreichend Schlaf und vielen Ruhephasen ist es da sehr wichtig, deine Nährstoffspeicher wieder ordentlich aufzufüllen. Das ist in dieser anstrengenden Zeit manchmal leichter gesagt als getan. Und genau deshalb sind wir große Fans von moderater, gezielter Supplementierung.

Im Folgenden zeigen wir dir, wo es typische Engpässe in Schwangerschaft und Stillzeit gibt.

Folsäure

Perikonzeptionell, also vier Wochen vor Beginn und während des ersten Drittels der Schwangerschaft, ist Folsäure als Vitalstoff eminent wichtig – die Empfehlung ist 800 Mikrogramm (µg) Folat täglich. Diese Empfehlung ist durch alle Fachgesellschaften hindurch Konsens. Es gibt erwiesenermaßen weniger Störungen der Neuralrohrbildung in der embryonalen Phase, wenn Frauen ausreichend Folsäure zu sich nehmen. Nationalen Verzehrstudien zufolge ernähren sich mindestens 70 % aller Frauen im gebärfähigen Alter nicht so, dass sie allein durch die Nahrung mit genügend Folsäure versorgt sind. Viele Multivitaminpräparate enthalten aus rechtlichen Gründen als Höchstdosis max. 400 µg Folat pro Pille. Diese Menge reicht nach der 8. Schwangerschaftswoche (dann ist die Neuralrohrbildung abgeschlossen) auch bereits vollständig aus. In der Zeit vor der 8. SSW kannst du spezielle Kinderwunsch- oder Frühschwangerschaftspräparate nutzen oder von einem Multivitaminprodukt mit 400 µg Folat in dieser überschaubaren Zeit einfach zwei Pillen täglich einnehmen. Auch die anderen der enthaltenen Vitamine werden dadurch nicht überdosiert. Durch die strengen Begrenzungen der Höchstmengen bist du immer noch meilenweit von kritischen Dosen (auch bei Vitamin A oder D) entfernt!

Jod(id)

Da wir in Deutschland in einem Jodmangelgebiet leben, solltest du Jod ebenfalls supplementieren, wenn du nicht zu den wenigen Menschen gehörst, die zweimal in der Woche Seefisch essen. Auch beim Jodid sind sich alle Fachgesellschaften einig, hier lautet die Einnahmeempfehlung: täglich 150 µg. Das ist wichtig, weil deine Schilddrüse (und die deines Babys!) in der Schwangerschaft viel mehr Jod als sonst braucht. Eine gut funktionierende Schilddrüse ist für enorm viele Prozesse im Körper wichtig, beim Baby unter anderem für die Gehirnentwicklung. Wenn du mit deiner Schilddrüse Probleme hast, oder sogar kein Jod nehmen darfst (manchmal ist das im Zusammenhang mit der Autoimmunerkrankung Hashimoto der Fall), befrage dazu deinen Endokrinologen, ob für dich Abweichendes gilt.

Gerade im Winter wichtig: Vitamin D

Von Oktober bis Ostern, also in den in unseren Breitengraden sonnenarmen Monaten, ist es eine gute Idee, Vitamin D zu supplementieren – und zwar für die ganze Familie, vom Baby bis zu den Erwachsenen. So gut wie alle Menschen haben hierzulande einen Vitamin-D-Mangel im Winter.

Die Dosierungsempfehlung der Deutschen Gesellschaft für Ernährung (DGE) von täglich 800 bis 1000 IE (Internationale Einheiten) für Erwachsene ist allerdings besonders für Schwangere im Winter nach aktuellem Wissen zu niedrig angesetzt.

Im Winter kann deine Haut rein physikalisch kein Vitamin D bilden, selbst an den wenigen Sonnentagen reicht der Einstrahlwinkel der Sonne auf die Erdoberfläche nicht aus.

Deshalb bestimmen mittlerweile viele Ärzte mit einer Blutabnahme, wie gut eine Schwangere ihren »Vitamin-D-Speicher« in den Sommermonaten aufgeladen hast. Mit diesem Ausgangswert kann man berechnen, wie viel du spätestens ab Oktober/November supplementieren solltest.

Die amerikanische Endocrine Task Force empfiehlt 4000 IE täglich für Schwangere – also weit mehr als die DGE –, die notwendig sind, um einen optimalen Blutspiegel zwischen etwa 30 ng/ml und 70 ng/ml zu erhalten.

Auch embryotox.de, die Datenbank des unabhängigen Beratungszentrums für Embryonaltoxikologie an der Charité Berlin, empfiehlt täglich 3000 bis 5000 IE, abhängig von Körpergewicht und Ausgangswert.

Da in den typischen Multipräparaten nur 1000 IE enthalten sein dürfen, heißt das, dass du im Winter zusätzlich mit einem Mono-Präparat Vitamin D (meist kombiniert mit Vitamin K) die sinnvolle individuelle Dosis ergänzen kannst.

Omega-3

Omega-3-Fettsäuren sind lebenswichtig für den Körper. Vor, während und nach der Schwangerschaft hast du einen erhöhten Bedarf – alle hormonellen Prozesse und das Immunsystem (Darm-

schleimhaut, Mikrobiom, Autoimmunprozesse) werden davon günstig beeinflusst. Über die Plazenta gibst du es an dein Baby weiter. Omega-3 ist für die Nerven-, Gehirn- und Netzhautentwicklung der Babys wichtig.
Im Gegensatz zu vielen anderen Nährstoffen, deren Übergang in die Muttermilch limitiert ist, können stillende Frauen, die viele Omega-3-Fettsäuren zu sich nehmen, diese auch über die Milch an ihre Babys weitergeben.
Omega-3 stammt aus marinen Quellen, oft ist das Lachs- oder Krillöl, von dem du täglich etwa 3 g (als Kapseln oder flüssig) zu dir nehmen solltest. Die vegane Alternative ist Algenöl, das allerdings ebenfalls etwas fischig schmeckt. Meist ist Zitrus- oder Orangenöl hinzugefügt, um den Eigengeschmack etwas aufzufangen. Wenn du Probleme mit dem Schlucken von Kapseln hast oder dich der Fischgeschmack des reinen Öls sehr stört, kannst du das Öl auch unter dein Essen (Müsli, Joghurt oder Salat) rühren.

Eisen

Eisen ist das Spurenelement, bei dem in der Schwangerschaft der Bedarf am meisten steigt: In der Schwangerschaft brauchst du doppelt so viel Eisen wie zuvor. Das stößt gleichzeitig fast immer an die Grenzen dessen, was man überhaupt über die Nahrung aufnehmen kann. Vor allem im zweiten Schwangerschaftsdrittel ist der Bedarf besonders hoch. Das liegt daran, dass du in dieser Zeit sehr viel Blut bildest: Während Baby und Plazenta wachsen, werden aus vier Litern deines Blutes sechs.
Eisen ist nicht gut bioverfügbar, d. h. man muss sehr viele eisenhaltige Nahrungsmittel essen, damit der Körper überhaupt etwas davon aufnehmen kann. Das Eisen aus Fleisch (das sogenannte Häm-Eisen) kann dein Körper besonders einfach aufnehmen, es ist besser bioverfügbar. Pflanzliche eisenreiche Nahrung (mit viel Hülsenfrüchten, Hirse etc. – die vegetarische/vegane Alternative) kann das oft nicht so gut.
Dein Eisenwert wird als einziger der Vitalstoffwerte in der Schwangerschaft regelmäßig über den Hb-Wert (Hämoglobin) bestimmt.

Wenn dieser unter etwa 10,5 bis 11,2 g/dl liegt, solltest du in Absprache mit deiner Ärztin oder Hebamme Eisen supplementieren. 70 % aller Schwangeren ergänzen Eisen in der Schwangerschaft.

Gut zu wissen

Es gibt verschiedene Eisenprodukte! Unterschiedliche Eisenverbindungen sind unterschiedlich gut in ihrer Bioverfügbarkeit und in ihrer Verträglichkeit. Herkömmliche Eisenprodukte – die am häufigsten verschriebenen – enthalten Eisen als II-Gluconat, welches bei vielen Menschen Übelkeit, Bauchschmerzen und/oder Verstopfung verursachen kann (auch Kräuterblut enthält Eisen-II-Gluconat).
Wenn das Eisen allerdings an die Aminosäure Glycin gebunden ist, heißt es Eisen Bisglycinat. Dies hat zwei entscheidende Vorteile: Es ist besonders gut verträglich und gleichzeitig sehr gut bioverfügbar, kann also gut in den Körper aufgenommen werden. Produkte, die Eisen Bisglycinat enthalten, sind meist etwas teurer; es lohnt sich aber, darauf zu achten.
Vitamin C ist übrigens ein guter Katalysator, der die Eisenaufnahme verbessert. Deshalb wird oft eine gleichzeitige Aufnahme von Eisen und Vitamin C empfohlen, also z. B. das Essen eines kleinen Steaks gemeinsam mit einem Glas Orangensaft. Bei einem Supplement kann man gut Vitamin C ergänzen oder ein Kombi-Produkt wählen.

Lactoferrin

Das Dreamteam, damit du schnell wieder auf gute Eisenwerte kommst, ist Lactoferrin, kombiniert mit Eisen Bisglycinat und Vitamin C. Lactoferrin ist ein Eisentransporter, der z. B. in Muttermilch, die selbst wenig Eisen enthält, reichhaltig vorkommt. Das isolierte Lactoferrin wird aus Kuhmilch gewonnen und ist ein sehr potenter Co-Faktor, um das Eisen möglichst gut in den Körper hineinzubekommen. Das heißt, man braucht nur wenig Eisen in einer für den Körper gut verträglichen Dosis, und trotzdem kommt genügend Eisen im Körper an.

Und wenn ich mich vegan ernähre?

Wenn du vegan lebst, dann weißt du sicher, dass du konsequent Vitamin B12 supplementieren musst. Dieses Vitamin wird relativ lange in der Leber gespeichert, deshalb taucht ein echter Mangel oft erst nach einigen Jahren mit veganer Ernährung auf. In der Schwangerschaft solltest du natürlich keinen Mangel an essenziellen Nährstoffen riskieren.

Vegane Frauen sollten in der Schwangerschaft nicht nur die fünf zuletzt beschriebenen Nährstoffe ersetzen, sondern sich auch um andere Verbindungen kümmern, die in den üblichen Vitaminprodukten nicht enthalten sind. Dazu zählen etwa Cholin, ein Vitaminoid, und Carnitin, eine Aminosäurenverbindung, ein essenziell wichtiger Nährstoff für die Bereitstellung von Energie in unserem Körper, die beide fast ausschließlich in tierischer Nahrung vorkommen. Vegane und vegetarische Ernährung ist selbstverständlich in der Schwangerschaft möglich, aber du musst dich wirklich gut kümmern und gezielt informieren.

Buchtipp **Ein sehr umfassendes Buch dazu ist dieses hier:** Niko Rittenau / Anastasia Pyanova / Carolin Wiedmann, *Vegan von Anfang an. Optimal versorgt – Schwangerschaft, Stillzeit, Beikost, Kindesalter,* Becker Joest Volk, Mai 2022.

Woran erkenne ich ein gutes NEM?

Es gibt viele NEM-Produkte für Schwangere, die extra auf die besonderen Bedingungen und Bedürfnisse in der Schwangerschaft abgestimmt sind. Grundsätzlich sind sie alle in Ordnung, aber es gibt eben auch Unterschiede. Einige Präparate sind doppelt so teuer wie andere. Es gibt welche, die nur Folsäure und Jodid enthalten, andere beinhalten ein viel breiteres Spektrum an Nährstoffen. Dann wiederum gibt es Unterschiede der vorliegenden Formen einzelner Nährstoffe, die in Hinblick auf die Bioverfügbarkeit eine Bedeutung haben. Weil das alles für Lai*innen so kompliziert ist, findest du hier zwei weiterführende Links in Kareens Blog:

Hier findest du Kareens Blog-Artikel zum Thema

https://into-life.de/nahrungsergaenzung-in-der-schwangerschaft/

https://into-life.de/woran-erkenne-ich-ein-gutes-nem/

NEM im Wochenbett?

Viele Frauen sind in der Schwangerschaft einigermaßen gewissenhaft mit ihren Supplementen, lassen sie aber unmittelbar nach der Geburt wieder weg. Nur: Du hast natürlich auch in der enorm zehrenden Stillzeit einen höheren Nährstoffbedarf. Dein Baby wird ja weiterhin zu 100 Prozent aus dir heraus versorgt, wenn du stillst. Die Produktion von Muttermilch und das Stillen, verbunden mit dem Schlafmangel, sind sozusagen dein Leistungssport, dabei solltest du gut versorgt bleiben und die wichtigen Vitalstoffe auch an dein Baby weitergeben können. Auch wenn du nicht stillst, hilft eine gute Vitalstoffversorgung enorm bei der Regeneration nach der Geburt. Der wohlmeinende Rat, sich in der Babyzeit wie immer »gesund und ausgewogen zu ernähren«, ringt den meisten Frauen nur ein Augenrollen ab: Wann willst du das denn noch machen? Chiasamen einweichen und Pinienkerne anrösten für deine Holistic Bowl …?
Nimm also einfach dein Multivitamin-Basis-Präparat aus der Schwangerschaft weiter. Ebenso Omega-3 und – im Winter – Vitamin D. Eisen kannst du – wenn der Hb-Wert bei der Kontrolle nach der Geburt in Ordnung ist – absetzen.

Und weil das alles so kompliziert ist, hat Kareen vor einigen Jahren zusammen mit erfahrenen Mikrobiologen eine kleine, übersichtliche Baukasten-Serie an Nahrungsergänzungsmitteln entwickelt, speziell für den Bedarf von schwangeren Frauen.

Hier bekommst du die Nahrungsergänzungsmittel wie *Mama Multi, Sanftes Eisen, MamaOmega 3* und *Vitamin D3 + K2* von Kareen:

https://into-life.de/shop/vitamine-und-mehr/

Schwangerschaftsbeschwerden

Von Sodbrennen bis Hämorrhoiden

Regenwurmdicke Krampfadern und weintraubengroße Hämorrhoiden – klingt wirklich wüst, kommt aber gar nicht so ganz selten vor. Wir erklären sie dir: die typischen Beschwerden, die die meisten Schwangeren kennen, über die aber trotzdem viel zu selten gesprochen wird.

Manche Frauen kommen komplett ohne Beschwerden durch die Schwangerschaft, andere scheinen alles, was es so gibt, durchmachen zu müssen. Woran das liegt, weiß niemand.

Sodbrennen

Viele Schwangere sind davon betroffen. Zum einen gibt es Sodbrennen, bei dem die Magensäure die Speiseröhre hochläuft, zum anderen ist Sodbrennen auch als Schmerz hinterm Brustbein bekannt, der durch eine Verkrampfung des Zwerchfells hervorgerufen wird. Manche Frauen leiden unter beidem. »Schuld daran« ist das Schwangerschaftshormon Progesteron. Es macht alles im Körper weich und entspannt: die Gebärmutter, damit das Baby gut in ihr aufgehoben ist, und die Geburtswege für die Geburt. Das soll so sein! Die negativen Begleiterscheinungen sind leider Phänomene wie das Sodbrennen. Progesteron macht eben auch den »Magenpförtner«, die offene Stelle am Übergang von Magen zu Speiseröhre, weicher und durchlässiger. Der Magen schließt nicht mehr so gut ab.

Sissi: »Es gibt den Spruch: ›Wenn du in der Schwangerschaft unter Sodbrennen leidest, bekommt dein Baby ganz viele Haare‹. Lässt sich wissenschaftlich nicht beweisen – hält sich aber hartnäckig«

Gegensteuern kannst du durch eine bewusste Ernährung und die folgenden Dinge

- Meide Lebensmittel, die die Säureproduktion deines Magens verstärken: Sprudelwasser, Kaffee, Süßes, Fleisch, Frittiertes. Achte auch darauf, nicht zu spät am Abend zu essen, damit es eine Verdauungspause bis zum Zu-Bett-Gehen gibt. Probiere aus, was dir guttut und was nicht.
- Außerdem gibt es bestimmte Lebensmittel, die die Säure im Magen binden: Du kannst z. B. Mandeln kauen, schluckweise Milch trinken, Bananen essen, Kieselerde oder *Heilerde ultra fein* einnehmen.
- Natriumbicarbonat (Kaiser-Natron) kann helfen. Allerdings solltest du es nicht dauerhaft – also über mehrere Wochen hinweg – einnehmen, sonst kurbelt das die Produktion der Magensäure reaktiv erst recht an.
- Stille Heilwasser mit hohem Hydrogencarbonat-Anteil (z. B. *Staatl. Fachingen*) wirken ebenfalls neutralisierend. Daneben enthalten sie auch viel Natrium und andere Salze, können also auch bei einer Neigung zu Gestose (Präeklampsie) vorbeugend wirken.
- Gut zum Neutralisieren geeignet ist auch Kartoffelsaft (morgens und abends je 100 ml). Alternativ kannst du auch einen Teelöffel Kartoffelmehl in kaltem Wasser auflösen.
- Schlafen mit leicht erhöhtem Oberkörper: Die Schwerkraft verhindert, dass die Säure hochläuft.
- Gelegentlich kannst du auf Säurebinder aus der Schulmedizin zurückgreifen, wie z. B. *Rennie*.
- Hole dir auf jeden Fall den Rat deiner Hebamme. Und konsultiere deine Ärztin, falls du über sehr lange Zeit unter Sodbrennen leidest; manchmal steckt auch der Magenkeim *Helicobacter pylori* dahinter.

Viele positive Rückmeldungen hat Kareen auch von Schwangeren bekommen, die sie zu einer Behandlung bei einer Osteopathin geschickt hat. Dort können Verspannungen im Zwerchfell aufgelöst werden, die ebenfalls eine Ursache für das Sodbrennen darstellen. Diese entstehen durch das in der Schwangerschaft zunehmende Aufbiegen der Rippenbögen, an denen das Zwerchfell aufgehängt ist.

Bei einem verspannten Zwerchfell helfen neben der Osteopathie auch Akupunktur und feuchtwarme Wickel sowie ganz allgemein Wärme zur Entspannung.

Sissi: »Der Osteopath ist in der Schwangerschaft ein sehr kompetenter Berater, mit dem wir Hebammen gern zusammenarbeiten. Er kann bei vielen Schwangerschaftsbeschwerden helfen.«

Krampfadern

Manche haben die Veranlagung dazu, manche nicht – zu welcher Gruppe du gehörst, weißt du spätestens, wenn du schwanger bist. Alles in deinem Körper wird weicher und manchmal entwickelt sich eine Venenklappenschwäche. Je größer dein Bauch wird, desto größer wird der Druck auf die Beckenvenen. Dadurch kann das aus der unteren Körperhälfte zurückkehrende Blut schlechter wieder nach oben fließen, es staut sich. Krampfadern können entstehen. Nach der Schwangerschaft verschwinden diese Symptome meistens wieder und die Vene kann sich erholen. Sollte die Venenklappe aber bereits vorgeschädigt oder sehr stark belastet worden sein, kann es sein, dass der Verschlussmechanismus Schaden genommen hat und du eine »echte« Krampfader entwickelt hast.

Sissis und Kareens Tipp **Wir lieben Kompressionsstrümpfe! Für jede Schwangere!** Stütz- oder Kompressionsstrümpfe komprimieren das Gewebe gegen die Blutgefäße, sodass diese besser gehalten werden. Dadurch schließen die Venenklappen wieder besser und das Blut kann zügiger nach oben transportiert werden, ohne zu versacken. Generell solltest du versuchen, viel in Bewegung zu sein und öfter die Beine hochzulegen, um die Venen zu entlasten. Gerade, wenn du einen sitzenden Beruf ausübst oder viel stehen musst, wirken Kompressions-Kniestrümpfe wahre Wunder. In den kühleren Jahreszeiten sind sie angenehm zu tragen. Im Sommer, wenn es besonders heiß ist, kannst du dir Erleichterung verschaffen, indem du die Strümpfe nach dem Anziehen anfeuchtest oder mit Wasser besprühst. Und es gibt auch ein ganz besonders hübsches Modell ohne Zehen! Wenn du also denkst, solche Strümpfe könnten dir guttun, frage deine Frauenärztin nach einem Rezept dafür!

Weitere Tipps bei Krampfadern

- Kalte Dusche für die Beine (Kneipp'sche Güsse).
- Schwimmen: aktiviert die Muskelpumpen und den Lymphabfluss.
- *Lavendel-Zypressen-Öl* von *Ingeborg Stadelmann* besonders im Winter, weil es gefäßstärkend wirkt (stadelmann-natur.de).
- Im Sommer: Kareens gekühltes *Recover Spray* von INTO LIFE: Das Hamamelis-Hydrolat ist adstringierend und wirkt deshalb wundheilend und abschwellend. Kann man sich auf die Beine sprühen.

Krampfadern, die während der Schwangerschaft »aufpoppen«, treten meist nach der Geburt wieder zurück. Aber auch wenn es dann von außen fast wieder »gut« aussieht: Nur mit einem Doppler-Ultraschall kann man sehen, wie gut die Venenklappen schließen. Deshalb: Wenn du zu den Frauen gehörst, die in der Schwangerschaft venöse Beschwerden entwickelt haben, empfehlen wir dir, etwa ein halbes Jahr nach der Geburt zum Arzt zu gehen, um mithilfe dieses Ultraschalls zu schauen, wie es den tiefen Beinvenen geht. Wenn sie geschädigt sind, solltest du bei Situationen, die sie belasten, wie z. B. beim langen Stehen, Kompressionsstrümpfe tragen. Eventuell können einzelne Gefäße auch mit kleinen, modernen Minimaleingriffen »saniert« werden.

Besenreiser sind übrigens ein anderes Phänomen. Nicht alle Frauen, bei denen sie auftreten, haben auch in den tiefen Venen ein Problem. Besenreiser lassen sich leider nicht durch Stützstrümpfe »wegkomprimieren«, denn bei ihnen geht es um die Gefäße in der Haut.

Dann gibt es noch etwas ganz Fieses: Krampfadern an den Vulvalippen. Einige Frauen neigen dazu, aber sei versichert: Sofort nach der Geburt, wenn der Druck nachgelassen hat, verschwinden sie wieder. Besonders bei Mehrgebärenden treten sie wirklich häufig auf.

Tipps bei Krampfadern an der Vulva

- Kareens *Recover Spray* wirkt auch hier lindernd und kühlend.
- Beckenboden-Training machen.
- Becken hochlagern: den Po auf ein Kissen legen.
- Eventuell hilft auch ein Bauchgurt, um den Druck zu verringern.

Top-sexy: Hämorrhoiden

Ungefähr die Hälfte aller Schwangeren kriegt sie, sie gehören ebenfalls zur Kategorie der Krampfadern. Klassischerweise jucken sie und sind beim Sitzen oder Stehen unangenehm.
Einige Frauen bemerken sie zu Beginn gar nicht, weil sie zunächst innen, hinter dem Schließmuskel des Anus liegen. Spätestens bei der Geburt können diese kleinen, erbsen- bis weintraubengroßen weichen Knubbel rausploppen. Oft schwellen sie nach der Geburt erst mal ordentlich an und bereiten vorübergehend durchaus unangenehme Schmerzen.

Tipps, um Hämorrhoiden vorzubeugen

- Achte auf eine gesunde Ernährung, nimm viele Ballaststoffe zu dir, die den Stuhlgang weich machen.
- Wenn du Eisen als NEM nimmst, empfehlen wir dir, ein gutes Präparat wie z. B. *Sanftes Eisen* von INTO LIFE zu nehmen, das nicht stopft oder die Verdauung beeinträchtigt.
- Viel trinken ist wichtig, das beugt der Verstopfung ebenfalls vor.
- Beckenbodentraining – ein fester Beckenboden beugt Hämorrhoiden vor.
- Stelle dir ein kleines Höckerchen für deine Füße vor die Toilette. Wenn deine Knie höher als dein Becken sind, kann der Stuhlgang besser durch den Darm rutschen. Lange WC-Sitzungen, bei denen viel gedrückt wird, befördern die Bildung von Hämorrhoiden, deshalb bitte nur leicht schieben.
- Speziell für diesen Zweck wurde der *Kackhocker* (kackhocker.de) entwickelt. Es funktioniert aber auch mit jedem anderen niedrigen Schemel.

Tipps gegen vorhandene Hämorrhoiden

- Für Notfall-Situationen direkt nach der Geburt, wenn die Hämorrhoiden so groß wie Weintrauben sind, unser Off-Label-Tipp: Nasenspray, das man sich auf die Fingerkuppen sprüht und auf die Hämorrhoiden tupft – das wirkt massiv abschwellend. Auch mit Nasenspray getränkte sterile Kompressen zum Auflegen sind gut.
- Zum Cremen gibt es den *Hamamelis-Myrte-Balsam* von *Stadelmann Natur* (stadelmann-natur.de).
- Sitzbäder mit *Quercus-Essenz* (Eichenrinde) von *Wala* (damit getränkte Kompressen sind zum Auflegen gut geeignet: walaarzneimittel.de).
- Behandlung mit einem Laser (Extra-Leistung deiner Hebamme, gibt's aber auch zum Ausleihen: softlaserverleih.de).
- Beckenbocken-Übungen fördern die Rückbildung.
- Becken mit einem festen Kissen hochlagern.
- Sitzen auf einem runden, weichen Balance-Sitzkissen.
- Keine Stringtangas anziehen – die Reibung fördert die Bildung von Hämorrhoiden.
- Beim Säubern nach dem Stuhlgang am besten eine Po-Dusche benutzen.
- Feuchtwarme Leberwickel: Sie unterstützen die Leber beim Entstauen der Gefäße im Beckenbereich. Das Blut aus den Hämorrhoiden kann besser abfließen.

Ringkissen! Weder vor noch nach der Geburt gilt: Setze dich nicht auf ein (Schwimm-)Ringkissen (mit Loch in der Mitte). Das würde genau wie die Klobrille wirken: Es belastet an einzelnen Punkten rund um den Anus erst recht den Blutabfluss. Also ganz und gar kontraproduktiv!

Wo sind meine Knöchel? Wassereinlagerungen

Zum Ende der Schwangerschaft lagern viele Frauen Wasser im Gewebe ein. Davon betroffen sind vor allem Hände, Füße und die Beine. Genau wie bei der Vorbeugung gegen Krampfadern sind die allerersten und -besten Mittel der Wahl wieder Kompressionsstrümpfe und das Hochlegen der Füße, wann immer du kannst! Herrlich angenehm sind auch Beinbäder mit zimmerwarmem Wasser (im tiefen Eimer oder einer Schüssel, auf dem Balkon oder einfach unter dem Tisch beim Sitzen).

Lass aber auf alle Fälle ärztlich abklären, ob es sich lediglich um »normale« Ödeme, die aufgrund von Schwerkraft und Lympheinstrom ins Gewebe entstanden sind, handelt. Wenn du nämlich Wassereinlagerungen auch im Gesicht hast oder die Ödeme schon vor der Halbzeit deiner Schwangerschaft auftreten, können sie auch ein Frühsymptom der Präeklampsie (Gestose, früher auch Schwangerschaftsvergiftung genannt) sein. Mehr Infos zu diesem wichtigen, komplexen Thema findest du bei der *AG Gestose Betroffene* (gestose-betroffene.de; Instagram: @ag_gestose_betroffene).

Weitere Tipps

- Sissi schwört auf Hand- und Fußbäder mit Totes-Meer-Salz: Dieses wirkt osmotisch, dadurch wird dem Körper Wasser entzogen. Wichtig ist, dass du kein Vollbad damit nimmst, das kann für den Kreislauf sehr belastend sein.
- Schwimmengehen ist – wie zur Vorbeugung von Krampfadern – eine super Option!

Autsch, mein Rücken ...

Rückenschmerzen entstehen durch die vollkommen veränderte Statik und die Verlagerung des Schwerpunkts in deinem Körper. Dein wachsender Bauch muss ausbalanciert werden, das Becken »kippt« und muss das ausgleichen.

Zusätzlich sorgen die Schwangerschaftshormone dafür, dass alle Bänder und das Bindegewebe flexibler sind. So ist alles super für die

Geburt vorbereitet, damit sich dein Baby schön durch dein aufgelockertes Becken schieben kann. Das führt allerdings häufig zu Beschwerden.

Was hilft?

- Bewegung, eine sanfte sportliche Betätigung. Gut sind hier gezielte Stabilitäts- und Mobilisierungsübungen.
- Massagen des Kreuzbeins, z. B. mit einem Lavendelöl. Das kann auch der*die Partner*in am Abend übernehmen.
- Im Bett: Gut gestützt sein durch ein schönes Stillkissen, das sich optimal an den Körper anpasst; besonders angenehm zwischen den Beinen, wenn du auf der Seite liegst (einzig mögliche Schlafhaltung mit dickem Bauch).
- Osteopathie oder Manuelle Therapie sind in der Schwangerschaft Gold wert! Immer mehr Krankenkassen übernehmen solche Behandlungen mittlerweile zumindest teilweise, Physiotherapie kann immer verordnet werden. Das ist nicht Wellness, sondern eine medizinische Indikation. Eine Blockade des Iliosakralgelenks, eine Symphysen-Lockerung – all das sind relevante Beschwerden.
- Manuelle Therapie kann die Schmerzen nicht wegzaubern, aber zumindest lindern und deinem Körper helfen, wieder in die Balance zu kommen!
- Bauchgurte können Schwangeren beim Laufen einen guten Halt geben. Der Gurt hält dein Becken in der Symphyse (vorne) und im Iliosakralgelenk (hinten) stabil. Probiere aus, welcher bei dir gut sitzt (es gibt schlichte, im freien Handel verfügbare oder medizinische Hilfsmittel).
- Besprich das mit deiner Hebamme oder Ärztin. Achtet darauf, dass der Gurt am Ende der Schwangerschaft dein Baby nicht daran hindert, gut ins Becken zu rutschen.

Symphysen-Schmerzen

Symphysen-Schmerzen treten viel häufiger ab der zweiten Schwangerschaft auf. Besonders beim Gehen oder Umdrehen im Bett können sie sehr unangenehm sein. Durch das Hormon Progesteron wird die mittige Verbindung der beiden Schambeinäste (die Symphyse) sehr weich, schließlich soll ja dein Baby später gut durchs Becken kommen. Auch ein zu weicher Beckenboden kann die Ursache für Symphysen-Schmerzen sein, deshalb solltest du ihn bereits während der Schwangerschaft trainieren.

Das Tragen eines Bauchgurts kann helfen. Ebenso können Osteopathie oder Manuelle Therapie für Linderung sorgen, mechanische Themen können vor allem durch eine mechanische, bewegungstherapeutische Intervention gelöst werden und weniger durch Akupunktur oder gar Globuli. Dabei kann auch das Tapen eine gute Idee sein. Große Schritte und der Einbeinstand sollten bei einer Symphysenproblematik gemieden werden, halte dazu Rücksprache mit deinem*r Sporttrainer*in.

Wie bei den Rückenschmerzen ist auch hier beim Schlafen das weiche (Still-) Kissen zwischen den Beinen sehr wohltuend und entlastend (Sissis Stillkissen-Empfehlung findest du unter bbhugme.com).

Geburtsvorbereitung

Warum sich das auf jeden Fall lohnt

Für viele ist ein Geburtsvorbereitungskurs das blanke Klischee: Erwachsene Menschen auf Yogamatten spüren intensiv in sich hinein und üben dann das Hecheln. Entgegen diesem weitverbreiteten Vorurteil wollen wir dir einen solchen Kurs unbedingt ans Herz legen. Dort erfährst du nämlich, was Geburt wirklich bedeutet – sie ist nicht nur ein Fest, sondern auch eine abenteuerliche Grenzerfahrung, in die man gut gewappnet aufbrechen sollte!

Es ist ausgesprochen hilfreich, gut vorbereitet zu sein und manche Dinge einmal präzise geschildert bekommen zu haben. Nicht unbedingt alles bis ins letzte Detail, aber zumindest einen Überblick darüber zu haben, was euch gemeinsam alles erwarten kann. Und zu wissen, welche Dinge wirklich ein Mythos sind, damit du sie getrost vergessen kannst.

Unterschiedliche Hebammen – unterschiedliche Kurse

Jeder Kurs und jedes Konzept ist anders. Was dich in deinem Kurs erwartet, hängt maßgeblich von der ihn leitenden Hebamme ab. Jede Hebamme hat eine andere Herangehensweise an das Thema, setzt die Schwerpunkte unterschiedlich. Deshalb sind z. B. manche Kurse »körperlicher«, in denen die Hebamme viele Übungen oder auch Fantasiereisen und Massageeinheiten macht. Andere sind eher »Erklärkurse« – hier wird vorrangig gesprochen und sich ausgetauscht.
Manche Kurse haben einen großen Unterhaltungscharakter und sind wirklich eine Show, andere wiederum bringen Frauen zu einem Blick nach innen, helfen ihnen dabei, sich zu spüren und zu erden. Jede Hebamme bringt hier ihre unterschiedlichen Qualitäten, ihr Wis-

sen, ihre Vorlieben ein. Und auch die Kursteilnehmer*innen haben ganz verschiedene Erwartungen.
Am besten, du fragst in deinem Freundeskreis nach guten Erfahrungen mit Hebammen in Geburtsvorbereitungskursen. Dann wirst du bestimmt die zu dir am besten passende finden. Und unabhängig davon: Lass dich darauf ein und einfach überraschen.

Verschiedene Kursformate und -längen

Es gibt Kurse, die unter der Woche am Abend stattfinden. Bei ihnen werden die meist 14 Zeitstunden (das ist das Limit der gesetzlichen Krankenkassen) auf mehrere Wochen aufgeteilt. Alternativ gibt es Wochenendkurse für Paare, manchmal passt das zeitlich besser.
Oft reichen diese 14 Stunden nicht aus, um wirklich alle Themen, die wichtig wären, ausführlich zu behandeln. Wie der Name GEBURTS-vorbereitung schon sagt, liegt der Fokus vor allem auf der Geburt selbst. Je nach Schwerpunkt werden auch das Stillen und das Wochenbett kurz besprochen, viel Zeit bleibt aber meistens dafür nicht.
Auch der Austausch untereinander ist ein wichtiges Element eines Geburtsvorbereitungskurses. Oft entstehen auch in solchen Kursen lebenslange Freundschaften zwischen Frauen, die einen ähnlichen Entbindungstermin haben.
Melde dich in jedem Fall möglichst frühzeitig zu einem solchen Kurs an. Beliebte Kurse sind manchmal schon ein halbes Jahr vorher ausgebucht.

Kareen: »Wie funktioniert eine Geburt? Wie kann es hinhauen, dass da – verrückt genug ist es ja! – tatsächlich ein Baby aus dir herauskommt? Dass dein Körper das alles hinkriegen wird – alles das soll dir ein solcher Kurs vermitteln.«

Wichtige Inhalte

Neben der erstaunlichen Anatomie (»Was passiert im Körper bei einer Geburt, und was macht das Baby, um da rauszukommen?«) ist auch das Aufklären über die Rahmenbedingungen und den Ablauf so einer Geburt wichtig: Wann fährt man in die Klinik? Wie läuft die

Aufnahme dort ab? Wann kommt frau im Kreißsaal an? Wann begegnet frau der Hebamme, die sie dann betreut, zum ersten Mal? Welche Wünsche kann und sollte man äußern? An welche Dinge muss man nicht denken, weil sie ohnehin passieren werden?
Im Geburtsvorbereitungskurs kannst du dein Wissen (aus Büchern, Apps oder von Freund*innen) sortieren. Die Hebamme hilft dir, diese Dinge aus der »Kreißsaalperspektive« richtig zu gewichten.

Kareen: »Ich sehe es im Kurs als meine Aufgabe an, für die heutzutage bereits gut informierten Paare die wichtigsten Big Points, um gut durch eine Geburt zu kommen, herauszufiltern. Da kommt es dann oft zu überraschenden und wichtigen Aha-Effekten.«

Mythos **»Das ist überflüssig!«** Manchmal wird – hin und wieder sogar von Kolleginnen – behauptet, ein Geburtsvorbereitungskurs sei überflüssig. Und spätestens, wenn man sein zweites, drittes Kind bekommt, könne man getrost darauf verzichten.
Unsere langjährige Erfahrung sagt jedoch etwas ganz anderes! Ein Kurs gibt euch gemeinsam so viel wichtiges Wissen an die Hand, um gut durch jede Geburt – wie auch immer sie sein mag – zu kommen. Um mitreden zu können in der Klinik, um zu wissen, wo es wichtig ist, sich zu positionieren, und dort auch Entscheidungen informiert mitzutreffen, braucht es gute Informationen, da reichen Erfahrungsberichte aus dem Freundeskreis und auf Instagram nicht aus.
Nimm dir die Zeit, in diesen Kurs zu gehen und dich mit all diesen Themen bewusst und in Ruhe zu beschäftigen. Auch dann, wenn du vieles schon weißt.

Die Hebamme als Expertin

Neben der klassischen Geburtsvorbereitung gibt es viele andere Kurse, die du zur Vorbereitung besuchen kannst. Wir empfehlen dir als absolute Wissensbasis in jedem Fall einen Kurs, der von einer Hebamme geleitet wird. Unser Wissen wird dich gut durch deine Geburt bringen.

Hebammen sind Fachpersonen und kennen einen Kreißsaal wirklich von innen. Sie haben alles das, von dem sie sprechen, jahrelang gesehen und erlebt. Das ist etwas vollkommen anderes als eine Kursleitung, die eine oder mehrere eigene Geburten erlebt hat und vielleicht mal ein Kreißsaalpraktikum absolviert hat.
Wenn du zusätzlich noch einen weiteren Kurs machen möchtest, etwa zum Hypnobirthing oder einen Yogakurs, – mach das gern! Es ersetzt aber niemals das, was dich in einem guten Hebammen-Kurs umfassend vorbereitet.

> Kareen: »Der Weg einer jeden Frau durch ihre Geburt ist ihr individueller Weg. Und diesem Weg kann man bereits in einem Kurs auf die Spur kommen.«

Quatsch **»Hauptsache natürlich!«** Im Geburtsvorbereitungskurs soll nicht der Eindruck erweckt werden, als ob wir Hebammen nur die natürliche Geburt (was auch immer man darunter verstehen mag) zu einem Ideal stilisieren. Uns geht es auch nicht darum, alle Geburtspositionen wie in einem »Kreißsaalzirkeltraining« durchzuturnen, etwa weil das Liegen bei der Geburt für uns ein absolutes No-Go sei. Auch ist eine Geburt ohne PDA in unseren Augen nicht das oberste Ziel, für uns ist zur Schmerzbewältigung alles erlaubt, was dir hilft. Manchmal kommt es eben auch anders, und gerade dann, wenn es nicht wunschgemäß abläuft, ist es wichtig zu wissen, was nun geschieht und warum.
Es geht uns darum, dass du weißt, was dich realistischerweise bei der Geburt erwarten wird. Du bekommst von uns ein umfassendes Angebot, und du kannst dir die Inhalte rauspicken, die am besten zu dir passen.

Erst unter der Geburt wirst du sehen, ob deine Vorstellungen und Wünsche in der Praxis auch umsetzbar sind. Es ist wichtig zu wissen: Auch wenn du dich noch so gut vorbereitest, weiß niemand, wie deine Geburt verlaufen wird. Es bleibt ein großes Geheimnis – bis zu diesem Tag.

Kareen: »Meine wichtigste Aufgabe in der Geburtsvorbereitung ist: Frauen in ihrer Kompetenz unterstützen, zu wissen, dass sie gebären können und dass sie es auf ihre Weise tun. Dass aber auch sehr viel möglich ist, was sie vorher noch nicht ahnen.«

Sollen die Partner*innen dabei sein?

Ja, möglichst schon. Die Partner brauchen ebenfalls eine Vorbereitung auf die Geburt, auf die auch für sie sehr besondere Situation, besonders auf die Abläufe im Kreißsaal. Und darauf, wie gebärende Frauen so sind. Kareen spielt in ihren Kursen eine Geburt in Ausschnitten ganz lebensecht vor: Wie hört sich eine Frau in den Wehen an? Warum ist sie so laut, warum stöhnt sie? So wird verständlich: »Wow, so hört sich kraftvolles, gesundes Gebären an! Das ist alles normal und durchaus im Rahmen, es besteht erst mal kein Handlungsbedarf. Da muss nicht sofort der Notarzt kommen.«
Manche Frauen haben keine*n Partner*in oder wollen die Geburt lieber mit einer Freundin erleben. In den meisten Fällen bereitet man sich jedoch in irgendeiner Konstellation gemeinsam auf die Geburt vor.
Der Geburtsvorbereitungskurs bringt den Partner*innen die Themen Schwangerschaft und Geburt näher. Nach dem Kurs sind sie sicherer, haben einen Fahrplan und wissen: »Okay, ich weiß jetzt, was ich zu tun habe. Ich kenne meine Aufgaben während der Geburt.«
Oft sind Begleitpersonen unter der Geburt etwas hilflos, wollen helfen, etwas tun – und wissen nicht was. Da ist es gut, wenn sie bereits im Geburtsvorbereitungskurs erfahren haben, dass man manchmal einfach nichts tun kann und die Gebärdende in Ruhe und den Dingen ihren Lauf lassen sollte.

Gut zu wissen **Kreuzbeinmassage.** Wenn Partner*innen Punkte sammeln wollen, können sie sich zum Beispiel mit einer allabendlichen Kreuzbeinmassage austoben. Das Kreuzbein liegt am unteren Rücken, oberhalb des Pos, und freut sich über eine ausgiebige Massage (länger als 10 Minuten). Wer während der Schwangerschaft jeden Abend übt, ist während der Geburt dann Profi!

Jede Begleitperson tut gut daran, ein paar Dinge in ihrem »Handgepäck« zu haben, die funktionieren *könnten.* Manche Frauen mögen während der Geburt dann gar nicht massiert werden, obwohl das relativ selten ist. Auch ob Musik dann passt oder das Kirschkernkissen oder der Halt auf dem Pezziball – wer weiß? Gut ist es aber, als Begleitperson ein kleines Repertoire zu haben, das ihr vorher miteinander erkundet habt.

Supertipp **Kareens zentraler Tipp im Geburtsvorbereitungskurs:** »Lass dich gehen unter der Geburt! Lass es fließen! Und tu es auf deine Weise. Dann kommt man dem Geheimnis von ›Wie geht Gebären?‹ schon ziemlich nahe.«

Kurse für Mehrgebärende

Es gibt auch Kurse speziell für mehrgebärende Frauen, die schon ein oder mehrere Babys bekommen haben. Hier geht es zum einen darum, sich Zeit für die kommende Geburt zu nehmen, für sie einen eigenen Raum zu schaffen, eine Oase. Zum anderen ist oft auch das erste Geburtserlebnis ein Grund für den erneuten Besuch eines Kurses. In so einem Kurs werden natürlich nicht wie in einer psychotherapeutischen Gruppenarbeit frühere Geburtserlebnisse aufgearbeitet, aber das Sprechen darüber in diesem geschützten Rahmen unter »Eingeweihten« hilft den Frauen dennoch enorm. Manchmal tauchen in der aktuellen Schwangerschaft Déja-vu-Erlebnisse auf (die gar nicht besonders spektakulär sein müssen), die bereits vergessen oder verdrängt wurden. Frauen haben dann die Gelegenheit, bestimmte Einzelheiten, die damals passiert sind, endlich zu verstehen. Oder können sich darüber klar werden, dass sie sich bestimmte Dinge beim nächsten Mal anders wünschen.

Auch die Orga-Ebene ist wichtig: Was mache ich mit dem Geschwisterkind, wenn die Geburt losgeht? Wann rufe ich den Babysitter an? Wie kann ich mich dann gut ins Krankenhaus abseilen? Für viele Erstgeborene ist es immerhin auch das erste Mal in ihrem Leben, dass die Eltern gemeinsam das Haus verlassen. Wie schafft es das »große« Kind, das ja oft selbst noch klein ist, allein mit den Großeltern, dem

Babysitter zurechtzukommen? Sollen Großeltern möglichst schon zur Unterstützung Tage vorher anreisen?
Und wie sieht es auf der emotionalen Ebene aus? Werde ich als Mutter auch das zweite Kind so lieben können wie das erste? Ist da überhaupt noch Platz für das zweite? Nimmt mein Erstgeborenes Schaden, wenn ich mich jetzt auf zwei Kinder aufteilen muss? Auch hier ist der Austausch zwischen den Frauen sehr hilfreich. Du merkst, dass du mit diesen Gedanken und Gefühlen nicht allein bist. Ihr könnt euch mit viel Empathie begegnen und euch gegenseitig stützen.
Bei Mehrgebärenden ist außerdem die »spirituelle Ebene bereits freigeschaufelt«, die bei einer Geburt eine große Rolle spielt, es gibt weniger Scheu vor dieser tieferen Ebene. Dadurch geht es meist viel emotionaler zu als in den Kursen mit Erstgebärenden. Da wird auch mal geweint – jede der Anwesenden *weiß* einfach, wovon hier gesprochen wird, wenn Geburtserfahrungen geteilt werden. Kareen, von Sissi gern »Queen der Geburtsvorbereitung« genannt, liebt diese Kurse sehr und nimmt aus ihnen immer viel Berührendes mit.

Sissi: »Selbst eine meiner Viertgebärenden konnte aus so einem Kurs bei Kareen noch viel Neues mitnehmen, war sehr inspiriert und hatte dann eine ganz andere, schöne Geburtserfahrung.«

Fazit

Informiere dich vorab darüber, welche Kurse es in deiner Umgebung gibt und welche Schwerpunkte deren Leiterinnen haben. Überlege, was zu dir passen könnte, und befreie dich von dem Klischee, dass Geburtsvorbereitung nur ein alberner »Hechelkurs« nach einem Slapstick-Vorbild sei. Du wirst dort von einer Hebamme gutes, fundiertes Wissen und innere Stärke bekommen, die dich gut durch die Geburt bringen werden.

Hier der Link zu Kareens eigenem 14-stündigem Video-Geburtsvorbereitungskurs, den du als Stream kapitelweise gemütlich auf deinem heimischen Sofa angucken kannst: geburtsvorbereitung.tv

Mental Load

Die unsichtbare To-do-Liste

Jetzt mal Klartext – und zwar über die vielfältigen Belastungen, die mit den »kleinen« Alltagspflichten und deren Verwaltung und Organisation einhergehen, und über Fallen, in die ihr als Paar viel schneller reintappt, als ihr jemals dachtet …

Vermutlich lernt ihr die Vokabel *Mental Load* erst dann kennen, wenn ihr Kinder kriegt. Das Phänomen, das dahintersteckt, kennen alle Eltern – und sei es zunächst nur als diffuses Gefühl, dass ihr euch das gemeinsame Elternleben irgendwie weniger anstrengend vorgestellt habt und euch schließlich viel von »Vereinbarkeit« erzählt wurde. Spätestens nach sechs oder acht Wochen, wenn sich das Wochenbett dem Ende zuneigt und der Alltag wieder einkehrt, geht das Leben unter den neuen Vorzeichen dieser großen Veränderung weiter. Oft sind genau dann auch die zwei Monate Elternzeit, die viele Väter sich direkt nach der Geburt nehmen, vorbei. Dieser neue Alltag will nun organisiert und verwaltet werden – und da kommt Mental Load ins Spiel.

Übersetzt meint dies die mentale Belastung durch die Summe von Dingen, die zu organisieren sind. Meist wird diese Last vorrangig von demjenigen Elternteil getragen, der den Hauptteil der sogenannten Care-Arbeit übernimmt – und oft sind diese Dinge nach außen weitgehend unsichtbar.

Kareen: »Theorie und Praxis gehen in der Realität unglaublich weit auseinander. Vor der Geburt glauben viele Paare ganz fest daran, später alles schön partnerschaftlich fifty-fifty teilen zu können und nehmen sich das auch ernsthaft vor. Sie sind schließlich mit dem

Feminismus aufgewachsen und haben sich von den Rollenbildern der Elterngeneration emanzipiert. Nach einem halben Jahr merken sie dann allerdings meist, dass das in der Praxis gar nicht so leicht umzusetzen ist und finden sich unversehens im Jahr 1962 wieder.«

Wie soll das gehen – das gerechte Aufteilen der Care-Arbeit?

Die gesetzlichen Rahmenbedingungen erlauben theoretisch einen recht großzügigen Gestaltungsspielraum für eine gerechte Aufteilung der Care-Arbeit auf beide Elternteile. Gesellschaftliche Strukturen, eigene verborgene Glaubenssätze und die üblichen Sachzwänge stehen dem natürlich immer noch entgegen. Die Realität ist dann meist: Aus einem doppelverdienenden Paar wird eine Familie, ein Baby kommt zu euch. Einen wesentlichen Teil eures sowieso schon zu 100 % gefüllten Tages wird nun also dieser kleine Mensch, der rund um die Uhr Zuwendung und Aufmerksamkeit braucht, einnehmen: die sogenannte Care-Arbeit. In weniger privilegierten Familien gibt es vielleicht von vornherein nur einen erwerbstätigen Elternteil, einer von euch beendet Ausbildung oder Studium oder beide Elternteile haben kein geregeltes Einkommen. Manchmal zeigt sich schon vor der Geburt, dass ihr getrennt erziehen werdet. So oder so: Ein Ponyhof-Modell können sich nur diejenigen leisten, die finanziell mehr oder weniger unabhängig sind. Bereits vor der Geburt existiert der »Gender-Pay-Gap«, sodass viele Paare auf das Einkommen des Mannes, das meist höher ist als das der Frau, nicht verzichten können (oder wollen). Gleichzeitig können sie auch keine Extra-Hilfe im Haushalt und bei der Kinderbetreuung bezahlen. Natürlich löst das den Gender-Pay-Gap nicht, sondern verstärkt ihn nur noch.

Gleichzeitig entscheiden sich viele Frauen noch immer bewusst dafür, für einige Zeit zu Hause bei den Kindern zu bleiben, möglicherweise, weil sie ihr Baby ausgiebig stillen möchten und ihnen das mit dem Job unvereinbar erscheint oder weil sie schlicht einen Teil der Kleinkindzeit gern mit ihren Kindern exklusiv verbringen möchten.

Sie nehmen es deshalb (wissend oder unwissend) in Kauf, dass sie in der »Teilzeitfalle« landen oder – im schlimmsten Fall – den Anschluss an die Berufswelt verlieren.
Das alles mündet öfter als angenommen in die Katastrophe der finanziellen Abhängigkeit der Frau und später in einer verschwindend kleinen Rente.

Kareen: »Ich bin immer wieder überrascht und erschrocken darüber, wie wenig all das den emanzipierten Paaren klar ist und wie unvorbereitet sie da hineinschlittern! Neben allen schnell zitierten Sachzwängen: Ich finde, das ist nichts, was man einfach so als gegeben hinnehmen muss, sondern es ist auch eine Frage des bewussten Gestaltens und Setzens von Prioritäten. Ist es wirklich eine unumstößliche Tatsache, dass der mehr verdienende Elternteil keine Elternzeit nehmen kann?«

Natürlich bekommen es Väter häufig mit dem Widerstand ihrer Chefs zu tun. Wir hören dann: »Mit dem Wunsch, sechs Monate Elternzeit zu nehmen, muss ich meinem Chef gar nicht kommen. Damit katapultiere ich mich gleich aufs Abstellgleis.« Für viele Männer in unserer Gesellschaft ist ein solcher Schritt immer noch quasi undenkbar, und deshalb braucht es dringend einige Pioniere, die ihn trotz allem gehen. Und wie immer brauchen diese Pionierschritte Mut und die Überzeugung, das Richtige zu tun.

Mental Load – wie man da so reinschlittert

Frauen verbringen häufig den größeren Teil der ersten Babyzeit mit dem Kind (und freuen sich im besten Fall auch daran), Wochenbett und Stillzeit sind zwei Gründe dafür. Doch bereits hier öffnet sich die Schere für die Zukunft: Dadurch, dass Mütter mehr Zeit mit dem Baby verbringen, erweitern sie automatisch ihre Kompetenz im Umgang mit ihm, und ihr Vorsprung dem Partner gegenüber wird nach und nach größer.

Sissi: »Das Fifty-fifty-Aufteilen einzelner Aufgaben ist mit einem Stillkind in den ersten Wochen fast nicht umsetzbar. Natürlich ist Abpumpen theoretisch möglich, aber: Wer möchte in der Nacht aufstehen und abpumpen, weil sonst die Brust platzt? Da ist Selber-Stillen – wenn es eingespielt ist – tatsächlich für die meisten Mütter einfacher und stressfreier. Ein Vater kann aber viele andere Dinge übernehmen, nicht umsonst heißt es: »Tragen ist das Stillen des Vaters.« Trotzdem ist das Kind am Anfang seines Lebens meistens mehr bei der Mutter, das ist die Biologie. Diese intensive Verbindung ist der Grund dafür, dass die Betreuung sehr ›mütterlastig‹ ist.«

Untrügliche Zeichen

Mental Load zeigt sich u. a. darin, dass der vermeintlich »zuständige Elternteil« mit dem großen Überblick die Aufgaben im Kopf hat und sie dann delegiert. Er fragt oder bittet den anderen Elternteil, einzelne dieser Aufgaben zu übernehmen (»Bringst du nachher bitte noch frisches Brot mit?«, »Kannst du heute schnell die Kinder abholen? Sie müssen dann zum Zahnarzt. Aber vorher die Zahnspangen noch mal ordentlich putzen bitte.«). Ohne Delegation oder Bitte geschehen diese Dinge nicht, weil sie offenkundig nicht gewusst werden. Klassischerweise fällt es Müttern irgendwann kaum mehr auf, dass sie ihre Termine immer ankündigen und abstimmen müssen (»Kann ich heute mal zum Yoga weg?«). Die väterliche Variante ist dagegen meist: »Ich habe heute diesen Termin mit dem Vorstand. Ich komme spät, wartet nicht auf mich.«

Deshalb haben viele Väter nach einer Geburt eher das Gefühl, dass sich für sie kaum etwas verändert hat. Für die Mütter dagegen hat sich alles verändert. Schritt für Schritt wird der Mental Load auf ihren Schultern immer größer, ihr Kopf immer voller.

Die nächste U-Untersuchung, der Termin beim Kieferorthopäden, das Rezept für die neue Brille, Geburtstagsgeschenke, Elternabende, Turnschuhe kaufen: »Welche Schuhgröße hat das Kind noch mal?«, Kurse der Kinder, »Wem muss man was einpacken?« – all das liegt im Verantwortungsbereich von »irgendwem« und will »irgendwie« gewuppt werden.

Kareen: »Derjenige bei euch in der Familie, der die Schulhefte einkauft (und auch weiß, welche) trägt die Last des Mental Load. Erstaunlicherweise sind das in den meisten Familien die Mütter.«

All das bindet enorm viel Gehirnkapazität, oft ohne dass den Beteiligten bewusst ist, dass diese Schräglage existiert. Natürlich erledigen die Partner auch vieles im Alltag, aber sie daran erinnern – das tun die Frauen. Und sie sind es auch, die die Listen führen. Ein schöner Alltagstest für den Partner ist: »Pack doch mal für das Wochenende bei den Schwiegereltern – für alle.«

Typische Alltagsszenen, in denen sich Mental Load ausdrückt

- »Toll, wie dein Mann im Haushalt mithilft!« (»Nein, er wohnt hier.«)
- »Muss dein Mann heute babysitten?« (»Na ja, er ist der Vater ...«)
- »Nimmt dein Mann auch die vollen beiden Monate Elternzeit?« (»Es gibt keine ›zwei Vätermonate‹. Das ist nur die Mindestzeit, die ein Vater nehmen muss, um Elterngeld zu beziehen.«)
- »Schreibst du mir einen Einkaufszettel?« Alternativ könnte man selbst den Überblick über die Vorräte (ja, auch über gehackte Mandeln, Kloreiniger und Staubsaugerbeutel) haben, an den Kühlschrank gehen und schauen, was fehlt. Und sich im besten Fall gleich mitüberlegen, was es heute zu essen geben soll.

Unversehens geschieht es dann, dass Paare dort landen, wo sie nie hinwollten: Sie machen sich gegenseitig Vorwürfe, sie rechnen gegeneinander auf, wer was und mit wie viel Aufwand für das »gemeinsame Projekt Familie« beisteuert. Geld gegen Kochen? All das ist schleichendes Gift für jede Paarbeziehung. Mütter sind dann oft enttäuscht, weil sie sich das alles ganz anders vorgestellt und sich mehr Unterstützung erhofft haben. Frauen müssen meist erst mühsam lernen, ihre Wünsche so zu formulieren, dass es nicht wie ein Vorwurf rüberkommt, sondern als das, was es ist: ein Hilferuf: »Hey, das ist mir gerade einfach zu viel. Wie können wir uns besser gegenseitig unterstützen?« Im Gespräch zu bleiben ist sehr wichtig.

Wie die Falle vermeiden?

Schon im Geburtsvorbereitungskurs geht Kareen auf das Thema Mental Load ein, um Eltern dies Phänomen bewusst zu machen und auch, damit Paare später in den Turbulenzen des neuen Alltags nicht zwangsläufig glauben, sie hätten die Krise des Jahrhunderts, weil sich beide in einer komischen inneren Unzufriedenheit wiederfinden, die sie nicht so richtig einordnen können. Es ist wichtig, das Problem als solches erst einmal anzuerkennen, über Geschlechterrollen und -klischees nachzudenken und sich darin auch ein Stück weit wiederzuerkennen. Dann kann man auch als Paar im Gespräch darüber bleiben – und ganz konkrete Pläne und Listen machen. Denn das ist Meilen besser, als einen nagenden inneren Groll in sich aufzubauen.

Kareen: »Denkt nicht, dass ihr die Einzigen seid, die mit diesem Problem zu tun haben. Das ist in allen Familien so. Bei den einen mehr, bei den anderen weniger. Aber ein Thema ist es bei allen.«

Wichtig **Endlich gibt es einen Begriff dafür!** Ein erster Schritt auf dem Weg zu mehr Gerechtigkeit und zu Anerkennung dieser enormen Arbeitsleistung von Frauen ist allein schon, dass es eine Formulierung wie *Mental Load* gibt, die genau dieses Phänomen beschreibt. Dadurch kann man es besser packen, verstehen und über Lösungsansätze nachdenken. Oft ist es mit einem großen Aha-Effekt verbunden, wenn Paare einmal gemeinsam aufschreiben, was alles zu wessen Aufgaben gehört. Dann ist die Reaktion oft: »Ah ja, krass: Das alles wuppe ich tagtäglich?!« In einem nächsten Schritt kann man dann darüber sprechen und die Aufgaben gerechter (und natürlich gern auch nach Vorlieben) verteilen.

Väter wünschen sich verständlicherweise ebenfalls Wertschätzung und ein Gesehen-Werden. Nichts ist blöder, als sich ernsthaft Mühe geben – und dann wird an der angeblich wenig korrekten Ausführung herumgemäkelt. Gebt einander nicht das Gefühl, der jeweils andere sei zu dumm, es richtig zu machen, und nur der andere wüsste, wie das gehe: Baby trösten, Wäsche sortieren, Geschirrspüler einräu-

men. Natürlich vergeht dem Partner sonst jegliche Lust auf Eigeninitiative.
Lernt loszulassen. Hauptsache, die Kinder haben etwas an – auch wenn die Kombi nicht passt. Oder: »Ob das Würstchen jetzt bio war oder nicht – Hauptsache, das Kind ist satt und vergnügt.«

Tipps

- Es ist wichtig, dass ihr als Paar über die vielen kleinen Alltagsdinge im Gespräch bleibt und sie gut geregelt bekommt. Das ist eine der wichtigsten Voraussetzungen dafür, ein Liebespaar zu bleiben. Permanent unzufriedene und überlastete Frauen, an denen der ganze Orga-Kram hängen bleibt, haben sicher keine Lust und Kraft für kuschlige Zweisamkeit.
- Beide, Vater und Mutter, sollten den anstrengenden Alltag mit einem Baby kennenlernen. Auch wenn man sich das vorher kaum vorstellen kann: Es ist ein Fulltime-Job! Beide sollten wissen, wie sich das anfühlt und was dazugehört, um diesen Job zu meistern. Nutzt die gemeinsame Elternzeit dazu und fahrt nicht nur für zwei Monate in den Urlaub, denn das ist eben kein Alltag. Nur der gemeinsame Alltag erlaubt es, dass beide Elternteile die Arbeit des anderen wertschätzen können. Beide wissen dann einfach, was so ein Tag mit Baby bedeutet. Ein Tag im Büro ist dagegen meist deutlich entspannter und vor allem eins: halbwegs selbstbestimmt.
- Wenn Väter viel Alltagszeit mit dem Baby verbringen, fördert das auch die Bindung zwischen den beiden. Dann sind nämlich beide Elternteile kompetent im Trösten und beide sind gleichermaßen zuständig. Das macht den gemeinsamen Alltag gerechter: Es ist dann selbstverständlich, dass auch der Papa mit dem Kind zum Impfen geht. Beide wissen, was zu tun ist, beide kennen sich aus. Win-win.
- Stellt nicht so hohe Ansprüche an euch. Wenn ihr gerade mit eurem ersten Kind schwanger seid, denkt ihr vielleicht noch, wie locker-easy ihr das alles machen werdet, keinesfalls so übertrieben und helikoptermäßig wie alle um euch herum. Tja, du wirst dich später ganz oft wundern, wie oft du gefühlt zu nix kommst. Du

hast so viel mehr von dir erwartet und dich unter Druck gesetzt. Verzweifle nicht, damit bist du in guter Gesellschaft: Allen Eltern geht das so!

- Wenn es dir gefällt: Genieße die entschleunigte Zeit mit deinem Baby ganz intensiv. Entscheide dich bewusst dafür, in diesen Stunden auch mal nicht erreichbar zu sein, schalte dein Handy in den Flugmodus. Das ist für die heutigen modernen Mütter und Väter ganz schön schwer, oft muss man regelrecht darum kämpfen und sich diese Freiräume schaffen.
- Stress dich nicht: Du kannst vorher nicht genau wissen, wie du dich als Mutter fühlen wirst. Wir kennen ganz viele Mütter, die ihren ursprünglichen Plan (»nach sechs Monaten wieder in den Job«) komplett umgeworfen und die Elternzeit verlängert haben – und umgekehrt genauso. Du weißt vorher nicht, welcher Typ Mutter oder Vater du sein wirst: Ob du schon früh eine Trennung von deinem Baby aushalten und wieder arbeiten gehen kannst oder ob du froh sein wirst, wieder in den Job zurückzukehren. Lass dich überraschen!

Buchtipps

- Patricia Cammarata, *Raus aus der Mental-Load-Falle. Wie gerechte Arbeitsteilung in der Familie gelingt*, Beltz 2020.
- Laura Fröhlich, *Die Frau fürs Leben ist nicht das Mädchen für alles! Was Eltern gewinnen, wenn sie den Mental Load teilen*, Kösel 2020.
- Emma, *The Mental Load: A Feminist Comic*, Penguin Random House US 2018.

Kinderkriegen …

und alle haben eine Meinung!

Wer kennt sie nicht, die Tipps und Ratschläge, nach denen keiner gefragt hat, die man sich aber immer wieder anhören muss?!

Doch wie viel ungebetene Meinung darfst du zulassen, wie viel Ruhe und Unterstützung kannst du einfordern und wie äußerst du deine Meinung am besten, ohne Freunde oder Verwandte zu verletzen?
Je näher dir die Menschen emotional stehen, desto näher gehen dir ihre Sprüche und schlauen Rat»schläge«. Während Schwangerschaft und Wochenbett merkst du vielleicht: Diese Nähe fühlt sich manchmal gar nicht so gut an, stattdessen hast du eher das Bedürfnis nach Abgrenzung. Und das ist nicht immer leicht!

Abgrenzung in der Schwangerschaft

»Dein Bauch ist aber groß/klein!«, »Isst du auch genug? Und das Richtige?«, »Das wird bestimmt ein Mädchen!«, »Was sagt denn der Arzt?«, »Bist du dir auch sicher, dass du in dieses Krankenhaus willst?«
Es nervt und ist übergriffig. Jeder hat zum Thema Kinderkriegen eine Meinung. Es ist ein sensibles Thema, jeder möchte eigene Erfahrungen oder erworbenes Wissen weitertragen. Das wird immer dann schwierig, wenn man die Menschen nicht dazu eingeladen hat, sondern wenn sie einem ihre Meinungen und Kommentare einfach »überbraten«.

Sissi: »Da ist es wichtig, dich frühzeitig abzugrenzen, dir deine eigene Meinung zu bilden und diese auch zu äußern, ohne Angst zu haben, die anderen – insbesondere die eigenen Eltern – zu verletzen. Das ist ein wichtiger Schritt auf dem Weg zum Elternsein.«

Gerade, wenn es dein erstes Kind ist, bist du vielleicht noch unsicher, denn natürlich weißt du all diese Dinge selbst nicht, musst dich erst neu positionieren, du hast das ja noch nie gemacht. Von Kind zu Kind gelingt das einfacher und du wirst souveräner damit umgehen.

Kareen: »Emotional betrachtet, verläuft Verwandtenkontakt in der Schwangerschaft wie ein handelsüblicher Heiligabend, nur potenziert: Du fragst dich jedes Jahr, wie du es hinkriegst, dass am Ende alle happy und lieb zueinander sind, sich niemand ausgegrenzt fühlt und keiner weint. Familie als Minenfeld.«

Deine Wünsche für das Wochenbett und die Wünsche der Großeltern

Wenn du zum ersten Mal schwanger bist und deine Eltern zum ersten Mal Großeltern werden, vollzieht sich ein Weiterrücken der Generationen. Du bist ab der Geburt deines Kindes nicht mehr nur Kind, sondern nun eben auch Mutter. Deine kleine Familie ist dann die neue Kernfamilie, die neuen Großeltern rutschen einen Ring weiter nach außen. Auch für sie stellt das einen Einschnitt in ihrer Biografie dar.

Und dann krachen zwei Ideen davon, wie ihr euch die Begrüßung des neuen Familienmitglieds vorstellt, aufeinander: Vielleicht möchtet ihr in den ersten Lebenstages eures Babys gar keinen Besuch haben, die Großeltern sind enttäuscht und fühlen sich gekränkt (»Die wollen uns da nicht haben!«), wenn sie ausgeladen werden. Nur ist diese Enttäuschung die Angelegenheit der Großeltern und nicht deine! Sie dürfen enttäuscht sein und müssen damit klarkommen. Und du hast jedes Recht, dein Bedürfnis zu äußern!

Kareen: »Ohne Tränen wird das manchmal nicht gehen, weil es da immer um enttäuschte Erwartungen geht – oft auf allen Seiten. Es geht darum, wessen Bedürfnisse gesehen werden und wessen nicht. Und welche wichtiger sind.«

Natürlich ist uns bewusst, dass diese Abgrenzung überhaupt nicht einfach ist, manchmal ist die Lage wirklich superkompliziert. Aber das ist auch ein Schritt zum Elternwerden: Du wächst in deine neue Rolle hinein, indem du deine eigenen Regeln in deiner Kernfamilie aufstellst. Und indem du lernst, für diese Kernfamilie einzustehen, dich abzugrenzen und deine Wünsche zu formulieren.

Sissi: »Solche Dinge solltest du bereits im Vorfeld klären. Wenn du geboren hast und emotional Achterbahn fährst, hast du nicht die Stärke, selbstbewusst zu deiner Meinung zu stehen. Dann bist du – wie dein Beckenboden – ganz offen und weich. Besprich also vorab mit deinem*r Partner*in, was du dir wünschst und welche Vorstellungen du hast. Dann kann er*sie im Wochenbett dein Sprachrohr sein.«

Werde dir deiner Wünsche und Vorstellungen schon während der Schwangerschaft bewusst, und kommuniziere sie klar und deutlich. Willst du deine Ruhe im frühen Wochenbett? Wirst du in deiner Partnerschaft gut unterstützt und verlässlich rundum versorgt? Oder ist deine Mutter die Person, die du am liebsten um dich hast, die die beste Suppe kocht und eine Bank ist bei der Betreuung der Geschwisterkinder? Je eher du das klar und selbstbewusst mitteilst, umso besser. Verständnis und Einfühlung vonseiten der Großeltern sind manchmal selbstverständlich, manchmal eben auch nicht. Auch später wird vielleicht Hilfe angeboten, aber nicht dort, wo du sie brauchst, sondern dort, wo sie den anderen am besten passt. Vielleicht spielen die Großeltern zwar mit den Geschwisterkindern, haben aber keine große Lust, auch mal in der Küche kurz klar Schiff zu machen. Oder sie verabschieden sich einfach gut gelaunt zum Restaurantbesuch. Auch andersrum gibt es also enttäuschte Erwartungen – mit denen dann wiederum du klarkommen musst.

»Ja aber früher …« – Konflikte zwischen den Generationen

Ihr kennt uns, wir werden natürlich nie müde, dafür zu werben, dass die Ruhe im Wochenbett so ungemein wichtig ist. Manchmal hören wir dann von den Großmüttern: »Wir hatten damals auch kein Wochenbett.«

Tja, auch hier kann man einfach sagen: »Ja, damals wusste man vieles eben noch nicht – und immerhin haben die Großmütter damals nach Geburten meist bis zu 14 Tage lang im Krankenhaus gelegen – um dort Wochenbett zu halten.« Wir können nur immer wieder erklären, wie wichtig es ist, dass sich alle Organe im Wochenbett regenerieren, auch der Beckenboden gehört dazu.

Wenn wir in den letzten beiden Generationen bereits das medizinische Wissen gehabt hätten, das wir heute haben, hätten wir den Frauen der heutigen Großmüttergeneration viele Probleme rund um den Beckenboden (und reihenweise entfernte Gebärmütter) erspart. Unser heutiges Wissen hilft uns, die jungen Mütter vor solchen Dingen zu bewahren. Das ist Vorsorge für eine gute Frauengesundheit in den nächsten 50 Lebensjahren!

Es ist so wichtig, mit einem freundlichen Blick auf die jeweils andere Generation zu blicken. Wir haben heute natürlich ganz andere Lebensmodelle als unsere Eltern. Da ist das mit dem Sich-Einfühlen nicht immer leicht. Viele frischgebackene Großeltern haben noch nie etwas von der artgerechten oder bedürfnisorientierten Herangehensweise im Umgang mit Kindern gehört. Schön ist es, wenn du ihnen davon erzählst, es ihnen nahebringst, natürlich nicht nach dem Motto: »Also, was ihr da damals gemacht habt, das war ja alles falsch! Heute weiß man es besser.«

Um die zukünftigen Großeltern dort abzuholen, wo sie gerade sind, und möglichen Missverständnissen vorzubeugen, könntest du ihnen ein Buch zu diesem Thema schenken, z. B. das von Susanne Mierau (*Rundum geborgen. … weil es ein ganzes Dorf braucht, um ein Kind großzuziehen*, Kösel 2018). Auch gemeinsam einen Film zu schauen (beispielsweise den Dokumentarfilm *Babys* aus dem Jahr 2010 oder *Good enough parents* von 2021) kann eine gute Idee sein. Wenn du dazu Lust hast, zeig ihnen ganz konkret, wie du Sachen machst, z. B. wie man ein Baby im Tuch tragen oder über einem Töpfchen abhalten kann. Das holt sie mit ins Boot, macht neugierig und nimmt auch die Bedürfnisse der Großeltern ernst (etwa nach Nähe zum Enkelkind). Das macht im besten Fall eine große Familie aus euch. Und die Kinder finden in eine gute Beziehung zu ihren Großeltern hinein – ebenfalls sehr großartig!

Buchtipp Karin Bergstermann / Anna Hofer, *»Bei meinem Kind mache ich das anders«. Mit den (Schwieger-) Eltern über Erziehung sprechen und den eigenen Weg gehen*, Beltz 2022.

Und dann gibt es da ja noch die Schwiegerfamilie … Wie regeln wir das? Wer darf zuerst kommen? Wer darf was machen? Alles Fragen mit Konfliktpotenzial! Hier gilt die Regel: Jeder ist für die Kommunikation mit den eigenen Eltern zuständig, du sollst auf keinen Fall die Rolle der »bösen Schwiegertochter« übernehmen müssen, die die Schwiegereltern auslädt.

Das war's aber auch schon mit schlauen Tipps, wir können dir dieses Thema und deinen Umgang damit nicht abnehmen. Und es ist wie bei allem im Leben: Es ist ein Prozess, ein Weg, der zwar nicht immer leicht ist, aber bei dem du von Lektion zu Lektion dazulernen wirst. Das Leben ist eben bunt und voller Abenteuer und Herausforderungen!

Fazit

Fang bei dir an! Höre auf deine innere Stimme, auf das, was du dir wünschst. Das ist das Wichtigste! Du wirst es nicht immer allen Menschen in deiner Familie recht machen können. Du wirst Menschen enttäuschen müssen, aber du musst für dich einstehen, für das, was dir selbst in dieser Situation wichtig ist. Und: Es gibt kein Patentrezept, jede Familie tickt anders.

Sex in der Schwangerschaft

Sex zu dritt oder was?

Sex mit Babybauch – na, klar! Es spricht überhaupt nichts dagegen, alles ist okay! Und es gibt hier kein Richtig oder Falsch.

Manche Frauen haben in der Schwangerschaft den Sex ihres Lebens und mehr Lust auf Sex als je zuvor. Sie fühlen sich mitten in ihrer prallen Weiblichkeit, die Brüste sind größer und dank des gut durchbluteten Beckens erleben sie sich als besonders empfindungsfähig. Verhütung ist kein Thema, eine manchmal nervige Regelblutung auch nicht! Und natürlich gibt es wunderschöne Stellungen für den Sex mit dickem Bauch.

Kareen: »Besonders beim ersten Kind ist das alles super easy. Wenn später ein, zwei Geschwisterkinder nonstop um euch herumhüpfen, die auch noch kreuz und quer im Elternbett schlafen, müsst ihr da etwas kreativer werden.«

Andere Frauen wiederum wollen nur in Ruhe gelassen werden und können dem wenig abgewinnen, frei nach dem Motto: »Lass mich, ich bin doch schon schwanger!« Natürlich kann sich das im Laufe der Schwangerschaft ändern: In der frühen Schwangerschaft, wenn du dauermüde bist, dir häufig schlecht ist und du sehr empfindlich auf alle möglichen Gerüche reagierst, hast du vermutlich weniger Lust auf Sex. Später, wenn es dir wieder besser geht, kann sich das natürlich um 180 Grad drehen.

Sissi: »Es ist einfach eine tolle Zeit: Man kann spontan Sex haben, ohne an die Verhütung denken zu müssen.«

Solosex

Viele Frauen entdecken Masturbation in der Schwangerschaft neu – gönn es dir. Es wurde sogar schon in einer Studie untersucht, dass häufige Orgasmen in der Schwangerschaft eine leichtere Geburt bedeuten können. Beides ist hormongesteuert: Loslassen beim Sex kann beim Loslassen während der Geburt helfen. Und es wirkt sich auf das Schmerzempfinden aus (Stichwort »Orgasmic Birth«, dazu gibt es ein eigenes Kapitel).

Ängste der Männer

Männer haben Penisse. Und beim herkömmlichen Sex kommen sie damit ihrem Baby näher, als ihnen manchmal lieb ist. Vielleicht haben sie gar Sorge, mit ihrem Penis dem Baby zu schaden. Oder einfach in ihrer »ungestümen Männlichkeit« irgendetwas kaputt zu machen. Einige klinken sich deshalb komplett aus dem Thema aus, sobald der positive Schwangerschaftstest da ist. Darunter leiden manche Frauen sehr.

Sprecht darüber, immerhin hat Sex mehrere Gesichter und zärtliche Zweisamkeit sowieso. Natürlich kommt es auch auf die Vorgeschichte an: Wenn eine Frau bereits mehrere Fehlgeburten hatte und euch diese Schwangerschaft als besonders fragil erscheint, ist das noch mal ein ganz anderes Thema – für euch beide.

Wichtig **Sex ist nie die Ursache für eine Fehlgeburt.** Du brauchst also keine Angst zu haben, dass dein Baby zu früh kommt, wenn du Sex hast. Vielleicht hast du schon mal etwas davon gehört, dass Sex Geburten auslösen kann – dies gilt aber (und auch dafür ist die Evidenz eher dünn) nur in der Zeit rund um den Entbindungstermin (ET), wenn der Körper der Frau begonnen hat, Prostaglandin-Rezeptoren zu bauen, die empfänglich sein können für die Mikrodosen Prostaglandin im männlichen Sperma. In der frühen Schwangerschaft sind diese Prostaglandin-Rezeptoren noch gar nicht ausgebildet.

Es gibt aber natürlich Situationen, in denen man mit penetrierendem Sex etwas vorsichtig sein sollte: Wenn du echte Frühgeburtsbestrebungen wie vorzeitige Wehen oder eine Zervixinsuffizienz hast (s. dazu das Kapitel »Baby, bleib drin!«), eine *Plazenta praevia* und damit verbundene Blutungen oder einen vorzeitigen Blasensprung, können sich andere Arten von Sex als Alternative anbieten.

Traut euch, offen über eure Ängste und Bedürfnisse zu sprechen. Klar ist das manchmal nicht leicht, weil man ja auch in Interpretationsspiralen gefangen ist: Vielleicht möchte der Partner nicht zu aufdringlich sein, während du eigentlich große Lust hast, aber wiederum befürchtest, dein Partner sei deshalb so zurückhaltend, weil er dich mit deinem sich verändernden Körper nicht mehr begehren könnte. Und so kann es schnell zu komischen Missverständnissen kommen. Oft trägt es auch zur Aufklärung bei, wenn man sich Bilder der anatomischen Zusammenhänge im Körper der Frau anschaut (Muttermund, Gebärmutterhals, Fruchtblase). Dann wird klar, dass der Penis des Mannes ausreichend weit entfernt vom Baby ist und nicht direkt am Köpfchen kitzelt. Außerdem ist es für das Baby immer schön, die positive Energie zu spüren, wenn seine Eltern sich lieben.

Gut zu wissen

Leichte Kontaktblutungen können vorkommen! Die Durchblutung im Bereich des Muttermundes ist während der Schwangerschaft erhöht. Dadurch kann es während oder nach dem Sex zu einer leichten Kontaktblutung am Muttermund kommen. Nicht erschrecken, deshalb müsst ihr nicht aufhören, vaginalen Sex zu haben. Eine Blutung, die (nahezu) Regelstärke hat (und nicht spontan wieder aufhört), sollte aber immer zeitnah abgeklärt werden.

Anmerkung: In diesem Kapitel geht es vorrangig um heterosexuellen Sex – gleichgeschlechtliche Paare haben es an einigen Punkten möglicherweise leichter. Natürlich sind immer alle Formen der Partnerschaft, Liebe und Sexualität mitgemeint, auch wenn sie in den Formulierungen nicht immer durchklingen können.

Baby, bleib drin!

Vorzeitige Wehen und ein kurzer Gebärmutterhals

Wir widmen uns in diesem und dem folgenden Kapitel dem umfassenden Thema einer drohenden Frühgeburt. Wir erklären dir, was da genau im Körper passiert. Und was du als Schwangere tun kannst, um das Risiko einer Frühgeburt zu mindern. Denn jedes Baby sollte natürlich möglichst so lange im Bauch bleiben, bis es fertig ist.

Wie kommt es zu vorzeitigen Wehen? Wie zu einem weichen Gebärmutterhals, einer Zervixinsuffizienz? Und: Müssen Frauen sich bei einer drohenden Frühgeburt ins Bett legen oder gar ins Krankenhaus?

Ein Baby braucht etwa 40 Wochen, um im Mutterleib heranzureifen. Immerhin 8 % aller Babys kommen früher, schon vor der vollendeten 37. Schwangerschaftswoche, zu Welt und sind damit per Definition Frühgeburten. Neben den »späten Frühchen« – Babys, die zwischen der 33. und 37. SSW geboren werden – gibt es die »frühen Frühchen«, das sind die 1,2 % der Babys, die vor der 32. SSW geboren werden. Je früher ein Kind geboren wird, umso unreifer ist es und umso wahrscheinlicher braucht es kinderärztliche Begleitung in den ersten Lebenswochen.

Bei zwei Dritteln aller Frühgeburten sind vorzeitige Wehen oder eine Zervixinsuffizienz der Auslöser – mit oder ohne vorzeitigen Blasensprung. Der Rest der Frühgeburten ist die Folge von Komplikationen in der Schwangerschaft, wie Präeklampsien (Gestosen, früher: Schwangerschaftsvergiftung), Plazentainsuffizienz oder auch eine schwere Blutung bei einer *Plazenta praevia,* die manchmal eine frühzeitige Beendigung der Schwangerschaft notwendig machen.

Woran merkst du, dass du »Frühgeburtsbestrebungen« hast?

Bei Frühgeburtsbestrebungen geht es immer um zwei Faktoren: einmal um die Kontraktionen (Wehen), die das muskuläre Gewebe der Gebärmutter produziert, zum anderen um den Gebärmutterhals (die Zervix), die Verschlussstruktur der Gebärmutter.
Beides kann eine Achillesferse sein, und es sind unterschiedliche Mechanismen, die für diese Anfälligkeiten verantwortlich sind.

Wichtig

Die relevante Frage bei frühen Kontraktionen: Sind es »echte Wehen«, also muttermunds- oder zervixwirksam? Manche Frauen haben beispielsweise einen Uterus, der stärker zu Kontraktionen neigt, oder eine aktivere Gebärmutter, die schon in der (frühen) Schwangerschaft für mehr Wehen sorgt als bei anderen Frauen. Und: Sehr schlanke Frauen spüren die Uterus-Kontraktionen meist viel deutlicher. Ihnen fehlt sozusagen der »Puffer« zwischen Gebärmutter und Bauchwand.

Solange diese frühen Wehen keinen Einfluss auf den Gebärmutterhals haben, er sich also nicht verkürzt oder aufweicht, ist ein unruhiger Uterus überhaupt kein Problem. Um das zu überprüfen, hört deine Hebamme oder dein Frauenarzt dir ganz genau zu, wenn du bei der Vorsorge davon erzählst (»Mein Bauch wurde in den letzten zwei Wochen ganz oft hart.«), fragt nach Begleitumständen (etwa körperlichen Anstrengungen oder viel Stress) und untersucht dich daraufhin.
Bei einer vaginalen Untersuchung lässt sich zwar nicht exakt die genaue Länge der Zervix ausmessen, aber deren Konsistenz und Weichheit und der Druck des Babykopfes auf sie mit den Fingern erspüren. Wir »Oldschool«-Hebammen verlassen uns gern auf die Sensibilität unserer Finger, die uns wertvolle Informationen liefert.
Ein vaginaler Ultraschall kann diese Untersuchung ergänzen und sollte immer dann stattfinden, wenn man den Verdacht hat, dass es sich um eine Zervixinsuffizienz handelt, aber eben nur dann.

Kareen: »Laut der neuen Leitlinie ist ein vaginaler Ultraschall mit Ausmessen des Zervixkanals nicht als Standard-Untersuchung bei jeder Vorsorge vorgesehen. Die meisten Gynäkolog*innen machen es trotzdem, ob die Frauen nun von vorzeitigen Wehen berichten oder nicht. Allerdings kann man mithilfe dieser häufigen Untersuchung per Schall nichts vorhersagen. Es ist nicht sinnvoll, das bei allen Frauen routinemäßig zu machen, bloß weil man es kann.«

So eine Ultraschalluntersuchung ist sehr komplex, lt. Leitlinie müssen viele Regeln eingehalten werden, damit man keine falschen Ergebnisse erhält: Die Frau sollte zuvor ihre Blase entleeren, es sollte immer in der gleichen Körperposition gemessen werden, am besten zur gleichen Tageszeit. Es ist auch günstig, wenn diese Untersuchung, die dann über einen gewissen Zeitraum hinweg immer wieder gemacht wird, jedes Mal von der derselben Person durchgeführt wird, damit diese etwaige Veränderungen im Verlauf besser einordnen kann.

Gut zu wissen **Ein paar Zahlen als Anhaltspunkt:** Die Zervix sollte vor der 22. SSW über 40 mm lang sein, zwischen der 22. und der 32. SSW ca. 40 mm, nach der 32. SSW ungefähr 35 mm. Allerdings gibt es – mal wieder – von Frau zu Frau große individuelle Unterschiede.

Die Länge des Zervixkanals, also der Abstand zwischen dem inneren und dem äußeren Muttermund, verändert sich im Laufe des Tages. Morgens, wenn die Gebärmutter entspannt und ausgeruht ist, bekommt man z. B. ganz andere Maße als abends, wenn eine Frau den ganzen Tag auf den Beinen war und die Schwerkraft gewirkt hat. Und so kann es durchaus passieren, dass deine Frauenärztin dich mit einer Zervixlänge von 23 mm ganz besorgt ins Krankenhaus schickt, dort aber – unter diversen anderen Bedingungen – 38 mm gemessen werden, was ein vollkommen unauffälliger Befund ist.
Deshalb ist es sehr schwierig, die Messung vollständig zu objektivieren, also Messwerte aufzustellen, die immer und für jede Frau gelten.

Kareen: »Wenn deine Freundin häufiger per Vaginalschall untersucht wird als du, kann man daraus überhaupt nichts ableiten, außer, dass sie eine Gynäkologin hat, die das eben so handhabt. Die vaginale Untersuchung mit den Fingern wird in der ärztlichen Vorsorge zunehmend seltener gemacht, obwohl sie sehr aufschlussreich und aussagekräftig ist, und wir Hebammen sind mit dieser traditionellen Kunst sehr vertraut – sicher auch deshalb, weil wir keinen Ultraschall zur Verfügung haben und uns auf unsere Hände verlassen können müssen.«

Risikofaktoren für eine Frühgeburt

- Der höchste Risikofaktor ist der »Zustand nach einer Frühgeburt«, d. h. deine eigene Vorgeschichte (Anamnese) und die deiner Familie spielen eine wichtige Rolle, wenn es um Frühgeburtsbestrebungen geht. Wenn du bereits eine Frühgeburt hattest, ist die Wahrscheinlichkeit für eine erneute Frühgeburt um das Vierfache höher. Deshalb ist es wichtig, das auch im Mutterpass zu dokumentieren.
- Schnelle Schwangerschaftsfolge: Wenn der Abstand zwischen deinen Kindern kürzer als 12 Monate ist, hatte deine Gebärmutter weniger Zeit zum »Kraft sammeln«.
- Ungünstige Lebensbedingungen wie Armut, ungünstige Ernährung, prekäre Arbeitsverhältnisse etc.
- Alleinstehende Mütter: Hier kumulieren oft mehrere Risikofaktoren, Belastung und Stress spielen ebenfalls eine wichtige Rolle.
- Vaginale Blutungen in der Frühschwangerschaft
- Rauchen

Auf deine genetische, familiäre Disposition hast du natürlich keinen Einfluss. Dennoch ist gut, dass du um höhere Risiken weißt, damit du den anderen Faktoren wie einer gesunden Lebensweise, ausreichender Schonung etc. mehr Aufmerksamkeit schenken kannst.

Weitere Faktoren, die nicht alle Betreuenden auf dem Schirm haben, …

… weil sie neuere, in ihrer Komplexität noch nicht ganz verstandene Themenbereiche beleuchten: Man vermutet hinter einer Zervixinsuffizienz entzündliche Prozesse, die wiederum die Prostaglandinsynthese am Gebärmutterhals früher in Gang setzen, als sie zum Termin normalerweise stattfindet. Prostaglandin wirkt sowohl als Entzündungs-Botenstoff als auch als Wehenhormon. Dieses »Fehlsignal« wird als ein Auslöser der Frühgeburtlichkeit durch Zervixinsuffizienz verstanden; siehe dazu auch das folgende Kapitel »Wenn dein Baby zu früh auf die Welt will«.

- Parodontitis (Zahnentzündung): Eine ausgiebige Mundhygiene ist in der Schwangerschaft (und auch schon in der Kinderwunschphase) sehr wichtig! Die Bakterien, die eine Parodontitis auslösen, sind in der Schwangerschaft mobiler als sonst und dann tatsächlich im Fruchtwasser und in der Plazenta nachweisbar. Ein gutes, gesundes Mikrobiom (die Gesamtheit aller Bakterien) im Mund ist also eine gute Idee.
- Vaginalflora: Sie stellt ebenfalls eine wichtige Mikrobiota in deinem Körper dar (auch »Döderlein-Flora« genannt) und besteht aus 300 bis 400 unterschiedlichen Bakterienarten, davon ca. 80 Prozent aus verschiedenen Stämmen der Lactobazillen. Diese schützen dich vor anderen, fremden Bakterien, die dort nichts zu suchen haben, und sorgen für ein gesundes Milieu in der Vagina.
- Wenn dieses Keimspektrum gestört ist, ein Ungleichgewicht von »guten« und »bösen« Bakterien entsteht, spricht man von einer Dysbiose. Daraus kann sich eine Infektion entwickeln, die bakterielle Vaginose. In 50 bis 75 % der Fälle zeigt eine solche Infektion keine Symptome, kein Jucken, Brennen und keine Verschlimmerung des Ausflusses, du bemerkst sie also nicht.
- Aus diesem Grund wird bei Schwangeren regelmäßig ein Abstrich gemacht, um die Stabilität der Vaginalflora zu überprüfen. Für eine vollständige Mikrobiom-Analyse, bei der man durch Gensequenzierung auch Unterfamilien der Lactobazillen feststellen kann

(etwa die »richtig guten«, Wasserstoffperoxid produzierenden), muss der Abstrich allerdings in ein spezialisiertes Labor (beispielsweise zum MVZ Institut für Mikroökologie in Herborn) geschickt werden, der »normale« Standardabstrich untersucht diese Details nicht! Je stabiler deine Vaginalflora ist, je mehr du also von diesen »besonders guten« Bakterien hast, desto eher kann eine Dysbiose ausgeschlossen werden und somit auch ein wesentlicher Grund für Frühgeburtsbestrebungen. Ein solcher Vaginalstatus wird nicht routinemäßig bei allen Frauen gemacht, sondern nur dann, wenn deine Hebamme oder deine Frauenärztin ein gestörtes Mikrobiom vermuten. Es ist eine IGeL-Leistung, nur bei einer bestimmten Indikation (»Verdacht auf Frühgeburtsbestrebungen«) übernehmen die Kassen die Kosten.

Vaginalflora. In größeren Studien hat sich tatsächlich gezeigt, dass man anhand der Analyse der Vaginalflora in der ganz frühen Schwangerschaft mit einer hohen Wahrscheinlichkeit den Verlauf einer Schwangerschaft vorhersagen, also Frühgeburtsneigungen schon sehr frühzeitig (ab der 20. SSW) erkennen konnte.

Wenn dein Baby zu früh auf die Welt will

Was die Medizin tun kann

Jede Frau, die Symptome einer drohenden Frühgeburt hat, wird immer individuell behandelt. Es werden die Therapieansätze herausgesucht, die genau zu ihr (und, wenn sich eine Ursache finden lässt, auch zu dieser) passen. Es gibt also keine Standard-Therapien, die alle Frauen bekommen.

Früher wurde den Frauen mit Frühgeburtsbestrebungen noch Bettruhe verordnet (teilweise ganz streng, mit Beckenhochlagerung zum Beispiel). Heute weiß man es besser, Bettruhe gehört tatsächlich nicht zu den evidenzbasierten, sinnvollen Maßnahmen. Erstens sorgt das Liegen erwiesenermaßen nicht dafür, dass die Babys länger drinbleiben. Zweitens gibt es eine Menge Gründe, die dagegen sprechen: Die Thrombosegefahr steigt, die Kondition verschlechtert sich rapide, Muskeln bauen ab. Zudem erhöht der Bewegungsmangel das Risiko für eine Insulinresistenz und Glukoseintoleranz.

Was dagegen sinnvoll ist

- Aufmerksamkeit nach innen wenden. Auf das hören, was dein Körper dir sagen will – was ist gerade zu viel? Die meisten Frauen kennen ihren wunden Punkt ganz gut und finden intuitiv eine Antwort: Was ist gerade noch zu klären? Welche Baustelle verlangt dir zu viel ab? Was fühlt sich toxisch an?
- Stress reduzieren. Während Bettruhe kontraindiziert ist, ist Schonung definitiv wichtig und eine echte medizinische Indikation. Was

auch immer es ist – und es ist sicher auch leichter gesagt als getan: Schau, wo du Aufgaben abgeben kannst. Gönne dir einen Mittagsschlaf (wenn möglich), gutes Essen, Digital Detox (Handy ausschalten, nicht mehr für jeden erreichbar sein), erwäge evtl. gemeinsam mit deiner Frauenärztin ein Beschäftigungsverbot. Auch für dein Umfeld muss das Signal klar sein: du brauchst jetzt definitiv Ruhe und Unterstützung!

- Baden ist erlaubt. Ein schönes Lavendelbad etwa wirkt beruhigend und entspannt die Muskulatur. Achte aber darauf, dass das Wasser nicht zu heiß ist, um den Kreislauf nicht zu belasten.
- Sex ebenfalls. Verzichtet aber vorerst (!) auf allzu wilden und penetrierenden Sex (Kontakt und Sperma am Muttermund).
- Das Eincremen/-ölen des Bauches ist natürlich weiterhin erlaubt. Aber: Du solltest nicht so intensiv am oberen Teil der Gebärmutter entlangstreichen, damit sie nicht aktiviert wird.

Kareen: »Das Streicheln und sanfte Massieren deines Bauches ist auch deshalb schön, weil du damit zu deinem Baby Kontakt aufnehmen, mit ihm in Zwiesprache treten kannst. Frag es: ›Willst du wirklich jetzt schon auf die Welt?‹ Und dann knüpfe ein festes inneres Band, triff mit ihm eine Verabredung, dass es eine gute Idee ist, noch eine gewisse Zeit im Bauch zu bleiben.«

Progesteron – hop oder top?

Progesteron (auch Gelbkörperhormon genannt) wird im Off-Label-Verfahren bei einer drohenden Frühgeburt ab den späten 20er-Schwangerschaftswochen eingesetzt. Der auf diese Weise unterstützte Progesteron-Spiegel verhindert eine zu früh einsetzende Gebärmutteraktivität. Progesteron wird in Kapselform oral eingenommen oder vaginal verabreicht. Beide Verabreichungsformen haben Vor- und Nachteile: Oral wirkt Progesteron etwas besser, hat aber mehr Nebenwirkungen, vaginal ist es besser verträglich, die Wirkung ist aber etwas weniger gut. Diese Therapieform wird in jüngster Zeit häufiger gegeben und ersetzt zunehmend eine Zervixcerclage (dazu gleich mehr).

Mittlerweile nimmt man an, dass bei Frühgeburtsbestrebungen das Problem in erster Linie die immunologischen Veränderungen an der Zervix sind, weniger die Kontraktionen der Gebärmutter. Man kann also die Gebärmutter ruhigstellen, so viel man will – wenn die Prostaglandinsynthese durch entzündliche Prozesse vorzeitig »angestupst« wird, macht das die Zervix weich. Eine Frühgeburt wird nicht effektiv aufgehalten, indem man allein die Gebärmutter ruhigstellt.

Dein Mikrobiom stabilisieren

Wegen der immunologischen Komponente und der häufigen Dysbiose in der vaginalen und in der Darmflora bei einer Zervixinsuffizienz (s. das Kapitel »Baby, bleib drin!«), kommt einer guten Pflege deines Mikrobioms eine besondere Bedeutung zu. Du kannst einige sinnvolle Dinge tun, um sie zu unterstützen, indem du …

- … viele Ballaststoffe zu dir nimmst. Damit »fütterst« du die »guten« Bakterien. Iss also viel Gemüse. Besonders die faserreichen Sorten (wie Mangold, Pastinake, Chicorée und Artischocken) enthalten viel davon.
- … deinen Stress reduzierst. Wenn du permanent Stress hast, schüttest du zu viel Kortisol aus und schläfst nicht mehr gut. Wenn du nicht mehr gut schläfst, schüttest du in der Nacht zu wenig Melatonin aus und erholst dich nicht. Das wirkt sich auf die unterschiedlichen Systeme im Körper aus, direkt auf die Reizweiterleitung in deiner Muskulatur, also auch deiner Gebärmutter, aber auch auf dein Mikrobiom.
- … deinem Körper bestimmte »gute« Bakterien zuführst, damit sie sich dort vermehren. Das sind gewisse Lactobazillus-Stämme, die sogenannte »Signatur-Keime« einer gesunden Vaginalflora sind und die man in einem Probiotikum zu sich nehmen kann. Zum Beispiel sind Kareens INTO LIFE-Produkte, die Probiotika *MamaFlor* und *MamaBabyFlor* genau dafür gemacht, dass das weibliche Mikrobiom gestärkt wird. Wenn du schon mal eine Frühgeburt hattest oder aus anderen Gründen ein höheres Risiko trägst, ist es sinnvoll, diese prophylaktisch (oral und vaginal) schon früh in der Schwangerschaft einzunehmen.

- … Omega-3-Fettsäuren zu dir nimmst. Sie sind wichtig für die Regulation des Immunsystems. Omega 3 ist in Fischöl oder – als veganer Ersatz – in Algen enthalten, die du als Nahrungsergänzungsmittel einnehmen kannst.

Kareen: »Omega-3 ist ein sehr sinnvolles Nahrungsergänzungsmittel für die immunologische Regulation. Wenn du eine Zervixinsuffizienz hast oder eine Frühgeburt in der Vorgeschichte: Nimm das großzügig – sinnvoll sind täglich mindestens 3 g. Das ist auf jeden Fall eine gute Idee, sowohl für die Prävention als auch als Therapie.«

Was geschieht bei einer Aufnahme in die Klinik?

Manchmal ist eine stationäre Aufnahme ins Krankenhaus sinnvoll, wenn eine Frühgeburt droht oder Therapien notwendig werden, die nur in einer Klinik möglich sind.

- Bis in die 90er-Jahre war eine Dauer-Tokolyse (ein wehenhemmender Tropf) noch die Therapie der Wahl, um die Gebärmutter ruhigzustellen: Gemäß den neuen Leitlinien wird das heute in fast keiner Klinik mehr gemacht, hauptsächlich wegen der nicht unwesentlichen Nebenwirkungen auf das Herzkreislaufsystem der Mütter und weil sie sich als nicht hinreichend effizient herausgestellt hat.
- Wenn wirklich eine Frühgeburt vor der 34. Woche droht, wird eine sogenannte Lungenreifung erwogen. Dazu werden dir innerhalb von 48 Stunden zwei Gaben eines Kortisols intramuskulär gespritzt (RDS-Prophylaxe). Dadurch kann sich die Lunge deines Babys nach der Geburt gut entfalten, die Lungenbläschen können belüftet werden. Zwischen der 24. und 29. SSW hat diese Prophylaxe deutlich lebensrettende Effekte. Danach (30. bis 34. SSW) wägt man individuell ab, da es auch Nebenwirkungen beim Kind geben kann, etwa neurosensorische Entwicklungsstörungen (ADHS) werden diskutiert. Die Entscheidung, ob und wann dein Kind die Lungenreife bekommt, kannst du wirklich getrost den Profis in der Klinik überlassen, es ist gut, dass es diese Medikation gibt!

- Parallel wird dann für diese Zeit eine Tokolyse gegeben, um die Zeit für beide Spritzen zu gewinnen. Meist wird dazu ein neueres Medikament gegeben, das im Gegensatz zu den herkömmlichen Tokolysen kaum Nebenwirkungen hat: Atosiban®, ein Oxytocin-Antagonist.

Wenn diese Therapien nicht erfolgreich waren, gibt es mechanische Hilfsmittel, mit denen der Gebärmutterhals stabilisiert werden kann:

- Zervixcerclage. Das ist ein kleiner Eingriff, der bei Mehrgebärenden, die in ihrer Vorgeschichte schon eine Frühgeburt hatten, vor der 24. SSW gemacht wird. Dabei wird eine äußere Tabaksbeutelnaht um die Zervix gezogen, sodass die Öffnung des bereits weichen Muttermundes wieder verengt wird. Zum Ende der Schwangerschaft wird die Naht wieder entfernt. Früher wurde das recht häufig gemacht, heute zunehmend weniger. Die Verletzung des Muttermundes mit der Nadel bringt natürlich auch Risiken und Nebenwirkungen mit sich. Manchmal hat man mit einer Cerclage aber auch gute Erfolge. Gutes Abwägen ist wichtig.
- Pessar. Mittlerweile gibt es sehr gute Pessar-Modelle, die deshalb anstelle der Cerclage die Haltefunktion übernehmen können. Dies ist kein allzu zierlicher, stabiler Zapfen aus Silikon oder weichem Kunststoff, der im Rahmen einer vaginalen Untersuchung eingesetzt wird. Wahrscheinlich merkst du schon unmittelbar nach dem Einsetzen eine Entlastung, das Pessar nimmt spürbar den Druck auf den Muttermund. Das Pessar bleibt dauerhaft liegen und wird ab der 37. SSW wieder entfernt.

Erstausstattung

Weniger ist mehr

Bodys, Kinderwagen, Wickelunterlage, Babyschale … Wir verraten dir, was du für deine Erstausstattung wirklich brauchst und worauf du getrost verzichten kannst.

Erstausstattung ist ein Thema, das uns sehr am Herzen liegt und wofür wir uns in der Hebammenarbeit immer genügend Zeit nehmen. Wir beide finden es sehr wichtig, Eltern zu erklären, worauf es tatsächlich ankommt. Von allen Seiten werdet ihr sooo viel geschenkt bekommen, da können einige schöne Basic-Teile mit dabei sein, aber eben auch viel Nutzloses und Überflüssiges. Oft laden andere Eltern ihren aussortierten Kram bei euch ab und ihr werdet merken: Es ist gar nicht so einfach, Nein zu sagen.

Sissi: »Trau dich, bei Sachen, die dir nicht gefallen, ganz nett und freundlich zu sagen: ›Du, danke, das ist total lieb. Aber ich habe hier schon genug.‹ Sonst steht das Zeug nämlich das nächste halbe Jahr bei dir in einer Kiste rum. Denn du wirst deinem Baby wirklich nur Sachen anziehen, die du selbst schön an ihm findest.«

Wir sind beide große Listen-Fans und finden es wichtig, den werdenden Eltern etwas an die Hand zu geben, um sie davor zu schützen, zu viel zu kaufen. Denn unsere langjährige Erfahrung als Hebammen und Mütter hat uns gezeigt, dass es tatsächlich ganz leicht passiert, dass man viele überflüssige Sachen kauft, weil man auf die Werbeversprechen der Baby-Industrie hereinfällt. Niemand ist ganz frei davon – auch wir als Mütter waren es damals trotz unseres Hebammenwissens nicht. Vieles versteht man auch erst beim Ausprobieren und sieht, mit was man am besten zurechtkommt: z. B. Reinschlüpf- oder Wickel-Bodys, ein- oder zweiteilige Sachen … Gefühlt wirst du mit jedem weiteren Kind immer minimalistischer werden, weil du dir genau überlegst: »Brauche ich das wirklich?«

Wichtig **Den Baby-Markt durchschauen!** Der Baby-Markt ist ein wahnsinnig lukrativer Markt für alle Hersteller. Werdende Eltern sind leichte Opfer, weil die Werbeleute schlaue Maschen am Start haben: Wenn auf dem Produkt steht »Damit schläft dein Baby besser!« oder »Von Hebammen empfohlen«, dann kaufst du das. Dabei gibt es so viele Dinge, die man einfach nicht braucht! Lass dich nicht verunsichern und kaufe nicht gleich alles auf Vorrat – vertraue lieber erfahrenen Hebammen und Müttern.

So kommst du günstig an einige wenige hochwertige Klamotten

Du brauchst in der Tat viel, viel weniger Zeug, als du denkst. Und vieles geht auch mit wenig Geld: Wenn du nicht das Glück hast, einige schöne, gut erhaltene Stücke von Freunden oder Familie zu erben, kannst du vieles auch bei Vintage-Börsen oder Babyflohmärkten besorgen.

Mittlerweile hat sich an der Vintage-Front viel getan. Auf Seiten oder Apps wie vinted.com kannst du viele schöne gebrauchte Dinge aus hochwertigen Materialien in einem sehr gut gepflegten Zustand und für wenig Geld bekommen. Du wirst auch hier Erfahrungen sammeln und dann einfach wissen, wo und wann du gute Schnäppchen machen kannst.

Wenn du auf Babyflohmärkte gehst, ist es wichtig, frühzeitig hinzugehen und anhand einer Liste gezielt nach Dingen zu suchen. Im Sinne der Nachhaltigkeit ist es wunderbar, wenn man nicht alles neu kauft. Und besonders bei konventionell hergestellten Sachen ist es ideal, dass sie bereits ein paar Mal gewaschen wurden.

Wenn du dir ein paar neue Sachen leisten kannst/möchtest, investiere in hochwertige, bio-zertifizierte Kleidung aus Wolle/Seide. Gibt es z. B. bei Sissis BABYBOX AND FAMILY oder auch im zugehörigen Online-Shop.

Du kannst diese Wolle-Seide-Bodys sowie auch andere Kleidungsstücke aus Wolle und Seide deinem Baby das ganze Jahr über anziehen – auch im Sommer. Dieser Materialmix ist supergut für die Haut deines Neugeborenen, weil er temperaturausgleichend wirkt. Er wärmt das Baby optimal.

Gut zu wissen **Warum Wolle-Seide top ist:** Babys haben keine Fettschicht, ihre Haut ist fünfmal dünner als unsere Haut. Deshalb muss dein Kind, wenn es nicht in direktem Hautkontakt mit euch Eltern ist, immer gut eingepackt werden, am besten mit Materialien wie Wolle und Seide. So verbraucht es keine unnötige Energie, um seine Körpertemperatur zu halten, und kann nach der Geburt leichter zunehmen. Und selbst wenn es schwitzen sollte, kühlt es nicht aus, was es mit Baumwolle tun würde. Wer das einmal verstanden hat, möchte seinem Baby nie wieder etwas anderes anziehen.

Natürlich läuft es bei den meisten Eltern auf eine Mischkalkulation heraus: ein paar schicke und leider teure Bio-Teile, einige gebrauchte Sachen und ein bisschen Fast-Fashion von H&M. Kein Mensch braucht vier 3-er-Sets Billig-Bodys. Letztlich kommst du dann beim gleichen Preis raus – mit dem deutlich besseren Gefühl und der besseren Qualität.
Dein Kind wird vermutlich eh nur zwei Lieblings-Outfits haben, eins davon am Körper und eins auf der Wäscheleine. Weil das alles kleine Teilchen sind, sind diese Wolle-Seide-Bodys auch schnell mal eben mit der Hand im Waschbecken ausgewaschen. Wollkleidung sollte möglichst selten gewaschen werden, nur wenn sie wirklich schmutzig ist. Sonst reicht es, diese Materialien zu lüften.

Mythos **»Wolle kratzt!«** Auch wenn deine (Schwieger-)Mutter meint, dass Wolle kratzt – wir reden hier von Wolle mit einem Seidenanteil oder von dünner Merinowolle, die sehr weich ist. Auch empfindliche Babys vertragen das sehr gut. Informiere dich auf jeden Fall darüber, bespreche dich mit deiner Hebamme und achte auf warme Teile. Besonders bei Winterbabys ist das sehr wichtig.

Eine super Idee ist es natürlich, wenn du dir die guten, teuren Teile von den Großeltern schenken lässt, oder wenn Freunde für ein Teil zusammenlegen. Scheu dich nicht, da ganz klar deine Wünsche zu äußern. Wenn du es nicht tust, kann es passieren, dass du viel Überflüssiges von mittelmäßiger Fast-Fashion-Qualität bekommst.

Tipp

Für Winterbabys: Ein Schurwoll-Anzug aus Wollwalk oder Wollfleece ist in den kühleren Monaten von Oktober bis April ein absolutes Muss. Und wir können dir versichern: Er hält warm – auch wenn er erst einmal nicht danach aussieht, weil diese Anzüge nicht plüschig sind. Aber das Material ist im Gegensatz zu einem Anzug aus 100 % Polyester sehr wärmend und temperaturregulierend. Wenn es richtig bitterkalt ist, solltest du dein Baby im Tuch oder in einer Trage tragen. So wärmst du es mit deiner Körperwärme zusätzlich, weil der Wollwalk-Anzug diese durchlässt.

Was du nicht brauchst, warum aber eine Krabbeldecke unverzichtbar ist

Kareen: »Ein Baby braucht erst mal überhaupt kein Kinderzimmer, weil es immer da sein möchte, wo ihr Eltern seid. Es hat überhaupt kein Interesse daran, irgendwie ›mal seine Ruhe zu haben‹.«

Ebenso überflüssig sind Jeanshosen, Kleidchen, Blusen und andere Dekoklamotten für dein Baby. Auch wenn der Stoff dieser Hosen extra weich ist oder das Kleid besonders niedlich: Sie schränken die Kinder massiv in ihrer Bewegungsfreiheit ein. Babys wollen genau wie wir Erwachsene in bequemen Klamotten im Bett liegen, nicht in einer steifen Jeans. Auch Bodys mit Krägen und Rüschen sind für die Babys irritierend. Permanent wird ihr Suchreflex an den Wangen getriggert, sie versuchen einen Zipfel zu schnappen, weil sie denken, das sei eine Brustwarze, die da kitzelt.

Du brauchst z. B. auch kein Fieberthermometer, um damit im Ohr oder auf der Stirn zu messen. Ein gutes Digitalthermometer mit weicher Spitze für den Popo reicht völlig aus. Es misst die Kerntemperatur deines Babys auch genauer. Ebenso benötigst du keinen Vaporisator, ein Dampfsterilisiergerät, außer, wenn du nicht stillst oder wenn du ein Frühchen in der Kinderklinik hast, viel abpumpst und mit der Flasche fütterst.

Kareen: »Nicht umsonst gibt es bei eBay Kleinanzeigen haufenweise ›Stubenwagen, selten benutzt‹. Ja, warum wohl? Die sehen schön aus und sind vielleicht seit drei Generationen in Familienbesitz. Aber in ihrem praktischen Wert maßlos überschätzt. Meist dienen sie eher als Ablageort für Wäsche denn fürs Kind.«

Beim Thema Babywippe wird es etwas kompliziert. Hinter einer solchen Erfindung – es gibt auch motorisierte Exemplare – steckt die Idee, das Kind »elternkompatibel« zu machen. Es soll ruhig sein, darin easy in den Schlaf geschaukelt werden. Und natürlich findet ein Baby es super, in einer Wippe geparkt zu werden. Viele sind darin ganz friedlich. Zum einen, weil sie so halb aufrecht liegen und besser sehen können, ohne dass sie sich anstrengen müssen. Zum anderen, weil sie darin eine leichte Form der Umhüllung erfahren.
Grundsätzlich ist es natürlich erlaubt, ein Baby mal kurz in die Wippe zu legen, wenn man duschen oder mal eben das Spaghettiwasser abgießen muss – das ist total klar. Aber es sollte nicht zur Dauerlösung werden, denn aus entwicklungsphysiologischer Sicht ist das für das Kind nicht gut. In der Wippe muss es sich nicht anstrengen, wie es das auf einer Krabbeldecke muss. Auf ihr lernt es, sich zu drehen, in Bauchlage das Köpfchen zu heben, dann in den Vierfüßlerstand und den Sitz zu gehen. All diese Trainingsmuster einer freien Entwicklung haben Kinder, die den halben Tag in der Wippe geparkt werden, nicht.

Kareen: »Mein Kinderarzt hat das immer ›Fernsehsessel-Mentalität‹ genannt. Viele Kinderärzte können Wippen-Kinder auf den ersten Blick von Krabbeldecken-Kindern unterscheiden.«

Du brauchst also auf jeden Fall nach der ersten Wochenbettzeit, nach etwa 8 Wochen also, wenn dein Baby sich mehr und mehr für seine Umwelt interessiert, eine gute Krabbeldecke oder eine Babymatte. Letztere bieten einige Anbieter als erweiterbares Puzzle an. Dein Baby kann auf solchen Matten gern barfuß sein, sie geben guten Halt, wenn dein Baby sich mehr und mehr bewegt. Der häufige Bodenkontakt fördert die motorische Entwicklung. Die Kinder können die Entwicklungsschritte in ihrem individuellen Tempo machen.

Die vielen Varianten des Wickeltischs und des Babybetts

Natürlich braucht man nicht unbedingt einen Wickeltisch, natürlich kann man ein Kind auch auf dem Bett oder auf dem Boden wickeln. Aber es ist schon schön, einen stationären Ort sozusagen auf Arbeitshöhe zu haben, denn beim Wickeln geschieht ja noch so viel mehr: Du kommunizierst mit deinem Baby, wäschst und massierst es. Babys lieben es, auch ohne Windel unter der Wärmelampe nackt zu strampeln.

Sissi: »Meine erste Frage an werdende Eltern ist in diesem Zusammenhang immer: Habt ihr Platz dafür im Bad? Dort ist es meist schön warm und man hat immer Wasser parat.«

Wenn möglich, stelle also eine (Wickel-)Kommode mit einem Aufsatz ins Bad oder bastle einen Aufsatz auf eure Waschmaschine oder auf die Badewanne. Eine Wärmelampe darüber ist ein Must-Have, damit dein Kind, wenn es dort nackig liegt, nicht auskühlt. Die Frage, ob Sommerbabys ebenfalls eine Wärmelampe brauchen, beantworten wir mit einem klaren »Ja«, denn wir haben in unseren Breitengraden im Sommer nicht durchgehend 37 Grad, sondern auch gern mal nur 15.

Ein weiteres wichtiges Detail – wenn nicht sogar das wichtigste – ist eine schadstofffreie und weiche Auflage für den Wickelplatz, auf der dein Kind bequem und entspannt liegen kann. Leg auf diese Auflage zusätzlich ein Handtuch, das Pflegeöl, Pipi und – in den ersten Wo-

chen – Muttermilchstuhl aufsaugen kann. Viele Wickelauflagen haben Bezüge, die du zum Wechseln abnehmen kannst.
Wenn wir über das Babybett reden, meinen wir ein Beistellbettchen mit Rausfallschutz, das man ganz einfach fest an das Elternbett montieren kann. Wer handwerklich begabt ist, nimmt dafür einfach ein Kinderbett/Gitterbett, das er mit dem großen Bett auf gleiche Höhe bringt. Der Vorteil ist, dass du nachts ganz leicht zum Stillen rüberrobben kannst, aber dass dein Baby gleichzeitig sein eigenes Fleckchen hat. Es ist nämlich wichtig, dass es nicht mit unter deiner Decke schläft. Es darf nicht zufällig überdeckt werden. Dein Baby schläft am besten in einem Schlafsack. Mehr dazu findest du im Kapitel »Babyschlaf«.
Falls du dir gemeinsam mit deinem*r Partner*in ein neues Bett anschaffst: Nehmt gleich ein großes Bett und fangt nicht bei 1,60 m an.

Babyschale, Kinderwagen, Babytrage, Laufstall, Stufenstuhl

Alle frischen Eltern brauchen zumindest hin und wieder eine Babyschale fürs Auto – auch wenn sie kein Auto besitzen. Für die Fahrt nach Hause nach der Geburt (mit dem Taxi) oder selbst bei einer Hausgeburt für den Notfall einer Klinikverlegung: Eine Babyschale sollte vor Ort sein. Du kannst dir eine unfallfreie Schale aus dem Familien- oder Freundeskreis ausleihen oder sie gebraucht kaufen, es muss keine neue sein. Car-Sharing und auch Taxis bieten leider keine Autositze an. Probiere das Anschnallen im Auto vorher einmal aus. Und achte darauf, den Airbag auszuschalten, wenn du die Babyschale auf dem Beifahrersitz festschnallst. Ansonsten kann es bei einem Auffahrunfall echt lebensgefährlich für dein Baby werden.
Eine der großen Fragen beim Thema Erstausstattung ist natürlich der Kinderwagen. Selbst Eltern, die ihr Kind viel tragen, brauchen ihn. Er ist ein Basic, in dem man das Kind mal zum Schlafen ablegt und in dem man die Einkäufe nach Hause transportiert. Du wirst ihn bestimmt lange Jahre benutzen, suche dir also einen schönen und praktischen aus. Eventuell sponsoren ihn die Großeltern, oder du kannst gebraucht einen bekommen. Wichtig beim Kauf: Der »Sport-

sitz« – so wird der zweite Aufsatz genannt, der später, wenn dein Kind größer ist, statt der Babybadewanne auf den Wagen montiert wird – sollte sowohl nach vorne als auch zu dir gerichtet aufsetzbar sein. Viele Kinderwagen haben diese Funktion nicht. Ihr solltet darauf jedoch unbedingt achten, weil gerade im ersten bis hinein ins zweite Lebensjahr für ein Kind der Augenkontakt zu seinen Bezugspersonen sehr wichtig ist. Gerade in der Stadt, wo ständig viele Eindrücke verarbeitet werden müssen. Erst ab ca. zwei Jahren fühlen sich die meisten Kinder dann sicher genug, um die Eindrücke allein aufzunehmen.

Ein wichtiger Punkt bei den Anschaffungen ist auch das Thema »Tragetuch oder Babytrage?«. Wofür du dich letztendlich entscheidest, ist individuell ganz unterschiedlich – das perfekte Modell können wir dir nicht empfehlen. Ein Tragetuch ist gewissermaßen das Beste, weil es sich immer individuell an deine Statur und an den Körper deines Kindes anpasst. Hier empfehlen wir dir eher ein fest gewebtes Tuch, weil man mit ihm eine bessere Tragkraft hat. Tücher aus dehnbarem Jersey-Stoff müssen anders gebunden werden als gewebte Tücher.

Mittlerweile gibt es Läden mit Trageberatung, in denen man alle möglichen Babytrage-Modelle mit seinem Kind ausprobieren und testen kann. Bei den Babytragen sollte man deshalb mit der Anschaffung auf alle Fälle bis nach der Geburt warten. Bei ihnen ist es nämlich umso wichtiger, dass sie wirklich gut passen, damit du keine Rückenschmerzen bekommst.

Kareen: »Ich zeige allen Eltern – ob sie wollen oder nicht – das Tuch, allein schon, damit sie dann sagen: ›Ach so, das ist ja gar nicht so schwer.‹ Ist es nämlich nicht. Das Tuch ist absolut unterschätzt und ein wirklicher Lifehack!«

Beim Thema Laufstall gehen die Meinungen stark auseinander. Manche nennen ihn »Babyknast« und lehnen ihn komplett ab. Andere schätzen ihn als sicheren Ort, an dem sie ihr Kind mal kurz ablegen können und an dem gerade größere Babys ganz in Ruhe wie auf einer Krabbeldecke ihre Motorik ausprobieren können. Ein Vorteil ist auch, dass man viele Laufställe in der Höhe verstellen kann – je älter die Kinder werden, desto tiefer kann man gehen.

In diesen sogenannten Daybed-Laufstall könnte man zusätzlich ein »Babynest« legen, das sich wunderbar an den Körper des kleinen Säuglings anschmiegt und ihm ein Gebärmutter-Feeling gibt. Dieses Babynest kann man auch an andere Orte in der Wohnung mitnehmen, ist also eine sinnvolle Investition.

Ein Stufenstuhl wächst mit den Kindern mit, ist also etwas, von dem man lange etwas hat, er ist auch ein schönes Geburtsgeschenk. Für diese Stühle gibt es Aufsätze zu kaufen, in die man bereits die ganz kleinen Babys legen kann. Der Vorteil ist, dass sie dann in der Küche und am Familientisch beim Essen dabei sein können und trotzdem sicher sind – eine gute Alternative zur Wippe. Dass ein Baby allerdings wegen seines Rückens nicht stundenlang in solch einem Aufsatz »geparkt werden« sollte, versteht sich von selbst. Und zum Selbst-Essen ist er ebenfalls überhaupt nicht geeignet. Gefüttert werden sollen Babys auf keinen Fall in dieser halb liegenden Position.

Babybadewanne und Federwiege?

Babybadewanne, Babyeimer, einfach ein eimerförmiger Wäschekorb oder eine große Schüssel? Probiere einfach aus, was für dich am besten passt. Sissi z. B. liebt ihre klappbare Badewanne in Maxi-Größe. Kareen hält sie für zu teuer und letztlich für überflüssig. Du kannst dein Baby auch in einer normalen Badewanne baden. Wenn ihr nur eine Dusche habt, eignet sich natürlich die faltbare Maxi-Badewanne, weil sie ganz einfach in die Dusche zu stellen ist und euer Kind sehr lange dort baden kann.

Einen Badeeinsatz für die kleine Wanne brauchst du nicht. Auf ihm würde dein Baby unbequem auf Plastik liegen, während es doch schwerelos im warmen Wasser gleiten möchte. So ein Ding gaukelt Eltern eine Sicherheit vor, die es nicht gibt: Du solltest dein Baby niemals in der Badewanne allein lassen.

Beim Thema Federwiege gibt es ebenfalls Vor- und Nachteile. Das ist ein Hängebettchen, das mit einem Haken an einer Wand oder in einem Türrahmen hängt und durch die Metallfeder leicht schaukelt.

Es gibt sie auch mit integriertem Motor. Viele Babys finden das tendenziell super und schlafen darin schneller ein. Nur nicht übertreiben: Sie sind sonst auch einer permanenten Überstimulation mit Reizen ausgesetzt.
Man sollte sein Kind also nicht den ganzen Tag in solch eine Federwippe legen. Manchmal kann sie jedoch auch »Leben retten«, z. B. in superanstrengenden Zeiten mit dem Baby oder bei sehr bedürftigen (High-Need-)Kindern, die sich kaum beruhigen lassen und mit ihrer Selbstregulation lange Zeit nicht zurechtkommen. Da kann es ein Segen für die Eltern sein, wenn ihr Kind in einer Federwiege einfach mal zehn Minuten zufrieden ist.
Kaufe also eine Federwiege auf keinen Fall schon vor der Geburt. Warte lieber ab, und wenn du denkst, sie könnte dir den Alltag erleichtern, kannst du sie immer noch ausleihen oder günstig gebraucht erstehen.

Weitere Infos

Sissis Ausstattungs-Checkliste und ihr Sommer-/Winterbaby-Video:

https://babyboxfamily.com/pages/erstausstattung

Kareens Erstausstattungs-Checkliste:

https://.into-life.de/was-ein-baby-braucht/

Nestbau

Von Vorbereitungen und Muckeligkeit

Was haben ein perfektes Tablett, schöne Bettwäsche und ein mit Köstlichkeiten gefülltes Gefrierfach gemeinsam? Richtig, es sind alles Dinge, die du dir während deines Nestbaus anschaffen solltest. Denn sie sind die beste Vorbereitung auf ein entspanntes und gemütliches Wochenbett. Wir verraten dir unsere persönlichen Must-Haves, erklären, warum alternative Schlafplätze wichtig für die gesamte Familie sind und wieso es vor der ein oder anderen Anschaffung sinnvoll ist, das neue Baby erst einmal kennenzulernen.

Nachdem sich die ersten 12 Wochen deiner Frühschwangerschaft gezogen haben wie Kaugummi, vergehen die letzten Wochen vor der Geburt meist viel zu schnell. Es gibt etliche To-do's, Anträge und Vorbereitungen zu erledigen. Und – wenn es große Geschwisterkinder gibt – sind auch noch Kinderumschichtungsmaßnahmen zu organisieren. Hoffentlich kommt das Baby nicht früher!

Oder gehörst du genau zur anderen Fraktion? Bist perfekt organisiert, hast schon ab der 30. Schwangerschaftswoche alles auf deiner Liste abgehakt und das Kinderzimmer in fein aufeinander abgestimmten Pastellfarben eingerichtet?

Die Geburt rückt näher, alles Theoretische wird nun konkret, und auch wenn du es dir immer noch nicht wirklich vorstellen kannst: Dein Baby wird tatsächlich bald aus dir herauskommen und bei euch sein. Auf der körperlichen Ebene geschieht im Verborgenen nun schon einiges, was deinen Körper auf die baldige Geburt vorbereitet. Im Kapitel »Rund um den ET« findest du mehr zu geburtsvorbereitenden Ritualen wie Dammmassage, Himbeerblätter und Co.

Gemütlich machen

Die Gründe für das geschäftige Räumen, Sortieren und Einrichten kurz vor der Geburt sind in der Evolutionsbiologie zu finden. So wie Amseln das weichste Moos für ihr Nest suchen, möchten auch wir Menschen ein geborgenes und sicheres Nest bauen, in dem wir es gemeinsam mit unserem Nachwuchs schön und heimelig haben. Es handelt sich also nicht um irgendeine Befindlichkeit, sondern ist ein tief sitzendes Bedürfnis.

Und wenn alles in der Wohnung an seinem Platz ist, können sich in der Zeit des Wochenbetts auch andere Menschen wie eine Haushaltshilfe oder die Großeltern gut zurechtfinden, während sich die Wöchnerin voll und ganz auf das neue Baby und ihre Erholung konzentrieren kann.

Sissi: »Ich brauche Reinheit und Klarheit, bevor ein neues Familienmitglied kommt. Ich muss alles aufgeräumt haben und mich dabei von Altem, Belastendem trennen.«

Zu jeder neuen Lebensphase gehört auch dazu, sich von Dingen zu trennen, um Platz für Neues zu schaffen. Mit jedem Baby kommt viel Zeug ins Haus. Und man ist später permanent damit beschäftigt zu sortieren, umzuschichten und Autositz, Fahrradhelm, Schneeanzug für spätere Geschwisterkinder aufzubewahren. Du wirst dich bald in der immerwährenden Sisyphusarbeit wiederfinden, all die Kisten mit saisonalen Klamotten und mit aussortierten Dingen für den Flohmarkt oder Dachboden hin- und herzuräumen. Das kostet viel Energie und es ist ungemein entlastend (und eine wichtige Survivalstrategie), sich von einigen dieser Kisten zu verabschieden und mit einem gewissen Minimalismus an die Sache ranzugehen: Ein paar wichtige »Key-Pieces« reichen aus, mehr braucht es nicht für das neue Baby. Im vorangegangenen Kapitel zum Thema »Erstausstattung« haben wir das einmal übersichtlich für dich sortiert. Und wenn du schon dabei bist, kannst du gleich auch Freunde und Familie liebevoll einnorden, damit nicht deren aussortierter Kram bei euch abgestellt wird.

Das Grundprinzip ist also, bewusst Klarheit zu schaffen. Das heißt, sich einerseits die Zeit zu nehmen, sich von Belastendem und Unnützem zu trennen, und andererseits später nur wenige Dinge wieder in die Wohnung hineinzulassen. So vermeidet man ein erneutes, sich schnell ausbreitendes Chaos.

Mach dir dein Schlafzimmer schön!

Das Zimmer, in dem du wesentliche Teile deiner Wochenbettzeit verbringen wirst, sollte der schönste Ort der Wohnung sein. Räume auf mit toten Ecken und beseitige alles Unschöne, alles das, was dich immer schon genervt hat: zu grelles Licht, kaputtes Rollo, fehlende Haken, fehlende Bilder an den Wänden – mach es dir gemütlich!

Besorge ein Nachtlicht für den nächtlichen Still-Marathon (Stichwort Salzlampe, du wirst ihr bei uns noch öfter begegnen), hänge eine Lichterkette auf, schaffe Platz für frische Blumen, kaufe schöne Bettwäsche – gestalte es euch so, damit sich die ganze Familie in diesem Zimmer wohlfühlt!

Auch ein schönes Tablett ist wichtig, damit du entspannt im Bett essen kannst. Lasse dich hier mit leckerem Porridge, Suppen und stärkenden Kleinigkeiten versorgen. Wir können es nicht oft genug erwähnen, wie wichtig eine gute organisatorische Vorbereitung deines Wochenbetts ist, damit du dich gut regenerieren und in der neuen Lebensphase ankommen kannst. Lies dazu auch die Kapitel zum Thema »Wochenbett« und zum Thema »Wochenbett mit Geschwisterkindern«.

Must-Have

Der Wochenbettkorb! Stell dir ein Körbchen neben dein Bett, in dem du all den notwendigen Kleinkram, die kleinen Pflegedinge und Accessoires, die du im Wochenbett brauchen wirst, immer in Griffnähe hast. Das erspart dir das ständige Suchen nach vom Nachttisch gefallenen Tübchen und unter Kissen versteckten Stilleinlagen. Ins Wochenbettkörbchen kommen: eine Creme für deine Brustwarzen (z. B. das Multitalent *Nipple Balm* von INTO LIFE), ein erfrischendes

Spray für die Heilung der möglicherweise geschürften oder verletzten Dammregion (toll ist Kareens *Recover Spray* von INTO LIFE), das auch beim Baby für die Nabelpflege oder den wunden Po verwendet werden kann, Nahrungsergänzungsmittel, wenn du welche nimmst (um sie nicht ständig zu vergessen), Vitamin D für dein Baby, Stilleinlagen oder – wenn nötig – Silberhütchen oder Stillhütchen, Taschentücher, ein hochwertiges Öl für eine wohltuende Bauchmassage im Wochenbett, das Babymützchen, ein paar leckere Snackriegel für den schnellen Stillhunger, einen Stift und ein Notizbuch, in das du alles Erlebte von der Geburt und der ersten Wochenbettzeit eintragen kannst, und alles, was deine Hebamme dir so an Cremes, Tropfen oder Globuli dalässt.

Mehrere Schlafinseln in der Wohnung

Wenn ihr schon größere Geschwisterkinder habt, überlegt gemeinsam vorher, wie ihr die Nächte möglichst entspannt gestalten könnt, wenn das neue Baby da ist. Oft reicht es nicht, nur ein großes Bett zu haben. Größere Kinder brauchen manchmal, nach einem anstrengenden Tag oder wenn sie krank sind (was bei Kleinkindern ja regelmäßig vorkommt), nachts die Nähe eines Elternteils. Damit es nicht zu eng im großen Bett wird und alle Bedürfnisse gut erfüllt werden können, ohne dass alle gleichzeitig wach werden, ist es sehr viel wert, wenn das andere Elternteil dann mit einem oder mehreren Kindern in ein weiteres Bett in einem zweiten Zimmer umziehen kann.

Und zu guter Letzt gehört zum Nestbau ein gut sortiertes Gefrierfach mit euren Lieblingsgerichten, auf die man an anstrengenden Tagen gut zurückgreifen kann, damit du trotz Dauerstillen eine leckere warme Mahlzeit hast. Auch im Spätwochenbett ist das noch wichtig, wenn es Tage gibt, an denen alles im Chaos versinkt – mit oder ohne Geschwisterkinder.

Zusammen ist man weniger allein. Kümmert euch gemeinsam um die Vorbereitungen und den Nestbau. Das schafft Sensibilität und Verständnis für dein Wochenbett, diese sensible Phase der Regeneration und der Anpassung mit deinem Baby. Nehmt einander ernst, so fühlst du dich gut unterstützt und kannst beruhigt in die Geburt gehen. Die Zeit vor und nach der Geburt ist sehr besonders, wir Frauen sind hier meist sensibel, verletzlich und angewiesen auf die Hilfe und das Verständnis unserer Umgebung.

Kliniktasche

Alle Must-haves auf einen Blick

Wir verraten dir unsere Must-Haves für die Krankenhaustasche: Was ist wirklich notwendig und sinnvoll? Und worauf kannst du getrost verzichten?

Auch wenn du eine Hausgeburt planst, ist es für den Fall, dass ihr doch in die Klinik umzieht, ratsam, eine fertig gepackte Tasche im Flur stehen zu haben.

In unserem Podcast ist die Salzlampe aus dem Esoterik-Shop zum Running Gag geworden, weil sie eine unvergleichlich schöne Atmosphäre zaubert und als Ersatz dienen kann für die in der Klinik nicht erlaubten Kerzen. Auch als Licht beim nächtlichen Stillen ist sie später sehr angenehm. Was braucht man noch?

Für die Atmosphäre: Licht, Musik, Düfte

Eine wichtige Aufgabe für deine Begleitperson im Kreißsaal ist, für eine gute Atmosphäre zu sorgen. Sie kann von Anfang an für eine schöne Lichtsituation sorgen, also schauen, dass nicht der helle Strahler von der Decke knallt, sondern das Licht dimmen – und die erwähnte Salzlampe einstöpseln. Du selbst wirst wahrscheinlich so mit den Wehen beschäftigt sein, dass du nicht auf die Idee kommen wirst, danach zu fragen. Auch was Musik oder Düfte angeht, sollten Begleiter*innen proaktiv Angebote machen, die du aber natürlich auch ablehnen kannst.

Auch Raumsprays (z. B. mit Lavendelduft oder von der *Bahnhofs-Apotheke* der *Entbindungsduft* oder für die Duftlampe das Duftöl *Heimkommen*) sind ganz wunderbar. Von diesen Duftölen kann man auch einen Tropfen ins Badewasser oder auf die Salzlampe geben.

Eigene Handtücher in den Farben Rosa/Hellrot können später auch eine gute Idee sein, wenn das Baby da ist: In sie kann euer Baby nach der Geburt gewickelt werden und kehrt so gleich wieder in die Farbwelt zurück, die es aus der Gebärmutter kennt.
Für die Musik kannst du einpacken: eine kleine Soundbox und deine Lieblings-Playlist auf dem Handy. Krankenhäuser sind, was das angeht, eher noch Old-School: Dort stehen oft noch CD-Player herum. Bringe deine technische Ausstattung (inkl. Ladekabel) also lieber selbst mit. Das ist auch wichtig, wenn ihr Fotos machen möchtet. Eure Handys sollten allerdings spätestens ab Betreten des Kreißsaals unbedingt auf Flugmodus eingestellt sein – ready for take-off.

Papierkram

Mutterpass und Krankenkassenkarte sind die wichtigsten Dinge, die du immer dabeihaben solltest!
Je nach Region und je nach Krankenhaus kannst du dein Baby nach der Geburt eventuell schon in der Klinik beim Standesamt anmelden, größere Kliniken haben manchmal eine solche »Außenstelle«. Dafür ist es sinnvoll, die Personalausweise beider Eltern, Kopien der Geburtsurkunden und – bei verheirateten Paaren – der Heiratsurkunde in die Tasche zu packen. Bei nicht verheirateten Paaren ist die Vaterschaftsanerkennung wichtig.

Dresscode im Kreißsaal

Was zieht man während einer Geburt an? Einige Frauen schmeißen tatsächlich nach und nach alle ihre Kleider von sich, weil ihnen heiß ist oder sie sich eingeengt fühlen. Andere bleiben lieber bekleidet. So oder so: Es sollte sich gemütlich anfühlen: Alle ungemütlichen Kleidungsstücke, Träger, Schnallen, feste Stoffe, alles das, was dich einschränkt – wie etwa deinen BH –, wirst du wahrscheinlich gleich als Erstes ausziehen.

Kareen: »Entwarnung: Natürlich musst du nicht die ganze Zeit mit offenem OP-Hemdchen, ohne Unterhose mit nackigem Popo oder mit Netzhöschen rumlaufen.«

Gut geeignet ist ein langes Shirt, das weich und gemütlich ist. Und eine bequeme Unterhose. Die Hose wirst du sicher früher oder später ausziehen und gegen eine Leggins oder »gar nichts« eintauschen. So kannst du bequemer Binden wechseln (etwa bei einem Blasensprung). Und für viele Frauen fühlt es sich ohne Druck am Bauch und im Schritt angenehmer an.

Wichtig

Warme Füße! Deshalb stehen die warmen Socken klassischerweise auf jeder Liste. Gerade zu Beginn der Geburt kommen die Frauen oft in einer Mischung aus körperlichem Aufruhr und psychischer Aufregung leicht ins Frösteln. Nimm dir deshalb alles mit, was dich wärmt, in das du dich einmummeln kannst und das dir dadurch ein gutes Gefühl gibt: Socken, Lieblingsstrickjacke, Pulli, Wärmflasche etc. Damit fühlst du dich wohl, geborgen und aufgehoben.

Denk auch an bequeme Schlappen, am besten sind z. B. Adiletten, die danach leicht zu reinigen oder desinfizieren sind, weil sich auf so einem Krankenhausfußboden doch andere Bakterien tummeln als bei dir zu Hause. Das gilt auch für die Begleitpersonen! Auch sie sollten unbedingt an bequeme Klamotten und Schlappen denken.

Must-Have

Morgenmantel. Ein schöner Morgenmantel oder Kaftan, den man sich nach der Geburt und später, wenn man mit dem Baby viel nackt im Bett liegt, schnell überwerfen kann, ist eine gute Investition. Den kannst du übrigens auch auf deine Wunschliste setzen.

Außerdem schön und sinnvoll

Nimm unbedingt ein kleines (Kuschel-)Kissen oder dein Stillkissen (beide mit waschbarem Bezug) in die Klinik mit. Die Kissen dort sind nur bedingt bequem. Auch eine dünne Wolldecke ist wunderbar und gegenüber den harten Laken im Krankenhaus die angenehmere Variante.

Sissi: »Mach es dir schön und gemütlich im Kreißsaal, du wirst dort viele Stunden verbringen. Und wenn du dich wohlfühlst, macht das eine gute Geburt gleich viel leichter.«

Kleine gesunde Snacks (wie vegane Riegel, Banane, Apfel etc.) müssen ebenfalls mit in die Tasche, die Cafeterien der Kliniken sind in dieser Hinsicht nicht so gut ausgestattet oder zu nächtlicher Stunde geschlossen. Während der Geburt wirst du keinen Hunger verspüren, aber gerade bei langen Geburten sind kleine Energiespender zwischendurch Gold wert. Auch eine Lieblings-Saftschorle oder dein bevorzugter Tee in einer Thermoskanne sind toll! Nimm einfach alles das mit in den Kreißsaal, das dir auch während der Schwangerschaft gutgetan hat. Etwas Kleingeld für den Snack-Automaten in der Klinik ist ebenfalls eine gute Idee.

Unverzichtbar im Kulturbeutel

Kareen: »Im Krankenhaus gibt es kein besonders weiches Toilettenpapier, es hat eher die Anmutung von Schmirgelpapier. Kauf dir vorher also auf alle Fälle eine Rolle 5-lagiges Luxus-Klopapier, weich und flauschig, aber ohne Duft!«

Auch ein kleiner (Mess-) Becher zum Spülen ist hilfreich. Ihn kannst du dann später auf der Wochenbettstation für Spülungen mit warmem Wasser und etwas Calendula-Essenz während des Pipimachens verwenden – das tut gerade bei kleinen Verletzungen im Scheidenbereich sehr gut. Die Pro-Alternative sind kleine »Po- und Intimduschen«, die es mittlerweile in jedem Drogeriemarkt gibt.

Ein Lippenbalsam ist in der Klinik Gold wert, deine Lippen sind durch das intensive Atmen und die Klimaanlagenluft beansprucht und werden schnell trocken und rissig.

Beim Thema Deo gibt's auch ein paar Baby-Besonderheiten, denn die wollen nur eines: Mama pur. Die feinen Babynasen sind ganz und gar auf Mama-Duft gepolt, sie erkennen ihre Mama auch daran. Ein künstlicher Duft unter der Achsel so nah am Busen irritiert da sehr.

Lass deshalb allen Duftkram (Deos, Parfums) zu Hause! Eine Alternative wäre evtl. ein Deo ohne Duft mit ätherischen Ölen, das deinen natürlichen Duft nicht überdeckt, sondern sich mit ihm verbindet. Dadurch können Babys trotzdem noch »Mama-Noten« erschnuppern.

Kareen: »Du riechst pur ohne Deo supergut für dein Baby. Und alle anderen müssen da durch!«

Ein Bauchgurt beschleunigt nicht die Rückbildung, aber er gibt dir Halt in deiner Körpermitte, die durch Schwangerschaft und Geburt noch geschwächt ist. Und er mildert oft Nachwehen, die besonders ab dem zweiten Kind auftreten können. Je weniger die Gebärmutter, die sich ja nach der Geburt von riesengroß auf sehr klein wieder zusammenziehen muss, bei diesem Vorgang an den Bändern, an denen sie aufgehängt ist, »rumschlackert«, desto weniger Nachwehen muss sie produzieren. Durch den Bauchgurt wird sie gut in der Körpermitte gehalten und kann sich optimal zurückbilden. Besonders Kaiserschnittgebärende können mit Unterstützung des Gurts leichter aufstehen, weil die Naht etwas »gehalten« wird.
Ein Drei-Phasen-Gurt ist auf jeden Fall eine gute Investition. Sissi zeigt dir auf ihrem Instagram-Account in einem Video, wie man ihn anlegt. So ein Bauchgurt wird nicht 24/7 getragen, leg ihn einfach so lange an, wie es sich für dich gut anfühlt.

Tipp

Gurt gegen Schmerzen. Den unteren Teil dieses Drei-Phasen-Gurtes kannst du bereits gut während der Schwangerschaft benutzen. Gerade bei Symphysenschmerzen hilft er ganz hervorragend.

Geburtsplan

Deine Vorstellung von Geburt

Lange fiebert man auf den Geburtsmoment hin, und wenn er dann da ist, kommt wahrscheinlich doch alles ganz anders als gedacht. Dennoch ist es wichtig und gut, die eigenen Vorstellungen einer Wunschgeburt einmal auszuformulieren und einen gedanklichen »Geburtsplan« aufzustellen. Wir erklären dir, was einen guten Geburtsplan ausmacht und welche Punkte du darin beachten solltest.

John Lennons Ausspruch »Life is what happens to you while you're busy making other plans« passt sehr gut zum Thema »Geburtsplan«. Denn eigentlich ist es ein Widerspruch in sich: Geburt und Plan – das geht irgendwie nicht zusammen. Ein alternatives Wort, das mittlerweile auch verwendet wird, ist deshalb »Geburtsbrief«.

In alledem geht es darum, aufzuschreiben, wie du dir die Geburt vorstellst, wie du sie dir wünscht, welches Bild oder welche Idee du von ihr hast. Ein solcher Brief hat zwei Aufgaben. Zum einen macht er bestimmte Dinge im Ausformulieren klarer, er ist quasi dein individueller Spickzettel aus allem, was du so aufschnappst: aus einem Geburtsvorbereitungskurs, deinem Lieblings-Schwangerschaftsratgeber, Gesprächen mit Freunden. Und er kann auch als Kommunikationsleitfaden für dich, deine*n Partner*in und das medizinische Personal im Krankenhaus dienen, damit ihr gut transportieren könnt, welche Wünsche ihr habt, was du gerne ausprobieren möchtest und was du eher nicht willst.

Sissi: »Ich finde es sehr schade, dass dieses Thema in der täglichen Kreißsaalarbeit noch nicht richtig angekommen ist. Das kommt wahrscheinlich daher, dass manchmal die Paare, die in der Klinik vieles hinterfragen, mancherorts vom Klinikpersonal als anstrengend und fordernd empfunden werden. Dabei kann ein Geburtsplan auch für die betreuende Hebamme sehr hilfreich sein: Dadurch gewinnt sie einen schnellen Überblick darüber, was die jeweilige Frau sich wünscht, in welche Richtung es bei ihr gehen könnte.«

Was kannst du mitgestalten?

In einem guten Geburtsvorbereitungskurs erfährst du, an welchen Punkten du eine Geburt konkret mitgestalten kannst. In einem solchen Kurs wird sehr viel Wissen vermittelt: Was gibt es überhaupt, was ist möglich? Auf dieser Grundlage kannst du dann entscheiden, was dir persönlich wichtig ist. Auch, wie du mit Themen wie Schmerzbewältigung, Gebärpositionen, Beteiligung des Partners etc. umgehen willst, ist Thema in der Geburtsvorbereitung. In unserem Kapitel »Geburtsvorbereitungskurs« findest du dazu weitere wichtige Infos.

Schreib also alles auf, was dir wichtig ist. Manche Menschen kritzeln auf Post-its, andere erstellen Listen oder legen ganze Bullet-Journals an. Im Internet gibt es einige Muster-Geburtspläne von unterschiedlichem Umfang zum Ausdrucken.

Beispiele für medizinische Interventionen, über die ihr euch bei einem Anmeldegespräch mit den Hebammen in der Klinik bereits verständigen könnt

- Ich möchte keinen prophylaktischen venösen Zugang in die Hand oder in den Arm bekommen. Das soll erst dann geschehen, wenn ich Medikamente brauche.
- (Wenn du eine unauffällige Anamnese und keine Grunderkrankung wie z. B. eine Gerinnungsstörung hast und die Geburt nicht medikamentös eingeleitet wird, ist das prophylaktische Legen eines Zugangs mindestens diskutabel.)
- Ich möchte möglichst in Bewegung bleiben und nicht durch ein

CTG oder eine vaginale Untersuchung darin eingeschränkt werden.

- Ich möchte keinen Dammschnitt, wenn es nicht dringend notwendig ist.
- Wir würden uns freuen, wenn wir eine Wassergeburt versuchen könnten, auch wenn uns klar ist, dass der Kreißsaal mit der Badewanne nicht immer verfügbar sein wird.
- Ich möchte mein Baby direkt nach der Geburt selbst zu mir nehmen, wenn möglich.
- Ich möchte, dass die Nabelschnur auspulsieren darf oder sogar erst nach der Geburt der Plazenta abgenabelt wird.

Außerdem: deine Wünsche an das Setting und die Atmosphäre

- Ich bin eher introvertiert und möchte während der Geburt wenig sprechen.
- Ich will möglichst in Ruhe gelassen und nicht angefasst werden (oder: Mir tun Ansprache und Berührung sehr gut).
- Ich habe mich mit Hypnobirthing vorbereitet und werde meine Kopfhörer zur Geburt mitbringen, um in diese Welt einzutauchen.
- Folgende Dinge stören mich: …
- Ich habe große Angst vor gewissen Dingen (einer PDA, vor den Schmerzen, Angst davor, meinem Kind könnte etwas passieren etc.). Manchmal sind es auch eher diffuse, nicht konkret benennbare Ängste »vor etwas«.

Wenn du dich über diese Dinge mit deiner Hebamme vorab verständigst, ermöglichst du ihr, gut auf dich einzugehen. Sie weiß dann besser, wer du bist und was du dir wünschst. Das ist von Frau zu Frau sehr verschieden, und wir Hebammen bemühen uns immer, jede Frau in ihrer Individualität zu sehen.

Ein vertrauensvolles Verhältnis zwischen Familien und Klinikpersonal

Es geht bei einem Geburtsplan auf keinen Fall darum, alles aufzulisten, was man nicht möchte, um sich damit quasi gegen alle möglichen »bösen« Interventionen des geburtshilflichen Personals zu »wappnen«. Es sollen keine imaginären oder tatsächlichen Gräben aufgemacht werden, sondern im Idealfall kann schon beim Anmeldegespräch in der Klinik eine gemeinsame Idee von den Umständen der Geburt entwickelt werden. Die innere Haltung der Schwangeren und ihrer Begleitung gegenüber dem Fachpersonal in der Klinik sollte im besten Fall von Vertrauen geprägt sein, genauso, wie auch wir euch mit einem offenen Herzen zur Geburt empfangen.

Ein Geburtsplan ist auch ein tolles Werkzeug für euch als Paar, um euch darüber auszutauschen, wie ihr euch die Geburt, die ihr gemeinsam erleben werdet, vorstellt. So geht ihr gut vorbereitet in diese Geburt: Ihr wisst voneinander, was dem anderen jeweils wichtig ist, und könnt das dem betreuenden Personal gegenüber kommunizieren. Das gibt auch deiner Begleitperson ein gutes Gefühl: Sie kann als dein Sprachrohr fungieren und dir auf diese Weise helfen.

Kareen: »Der Haken an der Sache – Fluch und Segen zugleich – ist: Viele Frauen sind heutzutage schon vorher sehr gut über alle Dinge rund um die Geburt informiert. Sie haben die neuen Leitlinien gelesen, die auch für Laien gut verständlich formuliert sind. Also fühlen sie sich fast auf Augenhöhe mit dem Klinikpersonal, eben gut gerüstet für einen fachlichen Austausch mit ihm.«

In der Realität sind sie das aber natürlich nicht: Viele Dinge kann schlichtweg nur eine Hebamme fachlich kompetent beurteilen. Es ist also eine offene Frage, inwieweit sich die schwangeren Paare »einmischen« können und wollen und wo die Grenzen dessen sind. Natürlich ist es extrem begrüßenswert, als erwachsenes informiertes Gegenüber wahrgenommen zu werden, und heute – anders als noch vor 20 Jahren – mitreden und die Geburt mitgestalten zu dürfen. Andererseits sollt ihr auch die letztendliche Entscheidung für gewisse

Dinge (z. B. Kaiserschnitt – ja oder nein?) den Fachpersonen überlassen können. Die Kunst ist hier wirklich, euch zum einen als Team zu begreifen (deren Mitglieder alle das Gleiche im Sinn haben), gleichzeitig aber auch zum richtigen Zeitpunkt Fragen zu stellen oder um die Erklärung von Alternativoptionen zu bitten.

Was, wenn es so anders lief, als man es sich gewünscht hat?

Wenn eine Geburt ganz anders ablief als erhofft und zum Beispiel mit einem Notkaiserschnitt endete, ist das kein Beweis dafür, dass der Geburtsplan ohnehin keinen Wert hatte. Natürlich ist es sinnvoll, schon vorher auch einen Plan B oder C als möglich zu erachten. Später ist es dann gleichermaßen wichtig, ein weniger schönes oder gar traumatische Erlebnis mit medizinisch kompetenten Menschen besprechen zu können. So kann es gelingen zu verstehen, was geschehen ist, was warum notwendig war – die Voraussetzung dafür, um es eines Tages auch annehmen zu können.

Sissi: »Es ist immer gut, wenn man seine Ziele und Wünsche vor Augen hat – so wie bei einem Moodboard. Dass das Leben oft anders spielt und Umwege geht, ist klar. Trotzdem ist es immer besser, wenn du gut informiert und vorbereitet in deine Geburt gehst und nicht einfach alles auf dich zukommen lässt.«

Fazit

Wir beide sind Fans eines Geburtsplans. Sich schon vor der Geburt Gedanken über seine Wünsche und Vorstellungen zu machen – über medizinische Optionen, aber auch über die gewünschte Atmosphäre und den Umgang –, ist immer gut. Das hilft den Menschen um dich herum (Partner*in, Hebamme) gut auf dich eingehen zu können. Geh also noch mal in dich, besprich das ein oder andere mit deinem Partner und schreib ein paar Dinge auf.

Geburt

… und eines Tages kommt es dann wirklich aus dir raus. Ein fertiges, supersüßes Baby. Ein richtiger kleiner Mensch. Dein Baby. Wie das alles funktionieren kann, wie du es tatsächlich schaffst, ein Kind zu gebären, erscheint dir vermutlich völlig verrückt. Ist es auch. Wir geben dir eine ordentliche Portion Bestärkung mit, damit du das ganz sicher hinkriegst!

Kareen: »Das darf man ja eigentlich auch keinem erzählen, aber wenn es nur darum ginge, Babys zu gebären, hätte ich sechs Kinder gekriegt. Ich fand das Gebären immer so toll!«

Sissi: »Das kann ich unterschreiben, ich durfte es ja vier Mal erleben, und dafür bin ich sooo dankbar.«

Kareen: »Bestimmt waren wir als Hebammen auch ziemlich gut vorbereitet und wussten sehr genau, worauf wir uns da einlassen. Das ist vielleicht der allerwichtigste Rat: Bereitet euch gut vor auf diesen großen Tag!«

Orgasmic Birth

Von Sex, Geburt und Ekstase

Schockerthema? Mit dieser vielleicht erst mal schräg anmutenden Verbindung von zwei anscheinend widersprüchlichen Themen wollen wir darüber sprechen, wie eng Sexualität und Geburt zusammenhängen. Kann man eine Geburt tatsächlich als orgiastisch erleben?

Kareen: »Eine unfassbar intensive Körpererfahrung, eine Grenz- und Schwellenerfahrung auf körperlicher und emotionaler Ebene, bei der man in andere Welten hineinblicken kann: Das ist für mich Geburt! Und Sex im besten Falle auch.«

Orgasmic birth gilt vielen als Mythos, als eine Verheißung, als etwas, das man sich überhaupt nicht vorstellen kann. Es stellt sich die Frage: »Was hat denn Geburt mit Orgasmus zu tun?«

Man kann eine Geburt als Teil des sexuellen Lebens einer Frau verstehen, als Teil ihrer Weiblichkeit. Frauen sind unter der Geburt in einem anderen Wesenszustand. Beide, Geburt und Orgasmus, bedeuten Ekstase. Damit das geschehen kann, braucht es bestimmte – und tatsächlich ganz ähnliche – Rahmenbedingungen. Das sind zum Beispiel Intimität und Sicherheit, das, was der berühmte französische Arzt und Geburtshelfer Michel Odent auch als »Privacy« beschreibt. Totales Loslassen-Können, sich gegenüber dem, was kommt, Öffnen-Können, es einfach geschehen lassen – das sind übrigens alles nicht ohne Grund gängige »Hebammenvokabeln«! Verkürzt gesagt: Die Zustände oder Bewusstseinsebenen, die für ein gutes Gebären hilfreich sind, sind die gleichen, die guten Sex ermöglichen. Auf der neuro-endokrinologischen Ebene gesprochen: Beim Sex und bei einer Geburt sind dieselben Hirnareale und dieselben Hormone (besonders Endorphin und Oxytocin) beteiligt. Unser Stammhirn ist aktiv, also der Teil unseres Gehirns, den wir nicht bewusst steuern können.

Sissi: »Die meisten Leute mögen Sex intim und nicht öffentlich. So sollte auch eine Geburt sein: intim und geschützt.«

In der allgemeinen Wahrnehmung wird Geburt hingegen meist nicht spontan mit Sex in Verbindung gebracht (eher mit Schmerz, Blut, Schweiß und Tränen), vermutlich geht es dir nicht anders. Frauen, die eine erfüllte oder gar ekstatische Geburt hatten, werden komisch angeschaut, wenn sie darüber berichten. Die gängige Auffassung ist: Sex ist geil, Geburt ist »oh Gott«!
Für viele Menschen ist es komplett unverständlich, dass eine Geburt beides sein kann: Schmerz und total abgefahren und toll. Geburt kann nämlich tatsächlich – grenzüberschreitend wie sie in vielerlei Hinsicht ist – ganz konträre Sachen miteinander vereinen. Es ist uns ein wirkliches Anliegen, hier das Framing von Geburt grundlegend zu verändern. Denn eine positive Haltung zu Geburt ist unendlich hilfreich, um gut zu gebären.
Schon als Mütter ist es uns eine Aufgabe, unseren Töchtern (und Söhnen) mitzugeben, dass Körper, Bedürfnisse, Sexualität und Geburt normal und wunderschön sind und dass man darüber reden kann: »Sex positive, birth positive!«

Loslassen!

Ganz offenkundige Parallelen zwischen Geburt und Sex finden sich zum Beispiel in der Akustik. In dem spannenden Dokumentarfilm *Orgasmic Birth* der Australierin Debra Pascali-Bonaro (2017) hört sich das stundenlange Stöhnen der Frauen in der Anfangsphase der Geburt etwa so an, als ob sie ausdauernd Sex hätten.
Wenn Kareen das im Geburtsvorbereitungskurs lebensecht vormacht, sind die Leute natürlich regelmäßig peinlich berührt und rut-

schen fremdschämend auf ihrem Sitzplatz herum. Geräusche sind also etwas sehr Privates.

Diese typische Akustik ist nicht zufällig so ähnlich. Das Stöhnen während der Geburt entwickelt sich bei vielen Frauen meistens komplett natürlich, wenn sie frei und unbeobachtet sind und im besten Fall nicht darüber nachdenken, wie sie sich in dieser Situation jetzt wohl anhören oder wie sie aussehen.

So kannst du dich auf deine Wehen einlassen, dich während der Geburt öffnen. Tief im Inneren, in deinem Beckenboden, deinem Schoß, kannst du in deinem Körper sein und dich der Geburt hingeben. Hingabe ist leicht. Und viel einfacher als Widerstand oder in den Kampf zu gehen. Umgekehrt ist Anspannung und Angst eine Einladung für den Schmerz.

Genauso ist es beim Sex: Wenn man angespannt ist und sich zu viele Gedanken macht, ist es einfach nicht schön. Aber sobald man im Flow ist, ist alles anders und frei.

Der Trick bei der Geburt lautet also: »Loslassen!« Das Schwierige: Man kann das natürlich nicht einfach mal so »machen«. Zunächst geht es darum, die Bedingungen dafür zu schaffen, damit du in diesen Flow kommst. Und es ist die heilige Aufgabe von uns Hebammen, den Frauen diesen geschützten Raum, in dem sie sich gehenlassen können (ohne grelles Licht, offene Kreißsaaltüren oder wechselnde Betreuungspersonen), zu geben. Das sind äußere, relativ banale Bedingungen, die stimmen müssen, damit Frau in ihrer Intimsphäre geschützt ist.

Dann braucht eine Geburt unbedingt Ruhe. Auch Tiere ziehen sich zum Gebären an einen geschützten Raum zurück. Geburten sind feinsinnig und störanfällig. Das hat schon Michel Odent in seinem Buch *Die sanfte Geburt* beschrieben. Vielfach wird hier allerdings »Sanft« falsch verstanden: Eine Geburt ist immer ein lauter, kraftvoller Akt. Aber: Mit der sanften umfassenden Begleitung einer Hebamme kann das jede Frau schaffen!

In der modernen Medizin überwiegt vielfach die Auffassung, dass Handeln im Zweifel immer die beste Option sei. Übertragen auf die Geburtshilfe heißt das, man müsse als Hebamme permanent »etwas tun«. Aber Geburt funktioniert nicht so, nicht mit dem Aktionismus, mit dem wir viele Dinge in unserem modernen Leben bestreiten. Geburt meint vielmehr *Lassen,* nicht *Tun.* Der Faktor Zeit ist dabei sehr wichtig: Frauen brauchen Zeit zum Gebären, auch das lässt sich nicht in Standards und Schablonen pressen.

Klinische Geburtshilfe heute

In der klinischen Umgebung der heutigen Geburtshilfe kann es für Frauen manchmal schwierig sein, dieses Loslassen im geschützten Raum in Ruhe und mit ausreichend Zeit auszuleben. Das liegt auch an der dünnen Personalbesetzung in den Kliniken. Es gibt in der regulären Klinikgeburtshilfe nicht genügend Hebammen, um eine 1:1-Betreuung für jede Gebärende zu gewährleisten.

Dabei ist statistisch bewiesen, dass diese 1:1-Betreuung sehr viel ausmacht: Frauen brauchen dadurch im Durchschnitt weniger Schmerzmittel und haben seltener einen Kaiserschnitt. Die Hebamme begleitet die gesamte Geburt, sie stellt den Schutzraum zur Verfügung, »coacht« die Frau durch die Geburtsphasen und hält die Energie. So kann die Frau voll aus ihrer weiblichen Ressource, gebären zu können, schöpfen und ganz in ihrer Kraft sein. Und das ist kein »Chichi«, sondern evidenzbasiertes Wissen.

Wichtig

Vorbereitung! Solange der Stellenschlüssel einer »handelsüblichen« Klinik dieses Betreuungsverhältnis nicht gewährleisten kann, ist es für Schwangere umso wichtiger, sich gut vorzubereiten. Es gilt, sich frühzeitig zu informieren, den Geburtsort bewusst auszuwählen und sich um ein gutes Betreuungsnetzwerk zu kümmern.

Auch wenn du dir das zu Beginn deiner Schwangerschaft noch nicht vorstellen kannst: Setze hier frühzeitig die Prioritäten richtig und kümmere dich um eine gute medizinische Betreuung – das ist weniger selbstverständlich, als du denkst. Und es ist nicht einfach, eine Hebamme zu finden. Das kann für einige Wochen ein zeitraubendes Extra-Projekt werden, das du nicht unterschätzen solltest.

Unsere eigenen Geburten

Es ist eine der größten Herausforderungen überhaupt: dieses Loslassen, sich mit Haut und Haaren einzulassen auf die große Unwägbarkeit, die eine Geburt mit sich bringt. Viele Frauen haben Respekt davor, nicht zu wissen, wie lang eine Geburt dauern wird, wie sie das alles durchhalten werden, was sie tun werden, wie sie sein werden – das ging uns nicht anders. Eine Geburt ist ein großes Abenteuer, auf das man sich nur begrenzt vorbereiten kann. Wir brechen auf zu einer herausfordernden Reise in ein unbekanntes Land.

Auch wir als Hebammen hatten – weil wir um all das wussten – natürlich ebenfalls Respekt vor unseren eigenen Geburten. Wir haben uns beide Hausgeburten gewünscht und wollten alles tip-top bilderbuchmäßig umsetzen. Vermutlich legen wir Hebammen uns diese Latte ziemlich hoch. Gott sei Dank hatten wir beide wundervolle eigene Hebammen, die uns den geschützten Raum gegeben haben. Wir beide hatten wunderschöne Geburten. Wir haben sie gleichsam als großes Glück und als Geschenk empfunden, denn man kann eine Geburt nie vorhersehen. Eine gute Geburt kann man nicht »machen«. Nicht jeder Frau wird eine medizinisch gute, glatte Geburt geschenkt. Selbst wenn alle Rahmenbedingungen stimmen, ist vielleicht doch eine medizinische Intervention nötig, wenn das Baby etwa ungünstig im Geburtskanal liegt oder medikamentöse Schmerzlinderung gefragt ist. You never know.

Quatsch

Geburt als Leistung? Nein, eine Geburt ist nichts, was man macht oder gar »abliefert«! Lass dich nicht auf den Battle unter Frauen ein, bei dem es um »Performance« geht und den Stolz darauf, eine Geburt nach allen Kriterien richtig gut »hinzukriegen«.

Fazit

Freu dich auf deine Geburt und hab keine Angst. Sie ist ein überwältigendes Erlebnis!

Kareen: »Ich hab nach meiner zweiten Geburt geheult, allein deshalb, weil ich geahnt habe, dass es vielleicht das letzte Mal war!«

Eine neue Leitlinie

Das verändert sich im Kreißsaal

Alle relevanten geburtshilflichen Fachgesellschaften, also die Deutsche Gesellschaft für Gynäkologie und Geburtshilfe e. V., die Deutsche Gesellschaft für Hebammenwissenschaft und die unterschiedlichen Hebammenverbände haben gemeinsam und unter Beteiligung verschiedener weiterer deutscher, österreichischer und Schweizer Fachgesellschaften (z. B. der Anästhesie, der Kinderheilkunde, der Gynäkologie, der Psychosomatischen Frauenheilkunde und Geburtshilfe) im Dezember 2020 eine neue Leitlinie für vaginale Geburten veröffentlicht.

Aber was heißt »Leitlinie« überhaupt? Was wird darin festgelegt? Und was bedeutet das ganz konkret für deine (anstehende) Geburt? Wir geben dir Einblick in die neue 400-Seiten-dicke S3-Leitlinie für vaginale Geburten am Termin – und machen den Realitätscheck.

Eine Leitlinie ist kein rechtlich bindendes Gesetz. Sie fasst jedoch all das aktuelle medizinische Wissen in einer Art Goldstandard zusammen und benennt detailliert die einzelnen Evidenzen zu einzelnen Vorgehensweisen. Sie ist ein von einem interdisziplinären Expertengremium alle paar Jahre neu herausgegebener Leitfaden, der aktuell beschreibt, was die geburtshilfliche Welt im deutschsprachigen Raum unter einer gut begleiteten Geburt versteht. Das ist z. B. auch für Gutachten relevant. Und – das ist ein wichtiger Punkt: Abweichungen von einer Leitlinie müssen immer fachlich gut begründet werden.

Eine S3-Leitlinie hat ein hohes Evidenzlevel, d. h. es haben viele Expert*innen aus den unterschiedlichen Disziplinen daran mitgearbei-

tet und es existieren viele Studien zu den einzelnen Themenbereichen, die diese neuen Regelungen stützen.
Wir wollen diese Leitlinie anhand von vier Beispielen – dem CTG, dem Umgang mit dem vorzeitigen Blasensprung, mit vaginalen Untersuchungen und mit den Phasen einer Geburt – exemplarisch vorstellen und unsere Gedanken dazu teilen: Was ist neu, was verändert sich zukünftig im Kreißsaal?

Kareen: »Diese Leitlinie ist so gut, weil sie so hochwertig und von einem breiten interdisziplinären Konsens getragen ist. Niemand kann also sagen, dass nur wir Hebammen ›kuschelige‹ Regeln aufgestellt hätten, sondern die Leitlinie sagt ganz klar, was bei einer Geburt evidenzbasiert sinnvoll ist. Ein Dauer-CTG und zahlreiche vaginale Untersuchungen gehören zum Beispiel nicht dazu.«

Hier findest du die neue Leitlinie:

http://bit.ly/neueleitlinie

Was sagt die Leitlinie im Hinblick auf das CTG?

Mit einem CTG kann man die kindlichen Herztöne hören und aufschreiben. Du bekommst dabei zwei Knöpfe auf deinen Bauch, einen für die Herztöne und einen für den Gebärmuttertonus, landläufig auch »Wehenschreiber« genannt. Letzterer wird seinem Namen (vor allem unter der Geburt) allerdings gar nicht gerecht, jedenfalls nicht in der Interpretation, man könne die Intensität oder gar Effektivität der Wehen damit messen. Das kann man nicht. Ob eine Frau Wehen hat oder nicht, merken wir Hebammen an ganz anderen Dingen: durch den Anblick der Frau, ihr Verhalten und durch unsere Hand auf ihrem Bauch. Das alles liefert uns viel mehr Informationen als ein Hügel auf einem Papier.
Veränderungen der Herztöne können über die Art des kindlichen Stresses unter der Geburt Auskunft geben. Ist das Baby nur (angemessen) angestrengt, weil es eben geboren wird? Oder steckt mehr dahinter, und wir müssen gut danach schauen, das Baby nicht zu sehr

zu stressen oder ihm vielleicht eine Pause zu ermöglichen? Alles das kann man in einem CTG beurteilen.

Mythos **»Regelmäßig CTG schreiben in der Schwangerschaft!«**
Nein, das wird völlig überschätzt! Ein standardmäßiges wöchentliches Schreiben eines CTGs ist auch in der Schwangerschaftsvorsorge durch die Mutterschutzrichtlinien gar nicht vorgesehen. Dennoch wird es in der Praxis fast immer ab der 28. SSW gemacht. Die meisten Frauen gehen davon aus, dass es einfach dazugehört. Manche finden das Hören der regelmäßigen Töne auch beruhigend und freuen sich darauf.

Fachlich ist das jedoch nicht evident. Es bringt keine Vorteile, man erkennt keine Problematiken oder Störungen damit. In der Fachsprache: Das *fetal outcome* mit oder ohne CTG in der Vorsorge ohne Indikation unterscheidet sich nicht. Auch die Abrechnung ist kein Grund, ein CTG wird nicht gesondert vergütet. Es bleibt ein bisschen rätselhaft, scheint schlicht Tradition zu sein und ein wenig »Alibi-Funktion« zu haben. Ärztinnen sichern sich ab, indem sie die regelmäßigen Herztöne des Babys schwarz auf weiß dokumentieren. Sie vertrauen auf das Gerät.

Das CTG wird in dem, was es kann, also tendenziell überschätzt. Man kann auf das Routine-CTG in der Vorsorge getrost verzichten. Lass dich nicht verunsichern: Wenn deine Gynäkologin oder deine Hebamme zurückhaltend mit dem CTG umgeht, ist das kein Versäumnis oder »weniger sicher«!

Ein Dauer-CTG während der Geburt ist nach der neuen Leitlinie nicht mehr notwendig – das finden wir großartig! In der neuen Leitlinie ist nun beispielsweise festgelegt, dass bei Ankunft einer Gebärenden mit Wehen in der Klinik nicht zwingend sofort ein CTG geschrieben werden muss. Es reicht eine einfache Untersuchung, bei der mit einem Holzstethoskop (Pinar), einem Dopton (einem kleinen tragbaren Handgerät) oder auch dem CTG-Knopf kurz die Herztöne des Babys gehört werden. Wenn diese im Normbereich liegen, ist das Schreiben eines halbstündigen CTGs überflüssig. Wenn sich dein

Baby während des kürzeren Abhörintervalls durch die Wehen etwas angestrengt anhört, würde man das CTG einfach eine halbe Stunde laufen lassen und mit diesem Überblick weiter entscheiden, wie viel CTG in den nächsten 1 bis 2 Stunden notwendig und erhellend ist. In anderen europäischen Ländern ist der Verzicht auf dieses Dauer-CTG schon lange Standard. Nirgendwo wird so viel CTG geschrieben wie in Deutschland. Nun steht jedoch auch bei uns fest: Das Dauer-CTG ist verzichtbar, weil es keinen Erkenntnisgewinn bringt. Und – das ist auch nicht zu vernachlässigen: Es birgt die Gefahr von falsch-positiven Ergebnissen, die dazu führen können, dass sich das Personal unter Handlungszwang setzt und dass in der Folge zu viel in das natürliche Geburtsgeschehen (durch eine Einleitung, eine Einweisung in die Klinik, eine OP) eingegriffen wird. Das sind alles Risiken, die durch das zu häufige Schreiben von CTGs entstehen. Durch die neue Leitlinie ist das nun evidenzbasiert belegt.

Wichtig **Ein Dauer-CTG bedeutet eine Einschränkung für dich!** Ein Dauer-CTG schränkt dich während der Geburt – gerade in der Endphase – in deiner Mobilität ein. Auch die Gurte oder weichen Bandagen und die Knöpfe auf deinem Bauch stören einige Frauen. Dein intuitives Verhalten im Umgang mit den Wehen wird beeinflusst, weil du dich vielleicht unbewusst »vorsichtiger« bewegst, damit die Knöpfe nicht verrutschen, und du von dem Blick auf die leuchtenden Zahlen des Gerätes und dem Hören der Herztöne abgelenkt bist.

Gerade in der Endphase der Geburt ist es normal, dass sich die Herztöne des Kindes verändern. Sie werden zwischendrin langsamer oder sind manchmal gar nicht zu hören, weil dein Baby schon tief ins Becken gerutscht ist. Das kann dich und deine*n Partner*in verunsichern, und manchmal setzt es auch geburtshilfliches Personal unnötig unter Druck (»Das Baby muss jetzt raus!«), gerade dann, wenn vielleicht noch nicht so erfahrene Geburtshelfer dich begleiten.

Der große Knackpunkt in der Leitlinie: Auf ein Dauer-CTG kann nur dann verzichtet werden, wenn eine 1:1-Betreuung gewährleistet ist. Einerseits ist das selbstverständlich das, von dem wir schon lange reden und das wir unablässig fordern (»Jede Frau braucht eine Hebamme, die während der Geburt permanent an ihrer Seite ist.«), andererseits ist das leider immer noch eine Wunschvorstellung, es entspricht eben nicht der Realität. Diese in der Leitlinie festgeschriebene Voraussetzung ist nicht von heute auf morgen umsetzbar. Es bräuchte dafür ungefähr doppelt so viele Hebammen in den Kliniken. Und wer kann sich die schon schnitzen?

Kareen: »Diese Hebammen gibt es zwar, aber sie verlassen gerade massenhaft die Kliniken, weil sie unter den Bedingungen dort nicht mehr arbeiten können und wollen. Es höhlt sie emotional komplett aus, permanent ›wider besseres Wissen‹ zu arbeiten. Moralische Verletzung ist der Fachbegriff für dieses Phänomen.«

Es ist also ein strukturelles Problem, das unmöglich kurzfristig zu lösen ist. Aber die neuen Leitlinien zeigen sehr deutlich, dass politisches Handeln dringend erforderlich ist. Darauf können wir pochen und das untermauert unsere Forderung gegenüber den Krankenkassen und den Trägern der Krankenhäuser nach der Finanzierung von deutlich mehr Personal.

Sissi: »Wir müssen umsetzen, was die Leitlinie sagt: Die Hebamme gehört an die Seite der Frau und nicht an den Bildschirm im Dienstzimmer, auf dem sie die CTGs aus vier Kreißsälen gleichzeitig überwacht.«

Was sagt die Leitlinie im Hinblick auf den vorzeitigen Blasensprung?

Jetzt haben wir das, was wir unseren Frauen schon seit Jahrzehnten sagen, schwarz auf weiß: Frauen müssen sich nach einem vorzeitigen Blasensprung nicht mehr sofort hinlegen – egal, wo sie grad gehen oder stehen – und liegend ins Krankenhaus transportiert werden! Ein vorzeitiger Blasensprung ist selbstverständlich weiterhin laut Definition ein Geburtsbeginn. Es sind veränderte Bedingungen, du bist aufgeregt, also sollte einmal geschaut und die Herztöne des Babys gehört werden. Wegen der potenziellen Infektionsgefahr sollte aber – auch das steht in der Leitlinie – möglichst nicht vaginal untersucht werden. Eine solche Untersuchung – auch ein Abstrich – wird als invasiv und unnötig angesehen. Die Frau sollte also, wenn es dem Baby gut geht, weitgehend in Ruhe gelassen werden – es soll abgewartet werden. Wenn die Frau keine Wehen hat, sollte es ihr auch freistehen, die Klinik wieder zu verlassen und nach Hause zu gehen.

Die Praxis in den Kliniken sieht vielerorts noch anders aus: Eine Frau, die einmal dort ist, bleibt in der Regel auch dort und wartet dann wahrscheinlich unter wenig gemütlichen Bedingungen außerhalb der vertrauten Umgebung auf den Beginn der Wehen. Deshalb ist es gut, wenn Paare über die aktuelle Leitlinie Bescheid wissen und das Klinikpersonal zu dieser Option befragen können.

Die neue Leitlinie legt in ganz vielen Punkten den Fokus auf die Aufklärung, den sogenannten »informed consent«, so auch hier: Zwölf Stunden nach dem vorzeitigen Blasensprung wird die Frau darüber aufgeklärt, dass das Infektionsrisiko nun für das Baby von 0,5 auf 1 % steigt. Du kannst dich dann für oder gegen eine prophylaktische Antibiotikagabe (Antibiose) entscheiden.

Maßgeblich dabei ist selbstverständlich immer die Art und Weise der Aufklärung, das lässt sich hier an einem schönen Beispiel beschreiben: Wenn die Fachleute einer Frau mitteilen, das Risiko für eine Infektion des Babys steige um 100 % (OmG!), wird sie höchstwahrscheinlich der Antibiotikagabe zustimmen. Wenn ihr allerdings gesagt wird, das sehr geringe Infektionsrisiko für das Baby steige von 0,5 auf 1 % (und beide Zahlen beschreiben das gleiche Phänomen!), sieht die Sache schon ganz anders aus. Wenn zusätzlich noch zugesichert werden kann, dass mittels Temperaturkontrollen, möglicherweise ergänzt um spezifische Blutwerte, auf das Allgemeinbefinden von Mutter und Kind geachtet wird, sind die meisten Frauen beruhigt. Aber um das leisten zu können, braucht es mal wieder: genügend Personal!

Sissi: »Ein Arzt, der für fünf Geburten gleichzeitig zuständig und verantwortlich ist, sichert sich lieber durch eine prophylaktische Antibiose ab. Eine Hebamme, die die Frau ständig im Blick hat, braucht das nicht. Es ist immer schwieriger, Dinge zu lassen als Dinge tun.«

Kareen: »In der Geburtshilfe ist immer, und das völlig zu Recht, von Sicherheit die Rede. Sichere Geburtshilfe wird aber von Menschen, vom Personalschlüssel, gemacht, nicht von Apparaten oder einer Kinderintensivstation. Wenn wir eine 1:1-Betreuung fordern – die übrigens an mehreren Stellen der Leitlinie erwähnt wird –, geht es also zunächst überhaupt nicht darum, Kerzen anzuzünden oder Musikbegleitung auszusuchen.«

Auch für eine Hausgeburt legt die Leitlinie genau fest, unter welchen Bedingungen sie sicher stattfinden kann. Diese Eckpfeiler sind wichtig und entlasten die Hebamme, weil sie sich akribisch daran halten und alles gut dokumentieren kann und sich später nicht womöglich dafür rechtfertigen muss, dass sie nach einem vorzeitigen Blasensprung zu früh oder zu spät in die Klinik verlegt habe.

Was sagt die Leitlinie im Hinblick auf die vaginalen Untersuchungen?

Vaginale Untersuchungen werden nun endlich ausdrücklich als Intervention eingestuft. Sie sind in vielen Fällen nicht notwendig und bringen keinen relevanten Erkenntnisgewinn, der Konsequenzen im Handeln nach sich zieht. Auch, was die Häufigkeit angeht, bringt die neue Leitlinie große Fortschritte mit sich: Es ist nicht mehr Vorschrift, stündlich oder zweistündlich zu untersuchen, so wie es in vielen Kreißsälen noch immer gang und gäbe ist, sondern nur alle vier Stunden und ergänzend nach Bedarf.

Wenn die Hebamme die Frau über längere Zeit bei ihrer Wehenarbeit beobachtet, kann sie sehr gut einschätzen, ob eine Untersuchung nötig ist oder nicht. Deshalb gibt es Geburten, bei denen fast gar nicht untersucht wird, aber auch solche, bei denen es gute Gründe dafür gibt, häufiger vaginal zu untersuchen, um sicherzugehen, dass Maßnahmen für einen guten Geburtsfortschritt auch fruchten. In solchen Fällen können vaginale Untersuchungen außerordentlich wichtig und hilfreich sein.

Es gibt auch Frauen, die gar nicht wissen wollen, wie weit ihr Muttermund denn nun geöffnet ist, die sich nicht verrückt machen lassen wollen. Andere sind ungeduldig und fragen ständig nach den Fortschritten. Auch darüber spricht die Hebamme mit dir.

Was sagt die Leitlinie im Hinblick auf die verschiedenen Phasen einer Geburt?

In der neuen Leitlinie wird endlich die Latenzphase – das ist die Phase zu Beginn einer Geburt – klarer definiert: bis der Muttermund 4 bis 6 cm geöffnet ist. Früher dauerte die Latenzphase nur bis zu einer Öffnung von 1 bis 2 cm an. Das bedeutet, die Phase, in der die Frau und die Dynamik der Geburt nur beobachtet werden und keine Untersuchungen oder Interventionen stattfinden sollen, dauert heute deutlich länger an als früher. Die Frau hat also genügend Zeit und Ruhe, um sich in die Geburt erst einmal »einzugrooven«, sich wirklich bereit zu fühlen, um in die aktive Phase der Geburt einzutreten.

Sissi: »Eine Frau gut in die Geburt hineinzubegleiten, ist so unendlich wichtig. Dafür braucht es Zeit und Geduld. Viele Frauen benötigen gerade zu Beginn der Geburt viele bestärkende Worte, ein Gefühl der Sicherheit und eine gute mentale Unterstützung.«

Kareen: »Die intuitive Gebärkompetenz, die jede Frau hat, kann sie am ehesten in einem geschützten Raum entfalten, in dem sie – gut begleitet – Zeit und Ruhe hat, verschiedene Körperhaltungen auszuprobieren, sich in das Atmen und Tönen hineinzufinden und sich zu trauen, die Schwelle zu überschreiten und Kontrolle abzugeben.«

Die Phasen der Geburt werden in der neuen Leitlinie nicht mehr so strikt eingeteilt und voneinander abgegrenzt. Das heißt konkret: weniger Handlungsdruck für das geburtshilfliche Personal, das sich nicht mehr an strenge Vorschriften für den Ablauf halten muss, sondern das sich auch an anderen Kriterien wie dem Verhalten der Frauen orientieren kann. Dadurch wird weniger interveniert und den Frauen mehr Raum gelassen für eine physiologische Geburt.
Außerdem ist in der neuen Leitlinie endlich nicht mehr von einem der Gruselwörter in der Geburtshilfe die Rede, der »Austreibungsphase«, sondern von der »Austrittsphase«. Kareen bevorzugt immer noch die Bezeichnung »Geburtsphase«, aber sie begrüßt diese Umbenennung sehr. Es ist eben nicht egal, wie wir Dinge benennen, es geht um die Assoziationen, die dabei bei uns entstehen.

Fazit

Wir haben nun schwarz auf weiß eine wunderschöne Leitlinie, in der so viel Wichtiges neu definiert wurde, und das ist großartig! Gleichzeitig fehlt zur Umsetzung all dessen bislang – wie an so vielen Orten des Gesundheitswesens – schlicht das Personal. Die Leidtragenden sind – neben den moralisch verletzten Healthworkern – mal wieder die Frauen.
Deshalb ist dieses Fazit gleichzeitig auch ein Aufruf an euch Frauen: Ihr müsst laut werden, für eure Rechte kämpfen und einfordern, was euch nach dem Sozialgesetzbuch zusteht: eine angemessene Hebammenbetreuung! Bombardiert die Krankenkassen, Kliniken und die Bundestagsabgeordneten eures Wahlkreises immer und immer wieder mit Briefen und Anfragen, nehmt sie in die Pflicht und bittet eure Männer, Tanten, Schwiegerväter usw. es ebenfalls zu tun. Balkonapplaus allein reicht nicht. Wir Hebammen machen das schon seit Jahrzehnten und weisen gebetsmühlenartig auf die Missstände hin. Aber wir sind wenige – nur gemeinsam können wir es schaffen.

Beleghebamme

Mehr als nur Geburtsbegleitung

Die fachkundige Begleitung während Schwangerschaft, Geburt und Wochenbett durch ein und dieselbe Hebamme klingt nach der absoluten Traumvariante – und genau das ist die Betreuung durch eine Beleghebamme. Aber was genau macht den Unterschied zu den anderen Hebammen? Wie arbeitet eine Beleghebamme? Und vor allem: Wie finde ich sie? Wir erklären dir, was eine Beleghebamme so besonders macht und verraten unsere Tipps, wie die Chancen steigen, eine zu finden.

Grundsätzlich gibt es zwei verschiedene Systeme, wie eine Beleghebamme arbeitet. Wenn du deine Hebamme von Anfang an kennenlernen und die komplette Schwangerschaft von ihr betreuen lassen möchtest, ist es wichtig, die Unterschiede zu kennen.

Beleghebamme im 1:1-System

Bei solchen Beleghebammen, wie Sissi eine ist (und wie Kareen es viele Jahre lang war), melden sich Frauen ganz zu Beginn ihrer Schwangerschaft an. Wenn dann viel später die Geburt beginnt, gehen die Hebammen gemeinsam mit den Frauen, die sich bei ihnen zur Beleggeburt angemeldet haben, in die Klinik, wo sie die dortigen Räumlichkeiten vertraglich nutzen dürfen. Das heißt, die Frauen haben die Zusicherung, dass sie 1:1 von dieser vertrauten Hebamme betreut werden.

Wir betreuen die Frauen immer so lange, bis die Geburt abgeschlossen ist. Oft allerdings mit einer 24-Stunden-Begrenzung im Behandlungsvertrag. Wenn also die Betreuung länger als 24 Stunden dauert,

ohne dass das Baby geboren wurde, geben wir die Geburt an das Klinikpersonal oder eine weitere Beleghebamme ab. Das ist im Rahmen einer sicheren Geburt auch im Sinne der Gebärenden, denn nach 24 Stunden brauchst du jemanden, der ausgeschlafen und auf Zack ist und dir neue Energie geben kann.
Eine solche Beleghebamme ist kein Teammitglied im täglichen Ablauf der Klinik, sie ist vertraglich aber an die Klinikstandards gebunden und arbeitet kollegial mit den Mediziner*innen vor Ort zusammen.

Gut zu wissen **Die Klinik ist fix!** Deine Beleghebamme kann nicht in dein Wunschkrankenhaus mitkommen. Du gehst mit ihr in die Klinik, mit der sie einen Vertrag hat.

Beleghebamme im Schichtsystem einer Klinik

Eine Beleghebamme, die in einem Beleg-Schichtsystem arbeitet, ist etwas anderes. Viele kleinere Kliniken, die angestellte Kolleginnen »wegrationalisiert« haben, arbeiten so, oft sind das eher kleinere Kliniken, die vielleicht auch keine Kinderstation haben. Diese Beleghebammen sind bei der Klinik nicht fest angestellt, sondern organisieren sich selbst, auch was die Versicherung und die Abrechnung angeht. Ihre Schichten dauern meist 12 Stunden, länger als die Schichten von Hebammen in anderen Häusern.
Für die Hebammen hat diese Arbeitsorganisation den Vorteil, dass sie ein regelmäßiges Leben nach Dienstplan führen und sich die Aufgaben mit den anderen Hebammen teilen können. Das ist ein selbstverwaltetes Arbeiten, was diesen Kolleginnen Gestaltungsspielraum gibt, z. B. bei der Urlaubsplanung. Andererseits heißt es aber auch, dass die Kliniken von ihren Fürsorge-Pflichten, die sie bei fest angestellten Hebammen als Arbeitsgeber hätten, entbunden sind. Viele Kliniken sind in den letzten Jahren zu diesem Modell übergegangen. Nur so können sie sich noch eine Geburtsstation leisten.
Für Frauen, die ihr Baby in einer Klinik mit Beleghebammen im Schichtsystem bekommen, besteht der Unterschied zu einer Klinik mit fest angestellten Hebammen einzig darin, dass letztere kürzere Schichten haben (meist 8 Stunden). Wichtig: Beleghebammen, die

im Schichtsystem arbeiten, garantieren keine 1:1-Betreuung. Und: Du kennst die Hebamme, die deine Geburt betreuen wird, vorher nicht.

In erster Linie betreut die Hebamme die Geburt selbstständig, wenn es keine Auffälligkeiten gibt. Fast immer gibt es eine ärztliche Hinzuziehungspflicht direkt zur Geburt. Die Hebamme informiert zwischendurch den diensthabenden Arzt über den Verlauf der Geburt und dieser wird sich einmal kurz bei dir vorstellen. Wenn die Geburt dann kurz bevorsteht, kommt er dazu. Bei einem normalen Verlauf ist er präsent dabei, hält sich aber meistens im Hintergrund – und ist da, wenn man ihn braucht.

Sissi: »Jeder Frau sollte eine 1:1-Betreuung unter der Geburt zustehen. Das sollte kein Luxus sein. Zahlen zeigen, dass Frauen, die das erfahren dürfen, bessere Geburtserfahrungen haben, weniger Schmerzmittel brauchen und seltener ein Kaiserschnitt notwendig ist.«

Der große Vorteil einer Beleghebamme mit Belegvertrag ist, dass du deine Hebamme bereits vor der Geburt in zahlreichen Gesprächen kennenlernen kannst. Eine vertraute Person, die man in einer so aufregenden Situation wie dem Beginn einer Geburt anrufen und um Hilfe bitten kann, gerade wenn man noch unsicher ist, ob es denn nun wirklich »losgeht« – das wünschen sich viele Frauen!
Leider gibt es nur sehr wenige Beleghebammen in Deutschland, die auf diese Weise arbeiten. Sie müssen nämlich – na klar – für die Frauen, die von ihnen betreut werden, rund um die Uhr erreichbar sein. Wann eine Geburt beginnt, kann niemand voraussagen. Und deshalb muss die Hebamme damit rechnen, aus allen erdenklichen Lebenssituationen herausgerissen zu werden, sobald sie der Anruf einer Schwangeren erreicht – Kino, Sex, Badewanne – unser Handy ist nie auf lautlos. Nicht viele Hebammen wollen und können diesen hohen »privaten Preis zahlen«. Und die, die es machen, machen es meist nicht 20 Jahre lang.

Gut zu wissen

Nur wenige Beleghebammen! Es besteht längst nicht mehr in allen Regionen in Deutschland für Frauen die Möglichkeit, eine 1:1-Betreuung durch eine Beleghebamme zu bekommen. Es gibt einfach zu wenige davon. Und auch in den größeren Städten müssen Schwangere sich sehr früh um eine solche bemühen.

Sissi: »Während du über einen Schwangerschaftstest pinkelst, weil deine Periode ausgeblieben ist und du dir bereits ziemlich sicher bist, dass du schwanger bist, solltest du neben deinem*r Partner*in auch sofort eine Hebamme kontaktieren. Selbst wenn du so zeitig dran bist, ist es momentan schwierig, überhaupt noch jemanden zu bekommen. Gerade zu Zeiten wie Weihnachten oder Sommerferien ist es fast unmöglich, weil zu diesen Zeiten natürlich auch die Hebammen mal Pause von der Rufbereitschaft machen, gerade, wenn sie selbst Kinder haben.«

Tipp

Nutze persönliche Kontakte! Am besten funktioniert die Vermittlung über persönliche Kontakte – schön, wenn man sie hat. Sissi nimmt gern Freundinnen von Frauen an, die sie bereits betreut hat. Fragt unbedingt bereits in der Frühschwangerschaft eure engste Freundin, wenn diese schon in den Genuss einer guten Betreuung gekommen ist. Sie ist sicher noch in Kontakt mit ihrer Hebamme und kann euch vielleicht verbinden.

Alltag einer Beleghebamme

Jede Hebamme muss sich gut überlegen, wie viele Frauen sie auf einmal zur Betreuung annehmen kann. Wenn es zu viele sind, kann es nämlich sein, dass sie nach einer durchwachten Nacht bei einer Geburt am nächsten Tag noch fünf Frauen im Wochenbett zu besuchen hat. Auch eine Hebammenkollegin kann nicht so einfach von jetzt auf gleich einspringen.

Uns ist selbstverständlich eine intensive Wochenbettbetreuung genauso wichtig wie die Geburtshilfe. Die Betreuung von Frauen in dieser wichtigen Zeit kurz nach der Geburt können wir nur gewährleisten, wenn es nicht zu viele Wochenbetten gleichzeitig sind. Und nicht zu viele Geburten, bei denen wir tagelang am Stück und ungeplant im Kreißsaal festhängen.

Außerdem lässt sich unter Dauerstress nicht gut arbeiten, ruhigere Phasen und ein paar durchgeschlafene Nächte zwischendurch, vielleicht sogar mal ein Wochenende am Stück, sind zur Erholung unbedingt notwendig und oft purer Luxus.

Also müssen wir die Anzahl der zu betreuenden Geburten gut einplanen. Meist sind es nicht mehr als zwei bis vier im Monat. Das hört sich nach wenig an, wird aber verständlich, wenn man bedenkt: Die Betreuung einer Frau dauert oft über ein Jahr: von der Schwangerschaft über die Geburt und das Wochenbett bis hin zur ersten Beikost, wenn das Baby ein halbes Jahr alt ist. Und so betreut eine Hebamme nicht nur zwei Frauen im Monat, sondern viele mehr, die sich in den unterschiedlichsten Phasen ihrer Schwangerschaft, ihres Wochenbetts oder in der Zeit danach befinden.

Kareen: »Es ist auch eine Frage des Arbeitsstils: Ich habe immer lieber weniger Frauen angenommen, die ich dann aber häufiger gesehen habe: regelmäßig alle vier Wochen in der Schwangerschaft – mindestens. Es gibt Kolleginnen, die »ihre« Frauen deutlich seltener sehen. Der Grund dafür liegt natürlich in der allgemein hohen Arbeitsbelastung der Beleghebammen. Bei bis zu zehn Geburten im Monat steht man natürlich nonstop im Kreißsaal und hat viel weniger Zeit für spontane Schwangerschaftsbeschwerden oder auch die Wochenbettbetreuung.«

Tipp

Nach Wochenbettbetreuung fragen. Obwohl es generell nicht einfach ist, überhaupt eine Beleghebamme zu finden, solltest du dennoch beim Kennlerngespräch auch danach fragen, wie die Kollegin mit der Wochenbettbetreuung umgeht. Denn natürlich haben auch wir Hebammen Präferenzen aus den unterschiedlichsten Gründen: Einige Kolleginnen brennen für die Geburtsbegleitung, und machen das Wochenbett eher nebenbei. Wenn das durchklingt, könnte man versuchen, eine andere Lösung zu finden, z. B. dass das Wochenbett eine Kollegin übernimmt.

Finanzielle Hintergründe

Keine Hebamme kann von nur zwei Geburten im Monat leben – für eine komplette Beleggeburt (pauschale 11 Stunden Geburtsbetreuung: 8 Stunden Geburt, 3 Stunden nachgeburtliche Betreuung) bekommt eine Hebamme von der Krankenkasse nur 250 € netto und pauschal (plus evtl. geringe Zuschläge für Geburten in der Nacht oder am Wochenende). Für das Geld schraubt eine Werkstatt gerade mal 1,5 Stunden an unserem Auto.

Die Haftpflichtversicherung, die jede Hebamme für Beleg- und Hausgeburten abschließen muss, ist enorm teuer – rund 5.300 € pro Halbjahr – und wird nur unter bestimmten Auflagen von den Kassen bezuschusst – bei einigen Hebammen sogar gar nicht. Unter diesen Bedingungen kann man sich diese Arbeitsform natürlich nicht leisten.

Die einzig mögliche Querfinanzierung für Beleghebammen ist die Pauschale für die Rufbereitschaft, die die Schwangere selbst bezahlen muss. Das sind aktuell bei Sissi 950 € für die dauerhafte Rufbereitschaft in den drei Wochen vor dem errechneten Geburtstermin und in den zwei Wochen danach (bei dieser Pauschale gibt es natürlich regionale Schwankungen, sie liegt meist zwischen 500 und 2000 Euro). Das hört sich nach viel an, aber es ist die einzige Möglichkeit, damit eine Hebamme auf einen vernünftigen Stundenlohn kommt. Ein Dilemma, da der private Anteil für die Rufbereitschaft natürlich nicht von allen Familien geleistet werden kann.

Kareen: »Es ist wirklich ein gesellschaftliches und politisches Problem: In den Genuss einer 1:1-Betreuung zu kommen, sollte völlig unabhängig von finanziellen Verhältnissen sein. Aber das kann man nicht auf die einzelne Hebamme abwälzen. Es ist unser Beruf, und natürlich müssen wir von unserer Arbeit leben und unsere eigenen Familien ernähren können. Und wir müssen *gut* leben können und dürfen, eigentlich müssten wir das Doppelte für unsere Arbeit verdienen. Geld und soziale Berufe: Das war und ist noch immer ein Problem, auch deshalb ist unser Gesundheitswesen da, wo es jetzt ist.«

Auch ein anderer Missstand ist ganz offensichtlich: Eine Hebamme wird nicht wie in jedem anderen Beruf in der freien Wirtschaft mit wachsender Berufserfahrung stetig besser bezahlt. Es gibt eben keine Senior-Vice-Director-Hebamme.
Wir bekommen auch nach 25 freiberuflichen Jahren immer noch die gleiche Bezahlung wie an unserem ersten Arbeitstag nach dem Examen. Und das, obwohl es ein hoch qualifizierter Beruf mit einer maximalen Verantwortung ist.

Kareen: »Das Geld für die Rufbereitschaft ist eine der besten Investitionen deines Lebens, weil du so unfassbar viel dafür bekommst: Das Gefühl, dass du eine Expertin an deiner Seite hast, die dich kompetent durch deine Schwangerschaft, deine Geburt und dein Wochenbett begleitet. Dieses Rundum-sorglos-Paket ist so viel wert!«

Wie finde ich eine Beleghebamme?

- Ruf sofort nach dem positiven Test eine Beleghebamme an. Sei nicht auf dein Wunschkrankenhaus fixiert, sondern informiere dich, in welchem Krankenhaus in deiner Stadt Beleghebammen mit 1:1-Betreuung arbeiten. Es lohnt sich auch, in das Krankenhaus am anderen Ende der Stadt zu fahren, wenn du dort die optimale Betreuung bei deiner Geburt bekommst.
- Höre dich in deinem Freundeskreis um, ob es eine Frau gibt, die eine Beleghebamme hatte. Wenn ja, wende dich an diese Freundin und bitte sie, dich bei dieser Beleghebamme zu empfehlen. Das ist ein guter Weg, damit Frauen, die zueinanderpassen, auch zueinanderfinden.
- Auf den Homepages der Kliniken sind die Beleghebammen mit ihren Kontaktdaten angegeben. Wende dich mit einer netten Mail oder einer SMS an sie. Unser Tipp: Nicht dreimal hintereinander auf dem Handy anklingeln, eine Hebamme kann eben nicht während ihrer Arbeitszeit (am Bett der Frau, eventuell grad *in* der Frau) ans Telefon gehen. Wenn sie auf deine Nachricht nicht sofort antwortet, warte ein, zwei Tage ab und versuche es dann noch einmal.
- Es gibt auch im Netz unterschiedliche Möglichkeiten der Hebammensuche, auch über die Hebammen-Berufs- und Landesverbände oder auch lokale Facebookgruppen. Dort können sich Hebammen mit freien Kapazitäten mit ihren angebotenen Leistungen eintragen.
- Überlegt, falls ihr euch die Rufbereitschaft einfach momentan nicht leisten könnt, ob ihr sie euch nicht zur Geburt schenken lassen könnt – von den Großeltern zum Beispiel. Viele Krankenkassen bezuschussen die Rufbereitschaft auch, zumindest mit einem Betrag von 250 €.

Hausgeburt

Wann und warum sie eine großartige Option sein kann

Wenn das Wort »Hausgeburt« fällt, sind irritierte Reaktionen von Freunden und Familie keine Seltenheit. Oft werden dann Gruselgeschichten von Geburten erzählt, die in Aussagen münden wie: »Stell dir doch bloß vor, sie wären zu Hause gewesen! Was da alles hätte passieren können!«

Lass dich von solchen Aussagen nicht verunsichern. Hausgeburten bringen aus medizinischer Sicht weniger Risiken mit sich als Klinikgeburten. In diesem Kapitel werden wir dir erklären, wie eine gut geplante Hausgeburt abläuft und welche Voraussetzungen erfüllt sein müssen, um ein Baby zu Hause zu bekommen.

Ungefähr die Hälfte aller Hebammen entscheiden sich, wenn sie selbst Mutter werden, für eine Hausgeburt. Natürlich haben wir diese Option einfach auf dem Zettel, viel mehr als andere Menschen, die noch nie Berührungspunkte mit dem Thema Geburt hatten. Der »normale« Ort zum Kinderkriegen ist in unserer Gesellschaft nun mal das Krankenhaus. Insgesamt kommen in Deutschland nur ca. 2 % der Kinder außerklinisch zur Welt.

Beziehung zur Geburtshebamme ist wichtig!

Ein Baby zu kriegen ist ein ganz besonderes Ereignis im Leben einer Frau. Es macht einen großen Unterschied, ob du die Hebamme, die dich bei einem so intensiven körperlichen und seelischen Ereignis begleitet, vorher mehrere Monate lang kennengelernt hast oder ob du ihr am Tag der Geburt im Kreißsaal zum ersten Mal begegnest. Wenn du eine der Glücklichen bist, die eine Beleghebamme ergattern

konnten, kennst du deine Hebamme auch vor der Krankenhausgeburt (mehr darüber im Kapitel »Beleghebamme«).
Die Personen, die dich in diesen außergewöhnlichen Momenten der Geburt begleiten, wirst du nie wieder vergessen. Auch für uns Hebammen sind das oft hoch emotionale Momente. Besonders wenn wir Frauen ganzheitlich durch Schwangerschaft, Geburt und Wochenbett begleiten dürfen.
Die wunderbare Ina May Gaskin, Trägerin des Alternativen Nobelpreises und Wegweiserin für viele Hebammen in der außerklinischen Geburtshilfe, hat so schön gesagt: »Birth matters.« Das heißt, es ist nicht egal, unter welchen Umständen und unter welchen Bedingungen wir geboren werden – und gebären.
Dieser Punkt wird in der modernen Geburtshilfe oft als »Kuschelfaktor« angesehen, der neben den wichtigen klinischen Standards gern vernachlässigt wird. Das größte Problem ist dabei der Personalmangel, in den meisten Krankenhäusern gibt es einfach zu wenige Hebammen. Dadurch ist eine individuelle 1:1-Betreuung nicht möglich. Viele Frauen beschreiben, dass sie sich während der Geburt allein gelassen fühlten und wenig Zeit für ihre persönliche Situation war. Dabei ist das Gefühl, während der Geburt gut aufgehoben zu sein, oft ausschlaggebend für die gesamte Geburt – egal, wie sie am Ende ausgeht. Bei einer Hausgeburt bewegst du dich in dem geschützten Rahmen deiner eigenen vier Wände und du genießt dauerhaft eine 1:1-Betreuung durch deine Hebamme, die sich voll und ganz auf dich konzentrieren kann. Das sind optimale Bedingungen für eine sichere Geburt.

Eine Hausgeburt planen? Gar nicht so einfach.

Bereits mit positivem Schwangerschaftstest (in der sechsten Schwangerschaftswoche) solltest du dir eine Hausgeburtshebamme suchen, um überhaupt eine zu bekommen. Gerade in ländlichen Gebieten sind sie dünn gesät. Nur kannst du dir zu einem so frühen Zeitpunkt der Schwangerschaft meist noch gar nicht vorstellen, was das alles bedeutet und was da auf dich zukommt. Vielleicht bist du gerade mit anderen Dingen beschäftigt als zu realisieren, dass du wirklich schwanger bist, vielleicht bist du nach jahrelanger Kinderwunschbehandlung ganz überrumpelt oder du leidest unter extremer Übelkeit … Auf jeden Fall wird dein erster Gedanke nicht der Geburtsort deines Kindes sein, es sei denn, du bist vorher durch Freundinnen mit dem Thema Hausgeburt in Berührung gekommen.

Erst im Laufe der Schwangerschaft bekommst du ein Gefühl dafür, wie du dir deine Geburt überhaupt wünschst und in welchem Rahmen du sie mitgestalten könntest. Erst dann wird dir vielleicht klar, dass dir bestimmte Dinge wichtig sein könnten. Beim ersten Kind fühlt sich eine Klinik als Geburtsort eventuell sicherer an, aber auch eine erste Geburt kann natürlich sehr gut zu Hause stattfinden. Beim zweiten Kind kann es sein, dass du dir eine Hausgeburt schon eher zutraust. Dann weißt du bereits, dass dein Körper gebären kann. Oder die erste Erfahrung im Krankenhaus war ganz anders, als du dir gewünscht hattest.

Was du im Vorfeld abklären und vorbereiten solltest

Es gibt Ausschlusskriterien für eine Hausgeburt: Unter anderem lassen Mehrlingsschwangerschaften, Beckenendlagen, insulinpflichtiger Gestationsdiabetes, *Plazenta praevia,* Frühgeburten, wiederkehrende Kaisergeburten, schwerwiegende Allgemeinerkrankungen (hier bedarf es immer einer individuellen Absprache mit den Fachärzten) eine Hausgeburt nicht zu.

Ein weiterer Punkt, den du abklären solltest, ist die Arbeitsweise der Hebamme: Arbeitet sie in einem Hausgeburtsteam, das dir im Krankheitsfall eine Vertretung garantiert? Und kommt zur Geburt in der letzten Phase eine zweite Kollegin hinzu? Wir beide schätzen bei einer Hausgeburt die Zusammenarbeit mit einer zweiten Hebamme wegen des fachlichen Austauschs und der gegenseitigen Unterstützung und Entlastung sehr. Zu zweit kann man außerdem im Einzelfall besser entscheiden, ob eine Verlegung in die Klinik wirklich notwendig ist oder ob man noch abwarten kann.

Außerdem solltest du im Vorfeld die Kosten klären: Gesetzliche Krankenkassen übernehmen die Kosten für eine Hausgeburt (inklusive einer zweiten Hebamme in der Endphase), bei privaten Krankenkassen ist das nicht immer zu 100 % gesichert. Auch die Kosten für die Rufbereitschaft der Hebamme (ihre dauerhafte Verfügbarkeit rund um den Geburtstermin ab SSW 37+0 bis 42+0), die im Schnitt bei 500 bis 2000 Euro liegen, werden meist nur anteilig von den gesetzlichen und privaten Kassen übernommen.

Wenn du die für dich passende Hausgeburtshebamme gefunden hast, werdet ihr euch in regelmäßigen Abständen zur Schwangerenvorsorge oder Gesprächsterminen treffen. Ob die Termine bei dir zu Hause stattfinden oder in einer Hebammenpraxis – das handhabt jede Hebamme unterschiedlich. Sie wird dir bei all deinen Fragen, Sorgen und vielleicht auch Ängsten beratend zur Seite stehen. Du wirst schnell merken, wie sehr du ein vertrautes Verhältnis zu ihr aufbaust – sehr wichtig für deine bevorstehende Hausgeburt.

Rechtlich vorgeschrieben ist ein Hausgeburtsaufklärungsgespräch, das zwischen der 30. und 35. SSW stattfinden wird. Deine Hebamme wird euch in diesem Gespräch ganz genau über die Rahmenbedingungen eurer Hausgeburt aufklären. Wenn bis zur SSW 37+0 keine Auffälligkeiten auftreten, darf dein Baby – bis zur SSW 42+0 – zu Hause zur Welt kommen.

Bei diesem Aufklärungsgespräch werden im Vorfeld auch alle Risiken angesprochen und es wird festgelegt, in welche Klinik ihr verlegt würdet, falls es notwendig sein sollte. Wir empfehlen euch immer eine Krankenhausanmeldung im Vorfeld zu machen, damit ihr im Fall des Falles nicht gefühlt tausend Zettel ausfüllen müsst und mit dem neuen Ort bereits vertraut seid.

Wenn in der Hausgeburtshilfe eine Verlegung notwendig wird, findet das meist ganz in Ruhe statt. Die Hauptverlegungsgründe sind ein vorzeitiger Blasensprung (ohne Wehen) und ein Geburtsstillstand in der Eröffnungsphase. Es gibt auch Frauen, die sich während einer Hausgeburt doch nicht mehr wohl und sicher fühlen. Diese können in jedem Fall jederzeit in die Klinik wechseln. Vieles kann man sich vorher gar nicht vorstellen, und wenn es dann doch heftiger wird als gedacht, zieht man eben in die Klinik um. Dann einfach Plan B und kein Aufgeben oder Scheitern.

Nur in ca. 1 % der Fälle – also extrem selten – kommt es zu Notfallverlegungen, dann werden eure Hebamme und der Rettungsdienst entscheiden, in welche Klinik verlegt wird.

Achtung!

Gruselgeschichten. Überleg dir gut, wem du von deiner Entscheidung für eine Hausgeburt erzählst. Oft wirst du dann nämlich mit Erfahrungsberichten und Warnungen von der folgenden Art konfrontiert: »Pass bloß auf! Zum Glück war ich im Krankenhaus! Sonst hätten das Kind und ich das nicht überlebt!« Solche Aussagen sind einfach nicht wahr!

Auch bei der Frage, wie ihr eure Wohnung auf die Hausgeburt vorbereitet (»Müssen wir jetzt alles mit Malerplane auslegen?«), wird euch eure Hausgeburtshebamme beruhigen. Eine Geburt zu Hause macht viel weniger Dreck, als man meint, und die meisten Dinge, die ihr brauchen werdet, habt ihr bereits zu Hause. Wir stellen dir hier ganz bewusst keine Liste zur Verfügung, weil in dieser Hinsicht jede Hebamme ihre eigenen Vorstellungen und Wünsche hat. Generell empfehlen wir dir einen hochwertigen Matratzenschutz. Und denkt unbedingt über die Option eines Gebärpools nach. Auch wenn euch im ersten Moment nicht nach einer Wassergeburt ist, ist es sehr empfehlenswert, sich die Möglichkeit, während der Geburt doch ins Wasser zu wechseln, offenzuhalten.

Warum eine Hausgeburt sicher ist

Eine Hausgeburt ist nicht gefährlich, wenn sie gut vorbereitet und geplant ist. Bereits während der Schwangerschaft findet eine Risikoselektion nach den beschriebenen Ausschlusskriterien statt. Wenn sich also bereits während der Schwangerschaft abzeichnet, dass eine medizinische Intervention nötig sein wird, ist eine Hausgeburt von vornherein ausgeschlossen. Zu einer Hausgeburt zugelassen werden nur Frauen, die gesund sind, deren Baby gesund ist und die ohne medikamentöse Hilfe gut und glatt in die Geburt hineinkommen.

Mythos

»Die Klinik ist sicherer!« Die meisten Menschen denken zunächst vielleicht, dass eine Klinikgeburt sicherer sei als eine Hausgeburt. Zahlen widerlegen diese Aussage jedoch. Wir sind in Deutschland nur eben nicht sehr vertraut mit dem Thema Hausgeburt, ganz anders als unser Nachbarland, die Niederlande. Dort werden deutlich mehr Kinder im häuslichen Umfeld geboren (25 %).

Zahlen

Hier findest du Statistiken zur außerklinischen Geburtshilfe: www.quag.de/quag/geburtenzahlen.htm

Bei einer Hausgeburt wird – anders als in der Klinik – nicht in den natürlichen Geburtsprozess eingegriffen: Es erfolgt keine Einleitung der Geburt, keine Gabe von Schmerzmitteln, es gibt keine Möglichkeit für eine PDA. All diese Dinge können für Komplikationen sorgen, und da ist es wichtig, im Krankenhaus zu sein und ggf. sofort kompetent reagieren zu können.
Ein großer Vorteil einer Hausgeburt ist auch, dass du dich zu Hause in deinem natürlichen Keimmilieu bewegst. In der Klinik läufst du – trotz aller Hygienemaßnahmen – Gefahr, in Kontakt mit resistenten Keimen zu kommen.

Kareen: »Das, was eine Geburt sicher macht, ist nicht, dass da ein OP nebendran ist und ein Anästhesist im Schrank. Sicherheit entsteht nicht durch all die medizinischen Gerätschaften. Das, was eine Geburt sicher macht, ist die gute personelle Betreuung durch eine fachkundige Hebamme rund um die Uhr.«

Aber der wichtigste Punkt ist die sichere und kompetente Betreuung durch deine Hebamme, die die ganze Zeit an deiner Seite sein wird, um den Geburtsvorgang zu beurteilen und dich in allen Phasen deiner Geburt zu begleiten. Und die medizinischen Möglichkeiten einer Klinik stehen dir ja trotzdem ganz schnell zur Verfügung, falls ein Verlegen doch nötig sein sollte. Deine Hebamme verfügt über die nötige Erfahrung und richtige Intuition, um darüber zu entscheiden.

Fazit

Wenn alle Dinge im Vorfeld bei dir abgeklärt sind und du eine Hausgeburt haben könntest: Denk wirklich intensiver darüber nach! Dein Zuhause ist ein sicherer Ort, um dort dein Baby zu bekommen. Vertrau auf dein Bauchgefühl – ganz bewusst und gut informiert wirst du die richtige Entscheidung treffen.

Und du befindest dich in bester Gesellschaft: Gisele Bündchen, Hilary Duff und Nina Bott stehen stellvertretend für viele prominente Frauen, die ihre Kinder zu Hause bekommen haben.

Tolle Fotos

- Kraftvolle Geburtsbilder zeigt die Doula und Geburtsfotografin Eva Rose auf Instagram: @evarosebirth
- Und dieser Bildband porträtiert Frauen, die zu Hause geboren haben: Martina Eirich / Caroline Oblasser, *Luxus Privatgeburt. Das große Buch zur Hausgeburt!* Elwin Staude Verlag 2009.

Geburtsarbeit

Vom inneren Mindset im Umgang mit Schmerz

Wehen bedeuten größte körperliche Arbeit – das ahnen wir alle. Jeder Körper reagiert anders unter der Geburt, jede Frau erlebt die Geburtsarbeit in einer anderen Intensität. Es gibt die unterschiedlichsten Strategien, um sie zu bewältigen. Die breite Palette reicht von dem Wissen um deine innere Kraft und eine gute mentale Betreuung über schmerzlindernde Zäpfchen und berauschende Opiate bis hin zu einer PDA. Und Achtung – kleiner Spoiler vorweg: Das beste Schmerzmittel ist tatsächlich eine gute Hebammenbetreuung!

Respekt vor Schmerzen ist eines der zentralen Themen, wenn man an Geburt denkt: Wie intensiv werde ich die Wehen und alles drum herum erleben? Wie komme ich damit klar? Schaffe ich das alles?

Die meisten von uns verbinden Geburt untrennbar oder sogar in erster Linie mit Schmerz, man hört das von allen Seiten und liest es überall. Dadurch entsteht fast eine gewisse Erwartungshaltung, die das Gehirn tatsächlich auf eine bestimmte Weise programmiert. Eine wesentliche Strategie ist deshalb, diesen althergebrachten Glaubenssatz zu verändern und quasi »umzuprogrammieren«.

Kareen: »In meinen Geburtsvorbereitungskursen ist es für mich zentral, dass die Frauen zuerst einmal für sich definieren und in sich hineinhören: ›Was ist denn Schmerz überhaupt? Was ist er für mich? Was daran ist schlimm, wovor genau fürchte ich mich? Inwieweit ist Geburt für mich innerlich mit Schmerz verbunden oder auch nicht?‹«

Für die meisten Menschen schwingt beim Wort »Schmerz« eine negative Bedeutung mit. Es ist etwas, vor dem wir uns fürchten oder zumindest etwas, das die meisten Menschen nicht gerne empfinden. Wenn man »Schmerz« jedoch schlicht und wertfrei zunächst als eine Überforderung von Intensität definiert, kann man ihn vielleicht aus einer anderen Perspektive betrachten. Dann merkt man, dass es ausschlaggebend ist, in welcher Situation man sich befindet, wenn man Schmerz erlebt. Bezogen auf die Geburt bedeutet das: Eine Frau, die sich aufgehoben fühlt, gut von einer Hebamme betreut wird und sich ihrer Kraft und des schöpferischen Aktes einer Geburt bewusst ist, erlebt den Schmerz nicht als so verstörend wie eine Frau, die nicht gut durch ihre Geburt begleitet wird.

Sissi: »Bei einer schlecht betreuten Frau entsteht der Schmerz durch die Ängste, die sie unter der Geburt entwickelt, die Unsicherheit, nicht zu wissen, was da mit ihr passiert. Sie fühlt sich allein gelassen.«

Innere Strategien im Umgang mit Schmerz

Worte haben Wirkung. Viele Frauen und auch einige Strömungen des Hypnobirthing vermeiden deshalb das Wort »Schmerz«, wenn es um Geburt geht. Auch »Wehe« (weil es in seinem mittelhochdeutschen Ursprung »wēwē« Schmerz oder auch Leid bedeutet), wird von einigen Geburts-Professionals vermieden und stattdessen »Welle« vorgeschlagen. Kareen benutzt in ihren Kursen gern auch den Begriff »Intensität« statt »Schmerz«.

Jede Frau hat unterschiedliche Strategien, um gut durch die Geburt zu kommen: Für Sissi hat Geburt viel mit Fokus und Konzentration zu tun. Sie konzentriert sich auf die Welle, die da auf sie zukommt und nimmt sie an als etwas, das sie weiterbringt, das ihr beim Vorankommen unter der Geburt hilft. Sie fokussiert sich auf ihre Atmung und vermeidet es so, in den Schmerz zu gehen.

Für Kareen hingegen ist Geburt komplette Hingabe, Abtauchen und Auflösung: Wehen annehmen, sich durch sie hindurchfließen lassen, getreu dem Leitsatz »Dann mach halt mit mir, was du willst«.

Jede Frau empfindet anders, jede ergreift intuitiv eine der ihr zur Verfügung stehenden Strategien.

Kareen: »Versuche zu Beginn der Wehen, wenn du dich selbst beobachtest und feststellst: ›Aha, so fühlt sich das also an‹, in das Vertrauen hineinzukommen, in das Gefühl: ›Ja, so soll, so darf das sein‹. Lass das nicht gestört werden durch technische Dinge wie Apps, die versuchen, dein Empfinden in irgendwelche Raster zu pressen. Durch sie wird dein Kopf, dein Neocortex, angeknipst. Und du hast es schwer, in die Geburtstrance zu kommen, in der dir alle Apps egal sind, du ganz bei dir bist und du intuitiv das Richtige tust.«

Die Kunst der betreuenden Hebamme ist es, auf jede Frau in ihrer Individualität einzugehen: Manche Frauen brauchen nicht viel: Sie sind ganz bei sich, wollen allein gelassen, nicht berührt werden. Da reicht ein empathisches Da-Sein ohne viele Worte aus. Anderen hilft es, immer wieder in ihren Fokus zurückgebracht zu werden oder auch sehr aktiv durch die Geburt »hindurchgecoacht« zu werden. Sie brauchen klare Ansagen. Unsere Aufgabe als Hebamme ist es hier, dir zu helfen, dabeizubleiben und dich darin zu bestärken, dass das, was du tust, gut und richtig ist und alles seinen Weg geht.

Wenn es »losgeht«: Eine gute Begleitung hinein in die Geburt

Toll ist es, wenn dir schon in der vorgeburtlichen Latenzphase, in der die Wehen sich entwickeln und der Muttermund sich öffnet, eine Hebamme zur Seite stehen und dir Sicherheit geben kann: »Ich bin da. Du kannst dich fallen lassen.« In der Latenzphase passiert zwar noch nicht sehr viel Messbares am Muttermund, aber im Hormonhaushalt geschieht ganz Entscheidendes: Da werden – fein aufeinander abgestimmt – unterschiedliche Hormonkaskaden ausgeschüttet: einerseits Wehenhormone, andererseits aber auch Hormone, die für die emotionale Stabilität gebraucht werden, damit die Frau gut gerüstet in die Geburt geht, ihr inneres Einverständnis dazu geben kann.

In der Latenzphase »übt« die Frau, sich auf diese neuen, intensiven Gefühle – auch den Schmerz – einzulassen.
Die meisten Frauen erleben den Beginn der Geburt zu Hause meist allein, im besten Fall natürlich gemeinsam mit ihrem gut vorbereiteten Partner.

Kareen: »Es geht in der Latenzphase darum, sich einlassen zu können. Sich mit der großen körperlichen Herausforderung, die auf einen wartet, einverstanden zu erklären. Das ist eines der Geheimnisse rund um Geburt: zu verstehen, dass Intensität dazugehört und dass sie gut und wichtig ist. Der Schmerz ist hier kein alarmierendes Warnsignal wie sonst im Leben, sondern notwendig, gesund und richtig.«

Die Wichtigkeit dieser Phase war einige Zeit lang etwas in Vergessenheit geraten und wurde in den Kliniken entweder proaktiv (»Wenn es schon losgeht, dann aber richtig: Hier kommt der Wehentropf.«) oder wenig wertschätzend (»Das sind noch keine richtigen Wehen, am Muttermund passiert nix.«) runtergebügelt. Frauen wurden also entweder zum Treppensteigen oder nach Hause geschickt.
Dabei ist eine Begleitung in dieser Phase enorm wichtig: Unbegleitet allein (zu Hause oder in der Klinik) kann man all das eben oft nicht richtig einordnen, man ist verunsichert oder bekommt Angst. Frauen wurde das Gefühl vermittelt, sie müssten erst »liefern« – ein paar Zentimeter am Muttermund müssten es schon sein oder die Wehen müssten »richtig schmerzhaft« sein –, erst dann hätte sie ein Recht auf Betreuung.
Oft verlangt die Latenzphase einer Frau schon viel Energie ab. Deshalb sind Ruhepausen oder auch ein kleines Nickerchen zwischendurch wichtig, damit die Gebärende, wenn die Geburt in die aktive Phase geht, nicht bereits völlig erschöpft ist. Es gibt eben auch sehr lange Latenzphasen, die noch wenig zur Öffnung des Muttermunds beitragen und die dennoch gut begleitet sein wollen. Eine gute Geburtsvorbereitung beschreibt diese Phase auch genau so, damit du ein paar wichtige Kennzeichen und Hilfen für diese Phase eigeninitiativ bei dir zu Hause nutzen kannst.

Sissi: »Die ersten fünf Zentimeter der Öffnung des Muttermunds sind die schwersten. Es kann manchmal drei Tage dauern, bis sie erreicht sind. Das ist ganz normal, verzweifle nicht, wenn es bei dir auch so lange dauern sollte.«

Wenn du noch mit deiner Hebamme am Telefon munter plaudern kannst, ohne zwischendurch den Hörer deinem*r Partner*in zu überlassen, dann geht es eher noch nicht akut mit der Geburt los.

Schmerzmittel unter der Geburt

Mach dir vorher möglichst keinen genauen Plan, welche Schmerzmittel du unbedingt haben möchtest und welche auf gar keinen Fall. Wenn du vorher beispielsweise sicher bist, dass du auf alle Fälle eine PDA haben möchtest, kann es sein, dass du wunderbar ohne zurechtkommst. Und andersherum genauso: Auch wenn du es dir vorher überhaupt nicht vorstellen kannst, kann eine PDA manchmal ein wahres Geschenk unter der Geburt sein. Eine offene Haltung beugt dem Gefühl vor, versagt zu haben, wenn es ganz anders kommt, als vorher gedacht.

Wichtig **Betreuungsproblem.** Momentan ist die Personalsituation im Kreißsaal so, dass das Setzen einer PDA manchmal die Hebammenbetreuung ersetzt. Nur so ist es möglich, dass eine Hebamme vier Frauen gleichzeitig im Kreißsaal betreut. Und das sollte so nicht sein! Sicher ist eine PDA manchmal ein Segen, aber bei einer 1:1-Betreuung durch eine Hebamme ist sie eben auch viel seltener notwendig. Die Gabe eines Schmerzmittels sollte nicht davon abhängen, ob du das Glück einer guten Betreuung hast oder nicht!

Es gibt Geburten, die sehr lang und anstrengend sind, und die ohne medizinische Schmerzmittel nicht zu schaffen sind. In solchen Fällen ist es Gold wert, dass sie uns heute zur Verfügung stehen.
Je nach Situation, je nach Zeitpunkt in der Geburt – und bei Erstgebärenden anders als bei Mehrgebärenden –, nutzt man unterschiedliche Mittel zur Schmerzlinderung. Jede Frau hat ihre eigene Geschichte

hinter der Geburt und braucht dementsprechend auch ihr eigenes Mittel. Gemeinsam mit der Hebamme sucht ihr dann nach dem richtigen Weg für diesen Moment.

Nicht medizinische Maßnahme

- (Kreuzbein-)Massage durch den*die Partner*in: Damit könnt ihr schon vor der Geburt beginnen und herumprobieren. So weißt du, was dir guttut – und dein Partner auch. Fast alle Frauen mögen es gern, angefasst, gehalten, massiert zu werden. Und wenn es nur eine warme, kraftvolle Hand ist, die sie spüren. Wenn ihr das vorher übt, seid ihr im besten Fall später im Kreißsaal ein eingespieltes Team. Dein*e Partner*in darf diese Formen körperlicher Zuwendung gern von sich aus anbieten oder einfach »machen«. Du sollst nicht eigens darum bitten müssen, viele Frauen tun das unter der Geburt nicht. Auch Wärme (durch ein Kirschkernkissen oder eine Wärmflasche) kann sehr wohltuend sein und hilft, die Wehen zu verarbeiten.
- Warmes Wasser kann enorm guttun. Du kannst dich entspannen und fühlst dich schwerelos. Sissi nennt das Wasser ihre »natürliche PDA«, weil es wie eine solche wirken kann. Allerdings gibt es in den Kliniken meist jeweils nur einen Kreißsaal mit Badewanne. Und wenn dieser belegt ist, hast du diese Option leider nicht. Für zu Hause gibt es spezielle Gebärpools, die einem stabilen Planschbecken ähneln.
- Veränderung der Körperhaltung (Hocken, Abstützen, Knien etc.): In dieser Hinsicht viel auszuprobieren hilft, in ein intuitives Gebärverhalten zu kommen. Das ist oft dermaßen effektiv, dass von medizinischen Schmerzmitteln wie einer PDA keine Rede mehr ist.
- Dazu brauchst du eine Hebamme an deiner Seite, die dir Dinge wie einen Ball, den Vierfüßler auf der Matte, ein von der Decke herabhängendes Tuch etc. konkret vorschlägt. Allein hast du vielleicht nicht den Mut dazu oder kommst nicht im richtigen Moment auf die Idee.
- Atmen/Hypnobirthing: Du kannst eine spezielle Atemtechnik und die Technik einer einfachen und sicheren Selbsthypnose erlernen,

die dir hilft, die Geburt deines Babys ohne Angst und in Frieden zu erleben. Es gibt Punkte, an denen man trotz allem damit nicht weiterkommt und doch klassische Schmerzmittel zum Einsatz kommen, was nichts mit »Versagen« zu tun hat. Das heißt dann nicht, dass du die Methode nicht richtig angewandt oder genügend »geübt« hättest.

All diese nicht medizinischen Dinge sind so unglaublich wertvoll für den Umgang mit Schmerz und können – unter guten Bedingungen – viele pharmakologischen Möglichkeiten ersetzen, um Geburtsschmerzen zu lindern.

Fazit

Eine 1:1-Betreuung für jede Frau bei der Geburt ist das beste Schmerzmittel. Auch für uns Hebammen wäre das das Paradies.

Wenn du richtig Stoff brauchst …

Medikamentöse Hilfen zur Erleichterung des Geburtsschmerzes

Manchmal reicht eine positive innere Haltung, warmes Wasser und gelöster Atem einfach nicht aus. Vielleicht hat die Geburt herausfordernd begonnen, etwa mit einer Geburtseinleitung oder einer langen Latenzphase, sodass du bereits angestrengt oder erschöpft in die aktive Phase der Geburt gegangen bist. Dann brauchst du möglicherweise mehr – und freust dich über moderne Schmerzmedikation, die dir im Krankenhaus zur Verfügung steht.

Wenn es um das Thema Schmerzmittel geht, braucht es immer ein gutes Zusammenspiel aller Beteiligten: Was wann gegeben werden kann, hängt stets vom jeweiligen Geburtsverlauf und vom Zeitpunkt der Geburt ab. Es ist eine sehr individuelle Entscheidung.

Medikamente, um Geburtsschmerzen zu lindern

- Naturheilkundliche Maßnahmen gibt es in vielen Kreißsälen. Die Anwendung von Akupunktur oder Akupressur, aber auch von homöopathischen oder anthroposophischen Mitteln oder Bachblüten ist noch immer recht weitverbreitet. Viele Frauen nehmen diese Mittel gern in Anspruch – für andere passt das überhaupt nicht. Es ist auch von den individuellen Herangehensweisen der Hebammen abhängig, welche dieser Maßnahmen im Angebot sind – und welche du für dich als hilfreich empfindest.
- Spasmolytische Zäpfchen (Buscopan®, oder die Kombi Buscopan-Plus® mit Paracetamol): Dieses krampflösende Medikament wird entweder rektal oder intravenös gegeben, es wirkt gut vor allem in der Latenzphase. Vielen Frauen hilft es, sich zu Beginn der Ge-

burt zu entspannen und »weich zu werden«. Dadurch öffnet sich auch der Muttermund meistens leichter. Du kannst damit in die Badewanne gehen, wenn du das möchtest. Obwohl diese Medikamente nicht verschreibungspflichtig sind und in so mancher Hausapotheke herumliegen: Nimm sie nicht allein, ohne die Absprache mit einer Hebamme.

- Aus der Gruppe der verschreibungspflichtigen Opiate ist in den meisten Kliniken das Medikament Meptid® das Mittel der Wahl. Opiate wirken auf das Schmerzzentrum im Gehirn und haben eine dämpfende Wirkung. Es wird als Spritze in den Muskel gegeben oder intravenös als Kurzinfusion. Grundsätzlich werden heute nur solche Opiate gewählt, die für dein Baby keine Nebenwirkungen haben und nicht dämpfend auf zentrale Reflexe wie den Atemreflex wirken.
- Auch die Phase der Geburt ist wichtig für die Wahl des richtigen Schmerzmittels: Ein Opioid wird etwa niemals dann gegeben, wenn die Geburt kurz bevorsteht, sondern spätestens drei oder mehr Stunden vorher, damit das Medikament vom Organismus der Frau abgebaut werden kann und nicht das Baby nach der Abnabelung allein mit dem Abbau des Opiats klarkommen muss.
- Lachgas: Gab es in Deutschland standardmäßig bis in die 70er- und 80er-Jahre hinein und erfährt seit ein paar Jahren eine Renaissance. Auch in Großbritannien und Skandinavien wird es viel verwendet. Es funktioniert folgendermaßen: Zu Beginn jeder Wehe atmest du Lachgas durch eine Maske ein. Dadurch, dass du diese ganz nach Belieben auf- und absetzen kannst, dosierst du das Lachgas selbst, was vielen Frauen ein gewisses Gefühl von »Kontrolle« zurückgibt. Ein weiterer Vorteil ist, dass du Bewegungsfreiheit hast und nicht verkabelt bist.
- Lachgas lindert die Schmerzspitze einer Wehe. Es kann zu jedem Zeitpunkt der Geburt eingesetzt werden, auch für das »letzte Schieben«, kurz bevor das Kind kommt, ist es – anders als ein Opiat – hilfreich. Wir haben gute Erfahrungen mit Lachgas gemacht, weil die Frauen sich dadurch bewusst auf das Atmen konzentrieren können.

- Lachgas wirkt schnell im Körper und ist rasch wieder abgebaut. Es kann also sehr flexibel eingesetzt werden, auch zu einem anderen Schmerzmittel kann man rasch wechseln, was bei einer einmal gesetzten PDA nicht so ohne Weiteres möglich ist.

Lachgas hilft. Gerade, wenn es auf das Ende der Geburt zugeht, ist Lachgas oft eine gute Option, weil die Gebärende dadurch nicht betäubt und die Dynamik der Geburt komplett ausgebremst wird (wie oft bei einer PDA). Lachgas ist ein gutes Angebot, wenn eine Frau an einem Punkt gar nicht weitermachen kann. Es hilft ihr, die Übergangsphase, die sehr kräftezehrend sein kann und die viele verzweifeln lässt, gut zu meistern. Die Schmerzen werden rasch gelindert, sie kann wieder zu sich kommen und dann kraftvoll und aktiv in die letzte Phase der Geburt einsteigen.

PDA (Periduralanästhesie)

Man mag vermutlich auf den ersten Blick – ganz rational –nicht direkt verstehen, warum eine Narkoseform, die die Nervenzellen betäubt, nicht bei allen Geburten zum Einsatz kommt – wäre dies doch die einfachste und eleganteste Lösung ganz ohne Schmerzen. Gleichzeitig bedeutet eine PDA immer eine wesentliche Einmischung in das Geburtsgeschehen, denn eine PDA hebelt Gefühle und Reflexe mit aus.

Wann eine PDA ein Segen ist und wann überhaupt nicht

- Wenn eine Geburt gut läuft (kraftvolle, effektive Wehen, die den Muttermund öffnen und das Kind weiter ins Becken schieben), kann die betäubende Wirkung einer PDA kontraproduktiv wirken, weil sie die Dynamik einer Geburt erst mal ausbremst. In diesen Fällen ist es besser, zu anderen schmerzlindernden Mitteln zu greifen, damit die Geburt nicht durch medikamentöse Maßnahmen verzögert wird (und ggf. noch andere Maßnahmen und Interventionen nach sich zieht).

- Anders ist es, wenn eine Geburt stagniert, etwa wenn die Wehen bereits Stunden andauern, sich der Muttermund dennoch nicht öffnet, die Gebärende immer mehr von Angst und Schmerzen überrollt wird und es keinen Schritt vorwärts geht. Dann ist eine PDA ein wundervolles Mittel, um die Reißleine zu ziehen und alles noch mal auf null zu setzen. Die Gebärende kann sich entspannen und sogar kurz im Schlaf erholen, um dann mit frischen Kräften erneut in die aktive Geburtsarbeit zu starten.
- Eine zu einem guten Moment eingesetzte PDA ist also nicht nur schmerzlindernd, sondern kann auch ein therapeutisches Mittel sein, um eine vaginale Geburt, die in weiter Ferne schien, doch noch zu ermöglichen und einen Kaiserschnitt zu umschiffen.
- Auch bei Einstellungsanomalien, wenn das Baby also nicht richtig ins Becken rutscht, werden der Geburtshilfe mit einer PDA schöne Möglichkeiten eröffnet: Die Hebamme kann das Köpfchen z. B. noch einmal zurückschieben oder neu einstellen, ohne dass es für dich sehr unangenehm wäre.
- Eine PDA hilft besonders in festgefahrenen Geburtssituationen, wenn es schwerfällt, loszulassen, in die Entspannung zu kommen und wieder motiviert an die Geburtsarbeit zu gehen.

Zum Ende der Geburt hin wird die PDA etwas »ausgeschlichen«, damit du wieder besser spürst: »Ich bekomme ein Kind!« und dein Baby aus dir herauslassen kannst.
Gerade dann, wenn die PDA zu gut »sitzt«, ist alles betäubt, deine Reflexe funktionieren nicht, und du weißt nicht, wo du hinschieben sollst.

Kareen: »Mit 'ner PDA ist so, wie wenn du versuchst, mit den Ohren zu wackeln, es aber nicht schaffst, weil du gar nicht ansteuern kannst, was du da bewegen willst.«

Sissi »Es ist immer ein sehr genaues Abwägen in der Einzelsituation notwendig. Und man kann nicht sagen, dass eine PDA für jede Frau ein Segen ist.«

Fazit

Versuche für alles offen zu bleiben und versteife dich nicht schon im Vorfeld auf eine Sache. Viele Frauen, die sicher waren, eine PDA zu wollen und zu brauchen, haben ihre Geburt ganz wunderbar ohne erlebt. Für andere wiederum war die PDA Gold wert, obwohl sie sie vorher vehement abgelehnt haben. Es kann immer anders kommen, als man denkt. Aber es ist gut, dass es so viele Hilfsangebote gibt. Und alle Wege sind gut, es gibt keinen idealen Weg zur Traumgeburt.

Rund um den ET

Come, Baby, come!

Der errechnete Entbindungstermin (ET), auf den alle Schwangeren neun Monate lang hinfiebern, trifft nur in den seltensten Fällen auf den Tag genau zu. Auch wir Geburtshelfer*innen sind an diesem Punkt schlecht mit Prognosen und keine Hellseher*innen. Kinder haben ihr eigenes Tempo und jedes Baby scheint sich seinen Geburtstag selbst auszusuchen.

Natürlich werden wir regelmäßig gefragt: Was kann man tun, damit die Babys pünktlich zum Termin oder vielleicht sogar etwas früher kommen? Was gibt es an »natürlichen Tipps und Tricks«? Wie kann man das Ganze im günstigen Sinne beeinflussen?

Wichtig **Einen Gang zurückschalten!** Wenn du kurz vor deinem ET stehst, beginnt eine Phase des Innehaltens. Fahre das Tempo des Alltags zurück, erledige letzte wichtige Aufgaben und gib die anderen ab, tritt kürzer, soweit das möglich ist. Es ist jetzt an der Zeit, deine Höhle zu bauen (Mehr dazu findest du auch im Kapitel »Nestbau«.). Es scheint so, als würde alles zur Ruhe kommen und die Welt einen Moment stillstehen – und aus dieser Ruhe kommen dann Wehen, wenn es an der Zeit ist. Nicht umsonst beginnen viele Geburten zu nachtschlafender Zeit!

Das In-Gang-Kommen einer Geburt ist sehr komplex und vielschichtig, eine wahre Kaskade an unterschiedlichen mütterlichen und kindlichen Hormonen wird in Gang gesetzt und greift ineinander – das beginnt schon ab der 36. Woche heimlich, still und leise im Verborgenen. Dieser Vorgang ist fein abgestimmt und daher auch empfindlich für Einmischung. Deshalb lautet die kurze Antwort auf die Frage »Was kann man tun?«: »Eigentlich nichts außer Warten – und man sollte auch nichts weiter tun.«

Denn auch wenn sich diverse Maßnahmen »natürlich« anhören – es sind dennoch Interventionen. Von allen Eingriffen in den natürlichen Verlauf lassen wir also die Finger!

Wenn du gesund bist und keine besondere Indikation vorliegt, empfehlen wir dir auch *nicht,* ab der 37./38. Woche ein bestimmtes Programm an Maßnahmen abzuspulen. In gesunde Prozesse einzugreifen ist in der Medizin selten eine gute Idee. So, als würde man eine Schaukel im falschen Moment anschubsen – unrund und unharmonisch.

Achtung! **Vorsicht bei ärztlichen Prognosen!** Lass dich nicht in Alarmbereitschaft versetzen (und dein Umfeld gleich mit), wenn dein*e Gynäkolog*in vorhersagt, dass »das Kind ganz sicher früher kommt«. Niemand kann das wissen. Und wir kennen genügend Frauen, bei denen das nicht der Fall war.

Der Geburtszeitraum

Der ET ist nicht viel mehr als ein ungefährer Anhaltspunkt innerhalb eines Zeitfensters, eine mathematische Annäherung. Die Notwendigkeit, für bestimmte formale Dinge (wie etwa für die Bestimmung deines Mutterschutzes) einen einzigen Tag anzugeben, führt zu diesem weitverbreiteten Missverständnis. Auch in der medizinischen Literatur spricht man zunehmend von dem »Entbindungszeitraum«. Dies sind die Wochen 37+0 bis 42+0. Wenn du also gerade »über dem ET« bist, ist das noch keine Übertragung, sondern höchstens eine rechnerische Terminüberschreitung. Diese sagt, dass vermutlich die Rechnung falsch ist – und nicht dein Baby.

Von einer »echten Übertragung« sprechen wir Fachleute erst ab der Woche 42+0.

Gut zu wissen **Reine Statistik.** Der ET beschreibt mathematisch die sogenannte 50er-Perzentile: Das bedeutet, dass nur 50 % aller Kinder am ET bereits geboren sind, die anderen 50 % kommen später.

Der ET wird in der Frühschwangerschaft beim ersten oder zweiten Besuch bei deiner Gynäkologin oder deiner Hebamme bestimmt. Maßgeblich ist hierfür zunächst der Zeitpunkt deiner letzten Regelblutung, der aber nur bei einem halbwegs regelmäßigen Zyklus einigermaßen verwertbar ist. Etwas später, beim ersten Ultraschall um die 7. SSW herum, wird dann die Scheitel-Steißbein-Länge deines Babys gemessen und anhand des Wachstums in den ersten Wochen das Alter deines Babys bestimmt. Nur bei einer Diskrepanz der beiden Termine wird der ursprüngliche ET korrigiert. Danach bleibt er für die gesamte Schwangerschaft unangetastet – es gibt eben in der 19. SSW größere oder kleinere Babys.

Kareen: »Letztlich ist dieses ganze Herumgerechne nur der hilflose mathematische Versuch, irgendetwas hinzuformulieren, während die Natur darüber lacht und sagt: ›Na, mal gucken, wann der Apfel vom Baum fällt!‹«

Es gibt große individuelle Schwankungen: Deshalb ist es durchaus interessant, sich die Familiengeschichte anzuschauen. Wenn Oma, Mutter, Tanten und Schwestern alle über dem Termin waren, ist es sehr gut möglich, dass auch du ein wenig länger schwanger sein wirst. So etwas gilt allerdings nicht, wenn es nur vereinzelt auftrat. Es geht um familiäre Häufungen. Auch dann, wenn du bereits geboren hast, reicht *ein* Baby noch nicht für eine Statistik.

Der ET ist erreicht – und jetzt?

Ab jetzt wird im Rahmen der Vorsorge engmaschiger kontrolliert, alle zwei bis vier Tage wird ein Ultraschall und ein CTG gemacht. Dabei wird im Wesentlichen auf zwei Parameter geachtet: die Fruchtwassermenge und die Herztöne deines Kindes.
Ab 41+0 wird meistens eine Geburtseinleitung thematisiert und über

Optionen gesprochen. Ob dein*e Gynäkolog*in dich jetzt weiter betreut oder dich dafür in die Klinik schickt, ist unterschiedlich. Unsere Beobachtung ist jedoch, dass diese »Übertragungsvorsorge« in den letzten Jahren mehr und mehr an die Kliniken übergeben wurde, was wahrscheinlich eher haftungsrechtliche Gründe hat.
In diesem Zeitraum hast du dann ein ärztliches Aufklärungsgespräch, bei dem dir das Für und Wider einer Geburtseinleitung erläutert und mit euch gemeinsam entschieden wird, welchen Weg man in den nächsten Tagen gehen möchte.
Laut der neuen Leitlinie von 2020 wird ab 41+3 eine Einleitung empfohlen, ab 42+0 *dringend* empfohlen. Falls du eine außerklinische Geburt (Hausgeburt oder Geburtshaus) geplant hast, ist diese dann ab diesem Zeitpunkt (ET+14) nicht mehr möglich. Deine Hebamme ist dann verpflichtet, an die Klinik abzugeben.

Geduld ist das große Mantra rund um den Geburtstermin. Wenn es nach dir ginge, sollte es natürlich lieber heute als morgen »losgehen«. Wenn aber tatsächlich eine Einleitung näher rückt oder aus anderen Gründen die Zeit nicht auf deiner Seite ist (etwa bei einem Schwangerschaftsdiabetes oder wenn du bereits einen Kaiserschnitt hattest), – wenn also etwas getan werden sollte, können wir dir ein paar Dinge empfehlen.

Möglichkeiten zur Vorbereitung oder Vermeidung einer Geburtseinleitung

Bitte verstehe die folgende Liste nicht als Handlungsaufforderung in dem Sinne: »Das alles musst du machen, damit du eine baldige und leichtere Geburt hast.«
Gern kannst du im Sinne der Selbstfürsorge einzelne Dinge davon auswählen, die dir guttun. Die meisten davon – das sei vorweggesagt – bieten ein relativ geringes Evidenzlevel, das bedeutet: Sie sind nicht besonders gut »hart wissenschaftlich« untersucht. Teilweise liegen sie jedoch im traditionellen Erfahrungsschatz von Hebammen, deshalb wollen wir sie dir nicht vorenthalten.
Vieles bleibt hier im Ungewissen und man wird im Nachhinein nicht

sagen können, was davon zu einem leichteren Geburtsverlauf beigetragen hat. Und: All diese alternativen Dinge brauchen ihre Zeit und funktionieren nicht von heute auf morgen.

Den Muttermund weich machen und gut auf die Geburt vorbereiten kannst du mit …

- … einer Louwen-Diät bzw. -Ernährung. Dabei verzichtest du spätestens ab der 36. SSW auf kurzkettige Kohlehydrate, wie sie hauptsächlich in Weißmehl und Industriezucker (Lebensmittel mit einem hohen glykämischen Index) enthalten sind. Dadurch wird der Insulinspiegel ausgeglichenen, es gibt weniger Spitzen nach oben oder unten. Dies beeinflusst den Kortisol- und den Prostaglandinstoffwechsel, sodass die Ausbildung der für den Geburtsstart wichtigen Prostaglandinrezeptoren unterstützt wird. Erfunden hat diese spezielle Ernährungsform der Leiter der Geburtshilfe und Pränatalmedizin an der Uniklinik in Frankfurt/Main, Prof. Dr. med. Frank Louwen, der zum endokrinologischen Zusammenspiel des Geburtsbeginns forscht. Früher, als es noch keine geburtseinleitenden Maßnahmen gab, waren Fastentage ein geburtshilflicher Kniff – denn auch sie senken den Blutzucker- und Insulinspiegel.
- … geburtsvorbereitender Akupunktur. Die sogenannte geburtserleichternde Akupunktur ist seit etwa 2000 in Deutschland recht weitverbreitet. Nach der »Mannheimer Studie« gibt es signifikante Unterschiede bei akupunktierten und nicht akupunktierten Frauen hinsichtlich der Geburtsdauer (etwa 2 bis 3 Stunden kürzere Geburten bei Erstgebärenden) und des subjektiven Geburtserlebens. Dazu werden ab der 36. SSW einmal in der Woche bestimmte Punkte an den Unterschenkeln für jeweils 20 Minuten genadelt.
- … Nachtkerzenölkapseln: 3 Stück davon täglich einnehmen, zusätzlich abends 1 bis 2 Stück vaginal einführen und möglichst nah am Muttermund platzieren. Die genaue Wirkungsweise und Dosierung kannst du auch noch einmal in Kareens Buch *Guter Hoffnung* nachlesen.

- … Yoni-Steaming: Warme Dampfbäder mit Heublumen können zusätzlich zur Dammmassage auch zur Entspannung und Auflockerung des Damm-Gewebes beitragen, ersetzen diese aber nicht.
- … dem Trinken von Himbeerblättertee. Das ist seit Hildegard von Bingen überliefert und ein häufiges Ritual zur Geburtsvorbereitung. Solltest du irritiert sein: Gelegentlich geistert in den Social-Media-Netzwerken die Anekdote herum, Himbeerblätter würden Geburtsverletzungen begünstigen oder verschlimmern, weil sie das Gewebe »zu weich« machten. Dazu gibt es weder Literatur, noch bestätigt unsere Erfahrung das. Du kannst Himbeerblätter bedenkenlos trinken.
- … dem Essen von Datteln. Du kannst in den letzten Wochen der Schwangerschaft täglich 6 Datteln essen, wenn du sie magst. Auch hierzu gibt es wenig Evidenz. In einer Studie mit ca. 90 Frauen zeigte sich, dass die Mehrheit der dattelessenden Frauengruppe mit einem signifikant weicheren Muttermund in der Klinik ankam, häufiger eine noch intakte Fruchtblase hatte und weniger Oxytocin-Unterstützung während der Geburt brauchte. Offensichtlich widerspricht das Essen von Datteln der o.g. Louwen-Ernährung, denn Datteln sind süß und haben einen relativ hohen glykämischen Index, aber so ist das Leben eben: Vielleicht enthalten Datteln irgendetwas, das diesen geburtserleichternden Effekt hat. Aber richtig erforscht und verstanden ist das nicht – und bleibt einfach ein interessantes Phänomen.
- … regelmäßigen hohen Einläufen: Bis in die 90er-Jahre hinein wurde bei allen Frauen, die zum Geburtstermin in den Kreißsaal kamen, ein hoher Einlauf gemacht. Heute ist so eine routinehafte und von vielen als übergriffig empfundene Maßnahme abgeschafft, aber bei manchen Frauen kann es ein sehr probates Mittel sein, um die Geburt anzustupsen. Vor und nach dem Einlauf werden die Herztöne des Babys abgehört. Danach ist Ruhezeit angesagt.
- Für einen hohen Einlauf brauchst du Unterstützung, vielleicht bietet deine Hebamme das an. Einläufe gehören zu den eher intimen Maßnahmen, sie brauchen Zeit und ein vertrauensvolles Verhält-

nis zur ausführenden Person. Sie sind eines von Sissis Lieblingsmitteln, um eine Geburt ohne Medikamente voranzubringen.

Hebammen-Hack

Der Unterschied: Klistier oder Einlauf? Wenn wir hier von »Einlauf« sprechen, meinen wir den ganz klassischen, hohen Einlauf. Er zeichnet sich durch eine gewisse Wassermenge (ca. 1 l lauwarmes Wasser) und ein ca. 30 bis 40 cm langes Darmrohr aus – ja, richtig gehört. Wichtig ist nämlich, dass auch obere Darmabschnitte überhaupt erreicht und stimuliert werden. Durch diese Stimulation und Lösung deiner Bauchorgane kann das Baby besser nach unten rutschen und auf den Muttermund drücken. Manchmal wird auch durch die Peristaltik Wehentätigkeit angeregt. Dein Körper versteht dann diesen ganzen Prozess als »Entleerungssignal«.
Ein Klistier, das verschiedentlich ebenfalls als »(kleiner) Einlauf« bezeichnet wird, ist etwas anderes. Ein Klistier hat nur ein wenige Zentimeter kurzes »Darmröhrchen«, das wie ein Zäpfchen in den Po geschoben wird. Die viel kleinere Flüssigkeitsmenge (Wasser, oft auch gemischt mit Glycerin) wirkt zwar abführend, erreicht aber die höheren Darmabschnitte und damit die gewünschten Effekte nicht.

Die Eipol-Lösung

Die folgende Methode kann eine echte Alternative zur medikamentösen Geburtseinleitung darstellen, wenn du einen halbwegs geburtsbereiten Muttermundsbefund hast – der Muttermund sollte weich sein und so weit geöffnet, dass er einen Finger hindurchlässt. Wir sind beide große Fans dieser Methode und haben gute Erfahrungen damit gemacht. Eine Eipol-Lösung beginnt mit einer vaginalen Untersuchung, zum Beispiel im Rahmen der Vorsorge. Am Muttermund angekommen, gleitet die Hebamme vorsichtig mit ihrem Finger in den Cervix-Kanal hinein. Den inneren Muttermund wird sie einmal innen mit dem Finger umrunden. Dabei wird die Fruchtblase vom unteren Segment der Gebärmutter abgelöst. Es ist also auch eine mechanische Reizung, die aber die Fruchtblase intakt lässt.

Natürlich erklärt deine Hebamme vorher genau, was sie tut, holt dein Einverständnis ein und sagt dann während der vorsichtigen Untersuchung Schritt für Schritt, was passiert. Sie bleibt ständig im Dialog mit dir und kann also sofort unterbrechen, wenn etwas zu unangenehm werden sollte.

Nicht erschrecken: Weil der Muttermund sehr empfindlich ist, kann danach eine leichte Blutung auftreten. Danach kannst du wieder nach Hause gehen, man wartet einfach ab, was passiert. Manche Geburten beginnen daraufhin innerhalb der nächsten 24 Stunden.

Eine Eipol-Lösung kann auch eine gute Idee sein bei dem Wunsch nach einer vaginalen Geburt nach einem Kaiserschnitt (der Fachbegriff dafür lautet VBAC, *vaginal birth after caesarean)*, bei der man wegen der Gefahr einer Gebärmutter-Ruptur mit medikamentös erzeugten Wehen vorsichtig sein muss.

Hebammentrick **Nachtkerzenöl.** So eine Eipol-Lösung kann man gut mit ein paar Tropfen Nachtkerzenöl auf dem Finger durchführen, dazu evtl. auch ein Minitropfen Nelkenöl. Da hat jede Hebamme so ihre Geheimtricks. Frage deine danach.

Geburtseinleitung im Krankenhaus

Wenn die Wehen auf sich warten lassen

Setzen die Wehen trotz aller Geduld und trotz aller Hebammentricks nicht selbstständig ein, muss die Geburt in der Klinik irgendwann eingeleitet werden. Wir erklären dir, welche Gründe es für eine Einleitung geben kann, ab welchem Zeitpunkt sie gemacht wird und wie ihr Ablauf ist, wenn Medikamente eingesetzt werden.

Eine Einleitung bedeutet nicht, dass auf Knopfdruck die Geburt ausgelöst werden kann und dass du innerhalb weniger Stunden dein Kind in den Armen halten wirst. Gerade, wenn du das erste Mal gebärst, wird das eine gewisse Zeit dauern. Der Geburtsbeginn zeichnet sich durch komplexe Vorgänge aus, die optimal zusammenspielen müssen.

Gründe für eine Einleitung

- Der häufigste Grund ist die Terminüberschreitung (ET plus 10, 12, 14 … Tage).
- Am zweithäufigsten macht ein vorzeitiger Blasensprung bei ca. 8 bis 10 % aller Geburten eine Einleitung nötig. Die Leitlinie schlägt vor, dass spätestens 24 Stunden danach die Geburt eingeleitet werden sollte, wenn sich bis dahin keine Wehen entwickelt haben (s. Kapitel »Eine neue Leitlinie«). Dadurch, dass die sterile Verpackung namens Fruchtblase geöffnet ist, ist auch die Keimbarriere weg und es besteht nach einiger Zeit die Möglichkeit einer Infektion deines Babys. Also sollte die Geburt nach nicht allzu langer Zeit in Gang kommen. Je nach Indikation und Situation, Tages- oder Nachtzeit, wird hier und da auch bereits nach 12 oder 18 Stunden eingeleitet.
- Ein weiterer Grund, der bei immerhin ca. 7 % aller Schwangeren

auftritt, ist der Gestationsdiabetes mellitus (GDM, Schwangerschaftsdiabetes). Dabei muss zwischen dem diätetischen und dem insulinpflichtigen Diabetes unterschieden werden.

- Bei einem gut eingestellten diätetischen Gestationsdiabetes mit guten Werten muss die Geburt allein deshalb nicht zwingend eingeleitet werden.
- Bei einem insulinpflichtigen Gestationsdiabetes oder bei Frauen, die ohnehin einen Typ-I-Diabetes haben, ist laut Leitlinie die Einleitung ab 40+0 empfohlen. In einem ausführlichen ärztlichen Aufklärungsgespräch in der Klinik werden meist alle individuellen Besonderheiten mit euch besprochen und dann gemeinsam entschieden. Wenn du dich zu einer Einleitung gedrängt fühlst, solltest du unbedingt eine zweite Meinung (deiner Hebamme, deiner Gynäkologin) einholen. Wenn dir mindestens zwei Fachpersonen zu einer Einleitung raten, ist das ziemlich sicher eine gute Idee.
- Präeklampsie (auch Gestose, veraltet: Schwangerschaftsvergiftung): Damit sind Störungen im komplexen mütterlichen Stoffwechsel gemeint, die Akutsituationen schaffen können: Erhöhung des Blutdrucks, HELLP-Syndrom etc. Das ist einigermaßen selten, erfordert aber oft ein schnelles Handeln, durchaus schon vor dem ET (Geburtseinleitung oder Kaiserschnitt).
- (Deutlich) zu wenig Fruchtwasser ist oft ein frühes Symptom für eine Plazentainsuffizienz: Das heißt, das Baby wird in der Gebärmutter nicht mehr so gut versorgt, es würde ihm ab einem gewissen Kipp-Punkt draußen besser gehen als drinnen. Gleichzeitig ist die abnehmende Menge des Fruchtwassers ein natürliches Anzeichen dafür, dass die Geburt bald bevorsteht. Wenn beim Ultraschall also festgestellt wird, dass die Fruchtwasserdepots zwar weniger, aber noch ausreichend gefüllt sind, dann ist das noch *keine* Indikation für eine Einleitung! Das ist klar so in der Leitlinie formuliert. Aber keine Sorge: Die Entscheidung für oder gegen eine Einleitung wird nie aufgrund einer einzelnen Ultraschalluntersuchung gefällt. Dazu braucht es mindestens eine weitere, und zusätzlich werden andere Aspekte untersucht und beachtet.

Geburtseinleitung auf Wunsch

Dafür braucht es einen guten Grund, weil es in der Medizin immer darum geht, die Folgekomplikationen eines Eingriffs abzuwägen. Kein guter Grund für eine Geburtseinleitung ist »kein Bock mehr«. Sehr wohl gute Gründe jenseits von harten medizinischen Fakten können sein: psychische Gründe wie etwa Angststörungen oder Gründe, die sich aus der individuellen Vorgeschichte ergeben (z. B. Zustände nach Trauma), aber auch die Abwesenheit des*der Partners*in am ET können Situationen sein, die einbezogen werden.
Eine Wunscheinleitung sollte nicht vor der 39. SSW erfolgen. Und natürlich wird zuvor ein ausführliches Gespräch über die Gründe der Schwangeren geführt, um für manchen Leidensdruck auch andere Lösungsideen als eine möglicherweise folgenreiche Intervention »Geburtseinleitung« zu finden.

Wichtig

Das Baby gibt das Go! Auch wenn diese Vorstellung weitverbreitet ist: Ein Baby, das in der 37. SSW bereits ausreichend schwer ist, ist damit noch nicht automatisch »fertig« und kann einfach »geholt werden« (per Einleitung oder per Sectio): Ein Baby ist erst dann bereit dazu, auf die Welt zu kommen, wenn es per hormonellem Dialog mit dem mütterlichen Körper das Go zum Geburtsbeginn gibt. Das hat seine Gründe, die Biologie hat sich etwas dabei gedacht. Man merkt Babys, die noch Zeit gebraucht hätten, die Unreife an: bei der Organreife (siehe Lungenreife im Kapitel »Wenn dein Baby zu früh auf die Welt will«), aber auch etwa bei der Häufigkeit der Baby-Gelbsucht, bei der Temperaturregulation, beim Stillen etc. Es gibt eben viele Ebenen, auf denen ein Baby »fertig« sein sollte, bevor es geboren werden will.

Wie läuft eine Einleitung ab?

Je nach Reifegrad deines Muttermundbefundes wird geschaut, welche medizinischen Maßnahmen passen können, damit dein Körper effektive Wehen produzieren und mit der Geburt beginnen kann. Manchmal sind das auch mehrere Dinge in schlauer Kombination.

Sissi: »Entscheidend ist der Befund deines Muttermunds und deines Gebärmutterhalses. Ich vergleiche das gern mit einer Avocado. Wenn du eine sehr unreife Frucht hast, kannst du aus ihr keine gute Guacamole machen. Genauso kann dein Muttermund nicht von jetzt auf gleich weich werden und aufgehen, wenn er noch nicht reif dafür ist.«

Wenn du zur Einleitung in der Klinik eintriffst, wirst du zuerst noch einmal genau untersucht: Ultraschall, CTG, vaginale Untersuchung. Für die Geburtsreife gibt es Skalen, die messbare Größen wie Gebärmutterhalslänge und Muttermundweite bewerten, aber auch etwas feinfühligere Befunde wie »mittelweich« und »Köpfchen drückt gut auf dem Muttermund«. Das kann die untersuchende Person besonders gut einschätzen, wenn sie deinen Muttermund im Verlauf kennt, dich also bereits mehrmals über eine gewisse Zeit hinweg untersucht hat.

Wenn du noch einen sehr unreifen Befund hast – der Gebärmutterhals noch fest ist, noch nicht verkürzt ist und der Muttermund noch sehr weit hinten liegt –, wirst du sicher nicht sofort ein Wehenmittel (z. B. einen Wehentropf, der Oxytocin enthält) bekommen, weil das Problem nicht die nicht vorhandenen Wehen sind, sondern die Reifungsprozesse zuvor. Um also die Avocado langsam weicher zu klopfen, gibt es unterschiedliche Möglichkeiten.

Kareen: »Es geht nicht darum, deinen Körper mit Wehenhormonen vollzupumpen, sondern deinem Körper soll signalisiert werden: ›Doch, doch, du darfst das Baby jetzt schon hergeben.‹ Das muss dein Körper zunächst einmal verstehen. Erst dann schüttet er körpereigene Wehenhormone aus und fängt an, Wehen zu machen.«

Nicht-medikamentöse und hormonfreie Methoden der Geburtseinleitung

Mechanische Methoden können mithilfe von Druck und Dehnung Prostaglandinrezeptoren am Muttermund stimulieren. Die Eipol-Lösung, eine der mechanischen Optionen, haben wir dir im Kapitel »Rund um den ET: Come, Baby, come!« vorgestellt. Dafür braucht man keine Klinik, sie lässt sich auch bei deiner Frauenärztin oder durch deine Hebamme auf dem heimischen Sofa durchführen. In der Klinik gibt es im Wesentlichen zwei Methoden, die angewandt werden können. Im Vergleich zu den medikamentösen Maßnahmen führen sie immer noch ein Nischendasein, sind aber einen Versuch wert. Sollten sie dir nicht aktiv vorgeschlagen werden, frage ruhig danach.

- Der Ballonkatheter. Hierbei wird ein dünnes Schläuchlein durch den Muttermund gefädelt. Oben an dessen Spitze befindet sich ein kleiner Ballon, der mit einer Kochsalzlösung aufgespritzt wird. Zwischen Babyköpfchen und Muttermund befindet sich dann also ein walnussgroßer Ballon, der auf den Muttermund drückt und somit Wehen auslösen soll. Der Rest des Schlauches baumelt aus der Scheide heraus. Das ist vielleicht ein bisschen lästig, der Vorteil ist allerdings, dass du ganz flexibel und mobil bleibst.
  Du kannst damit herumlaufen und gemütlich auf Wehen warten. Man kann damit schlafen, und einige Kliniken erlauben durchaus, damit auch wieder nach Hause zu gehen und zu den CTG-Kontrollen wiederzukommen.
- dilapan-S® Stäbchen. Diese Stäbchen sehen aus wie ein etwas längerer Tampon und bestehen aus einem Material auf Zellulosebasis. Sie werden vorsichtig in den Gebärmutterhals eingeführt, was einen Moment lang etwas unangenehm sein kann. Dort nehmen sie nach und nach Flüssigkeit aus der Cervix auf, quellen auf und dehnen so den Muttermund. Auch dieses Verfahren gibt den Frauen Bewegungsfreiheit. Sie können nach dem Einführen sogar wieder nach Hause gehen. Du kannst dir das als ein sehr allmähliches, sanftes Dehnen vorstellen. Der Druck, der dabei auch auf

dem Muttermund ausgeübt wird, wirkt wie der Druck des Babyköpfchens, der dem Körper am Termin signalisiert: »Hey, mach doch mal Wehen!«

Durch diese Methoden entwickeln sich entweder selbstständig gute, effektive Wehen, die die Geburt in Gang bringen, oder – wenn das nicht der Fall ist – können sie einen guten vorreifenden Effekt haben – auch für eine evtl. folgende medikamentöse Geburtseinleitung.

Selten eine gute Idee!

Fruchtblasen-Eröffnung. Früher – bis in die 90er-Jahren hinein – wurde standardmäßig bei allen Frauen die Fruchtblase eröffnet, wenn sie in den Kreißsaal kamen, egal wie weit der Muttermund geöffnet war. Leichtfertig wurde mit dieser hoch invasiven Methode umgegangen, die heute in der Leitlinie nicht mehr für eine Geburtseinleitung empfohlen wird – zu groß ist das Risiko für Infektionen und Folgeinterventionen.
Manchmal gibt es Situationen während der voranschreitenden Geburt, die es nötig machen, die Fruchtblase zu öffnen. Dann kann es sich in Einzelfällen günstig und beschleunigend auf den Geburtsverlauf auswirken. Für eine Geburtseinleitung kommt es aber nur selten in Betracht, für Mehrgebärende mit einem fortgeschrittenen Befund ohne Wehen kann es eine Option sein.

Medikamente zur Geburtseinleitung

Die mechanischen Methoden erfordern vorgereifte Befunde. Liegen diese nicht vor, kommen prostaglandinhaltige Medikamente zum Einsatz.
Prostaglandin: Dieses Hormon wird auf natürliche Weise zum Ende der Schwangerschaft vom Körper hergestellt, es gibt in der ersten Geburtsphase den Ton an. Da es zum Reifen und In-Gang-Kommen der Geburt gebraucht wird, ist es bis etwa zur Mitte der Eröffnungsperiode das dominierende Hormon. Erst viel später kommt dann das Oxytocin, das Hormon der Ektase, Liebe und der Bindung ins Spiel. Aber es ist nicht nur das Hormon Prostaglandin, das wir zum An-

stupsen einer Geburt benötigen – es braucht auch die Rezeptoren dafür, also die Stellen im Körper, an die das Hormon andocken kann. Diese Prostaglandinrezeptoren werden ebenfalls erst am Ende der Schwangerschaft gebaut, etwa ab der 36. SSW. Wie du diese Prozesse gut unterstützen kannst, beschreiben wir im Kapitel »Rund um den ET: Come, Baby, come!«.

Lokale Prostaglandine als Gel, als Vaginal-Insert (Propess®) oder Vaginaltablette. Wenn du einen noch unreifen Befund hast, wird meist ein intrazervikales Gel gegeben, um direkt »vor Ort« zu wirken. Wenn der Befund schon etwas reifer ist, nutzt man meist Vaginaltabletten. Sie werden über die Schleimhaut aufgenommen. Ein Nachteil der lokalen Prostaglandine ist, dass du nach einer solchen Gabe erst einmal einige Zeit liegen musst, damit Gel oder Tablette gut einwirken können und nicht gleich wieder aus der Vagina herausfließen. Gerade bei Erstgebärenden sind meist mehrere Gaben nötig, bis eine Wirkung einsetzt, dazwischen werden CTGs geschrieben etc. – ein Prozedere also, das sich etwas hinzieht, manchmal über Tage. Das Propess®-Vaginalinsert gibt fein dosiert Prostaglandin ab und kann 24 Stunden liegen bleiben.

Prostaglandine wirken von Frau zu Frau sehr unterschiedlich, manche Frauen spüren gar nichts. Dennoch muss man sich mit der Dosierung sehr langsam an die optimale Wirkmenge herantasten, um keine Überstimulationen (»Wehensturm«) zu riskieren. Einleitungswehen werden von den Frauen oft als unangenehm empfunden. Das hängt damit zusammen, dass das Prostaglandin als Botenstoff auch als Schmerzmediator wirkt. Bei einer natürlich in Gang kommenden Geburt schickt der Körper zusammen mit den Prostaglandinen allerdings auch körpereigene Schmerzmittel (Oxytocin, Endorphine etc.) in die Blutbahn – die fehlen hier. Und so kann es sein, dass du bei einer eingeleiteten Geburt schmerzhafte Wehen bekommst, die aber noch nicht besonders effektiv sind.

Kareen: »Man kann nicht pauschal sagen, dass eine eingeleitete Geburt immer schmerzhafter sein muss als eine auf natürliche Weise in Gang gekommene. Aber es stimmt schon: Bei einer Einleitung bekommst du erst einmal nur die Prostaglandine, und nicht gleichzeitig das körpereigene ›Kokain-Kästchen‹. Das führt auch dazu, dass Frauen mit medikamentös induzierten Wehen statistisch gesehen früher und häufiger schmerzlindernde Maßnahmen brauchen.«

Orale Prostaglandine – Cytotec® und Angusta®: Erst seit ca. Ende der 1990er wird Prostaglandin auch in oraler Form als Tablette verabreicht – das bis 2021 dazu verwendete Medikament hieß Cytotec®. Orale Prostaglandine haben den Vorteil, dass sie deutlich weniger invasiv sind. Frauen müssen nicht (so häufig) vaginal untersucht werden, sie können mobiler bleiben, sie müssen nach der Einnahme nicht liegen.

Cytotec® stand zuletzt in der Kritik, weil es zur Geburtseinleitung im Off-Label-Verfahren benutzt wurde, also nicht für diesen Zweck offiziell zugelassen war. In der fachfremden Presse wurde es dadurch wenig differenziert als »böses Medikament« verunglimpft und in der Folge an Ostern 2021 mit einem Importstopp belegt. Seither ist es nicht mehr im Handel.

Der Sachverhalt ist natürlich komplexer: Cytotec® an sich ist nicht »böse«, weil es wesentlich auf die Art und Weise ankommt, wie es eingesetzt wird. Da geht es zum einen um die Indikationsstellung, zum anderen um die Dosierung. In der Vergangenheit wurde Cytotec® wenig kontrolliert dosiert, es gab keinen gut durch eine Leitlinie gestützten »Goldstandard« dafür. In etlichen Kliniken wurde Cytotec recht hemdsärmelig und bisweilen viel zu hoch dosiert. Erst Anfang des Jahres 2021 wurde von der Leitlinien-Kommission als Höchstdosis 50 µg Prostaglandin (das entspricht einer Vierteltablette Cytotec®) empfohlen, das Importverbot kam dennoch.

Mittlerweile ist nun ein neues orales Prostaglandin mit dem Namen Angusta® auf dem Markt. Dieses enthält 25 µg Prostaglandin und ist seit dem 1. September 2021 auch in Deutschland zugelassen. Allerdings hat es den Nachteil, dass es im Vergleich zu Cytotec® sehr teuer ist. In einigen Kliniken werden die Restbestände an Cytotec® weiterhin aufgebraucht. Meist wird dabei eine Gabe von 50 µg (eine Vierteltablette oder entsprechende, von der Klinikapotheke hergestellte Darreichungsformen auf der Basis von Cytotec®) verwendet. Nach und nach zieht nun Angusta® überall ein und etabliert sich in unterschiedlichen Schemata und Kombinationen mit anderen Medikamenten (z. B. mit Prostaglandin-Gel, wenn Angusta® allein – wegen der zurückhaltenden Dosierung – nicht ausreichend wirkt).

Wehentropf (Oxytocin) bei reifen Befunden

Wenn die Prostaglandine bereits ihre Wirkung getan haben und der Befund schon gut vorgereift ist, dabei aber noch keine ausreichenden Wehen zu verzeichnen sind, kann ein Oxytocin-Tropf eingesetzt werden. Bei Erstgebärenden gibt es diese Situation eher selten. Auch für diese Einleitung wirst du stationär in den Kreißsaal aufgenommen und es wird ein venöser Zugang gelegt. Ein Vorteil ist, dass man diesen Tropf (anders als die Prostaglandine, die einmal »drin« sind) ein- und ausschalten kann. Es gibt beispielsweise Frauen, die nur ganz wenig davon brauchen – nur einen kleinen Anstupser –, um die Geburt in Gang zu bringen. Vor allem bei Mehrgebärenden, deren Muttermund schon ein Stückchen geöffnet ist, kann das eine gute Idee sein, um die körpereigene Wehentätigkeit anzukurbeln.

Hier findest du die Leitlinie von 2020 zur Geburtseinleitung

www.awmf.org/leitlinien/detail/ll/015-088.html

Geburten-Grusel

Manches klingt schlimmer, als es ist

Nabelschnur um den Hals, Saugglocke, Geburtsgeschwulst, ein ganz blau angelaufenes Baby … – Gruselgeschichten über die Geburt gibt es so einige, und man lässt sich schnell von ihnen beunruhigen. Wir bringen Licht ins Dunkel und erklären dir, welche Geburtsstories viel schlimmer klingen, als sie eigentlich sind.

Jede*r hat bestimmt schon mal über mehrere Ecken von Geburten mit schlimmen Vorkommnissen gehört, die sich dann bei genauerer Betrachtung als gar nicht so dramatisch herausstellten. Wir wollen diesen negativen Geschichten entgegenwirken und dir erzählen, wie positiv eine Geburt in den meisten Fällen ist. Natürlich ist sie anstrengend, und du wirst viel Energie dafür brauchen, aber sie kann auch ein wahnsinnig kraftvolles Erlebnis sein. Wirklich lebensbedrohliche Dinge sind sehr, sehr selten. Und wenn du medizinische Unterstützung brauchst, wird dir geholfen

Sissi: »Schütze dich in der Schwangerschaft unbedingt vor Menschen, die übergriffig sind und dir Dinge erzählen, die dir Angst machen. Sage ganz deutlich: ›Wenn du mir was Schönes erzählen möchtest, das mir Kraft gibt – gerne! Aber verschone mich mit schlimmen Geschichten!‹«

Es ist ganz entscheidend, mit welchen Glaubenssätzen du in eine Geburt hineingehst. Dafür ist es aber nicht notwendig, ausschließlich rosarote Geschichten zu hören. Es ist nur wichtig zu wissen, dass anekdotische Geschichten nie die ganze Wirklichkeit abbilden. Hilfreich ist immer die Einordnung durch eine medizinische Fachperson.

Lies dazu auch (noch mal) das Kapitel »Orgasmic Birth«. Und melde dich auf alle Fälle bei einem Geburtsvorbereitungskurs an.

»Nabelschnur um den Hals!«

Der Grund dafür, dass diese Drama-Erzählung so weit verbreitet ist, liegt schlicht darin, dass wirklich 60 Prozent aller Babys – die Mehrheit also – die Nabelschnur bei der Geburt um ihren Hals geschlungen haben! Es ist also weder selten und – das sei gleich verraten – auch bei Weitem keinesfalls so lebensgefährlich, wie man wahrscheinlich laienhaft denkt!

Eine Nabelschnur beim Menschen ist superlang (über einen Meter!) und schwebt im Fruchtwasser überall um das Kind herum. Wenn das Baby geboren wird, schmiegt sich die Schnur enger an den Babykörper und kann beim Tieferrutschen leicht zwischen Köpfchen und Schultern »einrasten«. Aber das Kind kann dabei nicht stranguliert werden. Dieses ganze Kopfkino ist schon deshalb unrealistisch, weil die Babys im Bauch noch gar nicht durch ihre Luftröhre atmen, sie kann also nicht abgedrückt werden. Der Sauerstoff fließt noch durch die ringsum gut gepolsterte Nabelschnur.

Wenn dein Baby geboren ist, wird die Hebamme es ganz in Ruhe »auswickeln« (manchmal liegt die Schnur auch zweimal um den Hals). Erst dann wird es nach kurzer Zeit über die Lunge zu atmen beginnen.

Mythos **»Nabelschnur um den Hals = Kaiserschnitt«.** Wenn ein Baby, das mit einem sekundären (ungeplanten) Kaiserschnitt geboren wird, die Nabelschnur um den Hals hat, wird manchmal erleichtert aufgeatmet in der Vermutung, dass dieser Umstand für eine vaginale Geburt gefährlich geworden wäre, oder gar, dass der Kaiserschnitt deshalb notwendig geworden sei. Eine Nabelschnurumschlingung ist allerdings fast nie die Ursache dafür, dass eine Bauchgeburt gemacht werden muss, und auch keine potenzielle Gefährdung, die man damit umgeht. Nur in seltenen Fällen kann ein Baby, das mehrmals seine Nabelschnur um den Hals hat, durch die Kürze der Schnur oder ein nicht beugbares Köpfchen an der vaginalen Geburt gehindert werden.

Manchmal ist die Tatsache, dass das Baby die Nabelschnur um den Hals liegen hat, auch für die Hebamme an den Kurven des CTG erkennbar: Sie zeigen ein charakteristisches »Zackenmuster«, was aber ebenfalls keine Konsequenz hat.

»Kind war ganz blau bei der Geburt!«

Dieser Satz sorgt ebenfalls regelmäßig für Schreckmomente – vor allem dann, wenn man vorher nicht darauf vorbereitet wurde, dass es ganz normal ist, dass ein Baby eben nicht frisch und rosa wie ein Marzipanschwein aus dem Bauch kommt, sondern in den ersten Minuten nach der Geburt echt mitgenommen aussieht. Manche Babys wirken sogar richtig dunkellila, das sieht total alienmäßig aus. Aber schon nach wenigen Minuten ändert sich das komplett!

Sissi: »Uns Hebammen schrecken blaue Kinder nicht wirklich, das regelt meist schnell der Sauerstoff. Wir werden bei schlappen, weißen Babys nervös, das sind eher die Notfälle.«

»Geburtsgeschwulst«

Was ist denn das für ein gruseliges Wort? Hat die Mutter eine Geschwulst? Oder das Baby?
Entwarnung: Auch eine Geburtsgeschwulst ist nichts Schlimmes. Es beschreibt eine charakteristische Schwellung am Köpfchen deines Babys. Durch die physikalischen Druckverhältnisse im Geburtskanal entwickeln viele Kinder am Hinterkopf diese Schwellung. Sie fühlt sich für die untersuchende Hebamme fest und weich zugleich an, wie eine Wassereinlagerung.
Deshalb sieht das Köpfchen mancher Kinder nach der Geburt erst mal wie das von Nofretete aus, mit einem ganz lang ausgezogen Hinterkopf. Aber schon nach weniger als einer Stunde sieht man davon nichts mehr!
Eine Geburtsgeschwulst entsteht eher bei Geburten, die lange andauern und bei denen die Fruchtblase schon zu einem frühen Zeitpunkt gesprungen ist, das Köpfchen also keinen »Airbag« mehr hat,

der es abpuffert, wenn es bei jeder Wehe neu in den Geburtskanal geschoben wird.

Wichtig **Fruchtblase lange schützen!** Die Fruchtblase sollte nie ohne Grund zu Beginn einer Geburt geöffnet werden, um diese zu beschleunigen, so wie das noch in den 1990ern standardmäßig gemacht wurde. Die Fruchtblase ist ein wichtiges schonendes Kissen für das Baby. Auch für die Frau macht die Fruchtblase eine Geburt schonender, sie ist dadurch besser vor Geburtsverletzungen geschützt. Es ist optimal, wenn die Blase erst kurz vor dem Ende der Geburt springt. Natürlich gibt es auch Indikationen, bei denen die Fruchtblase geöffnet werden kann – etwa bei einer sehr stockenden Geburt –, aber das kommt nicht häufig vor.

Saugglocke und Geburtszange

Vaginal-operative Geburten mit einer Geburtszange sind heutzutage sehr, sehr selten geworden. Viel häufiger wird die Saugglocke eingesetzt. Die Hebamme ist hierbei die Assistentin des Arztes*der Ärztin, welche*r in diesen Situationen die Leitung der Geburt übernimmt. Saugglocke oder Zange kommen dann zum Einsatz, wenn die Geburt schon weit vorangeschritten ist, sodass es nur noch wenige Zentimeter sind, die zur Geburt fehlen. Man kann das Köpfchen also üblicherweise schon sehen. Wenn dann die Geburt aus irgendeinem Grund ins Stocken gerät und/oder sich die Herztöne es Babys verschlechtern, kommen diese Hilfsmittel zum Einsatz.
Etwa 5 bis 8 % aller Kinder kommen mit einer Glocke auf die Welt. Das schwankt sehr von Klinik zu Klinik.

Kareen: »Viele Leute haben die merkwürdigsten Assoziationen, wenn sie das Wort ›Saugglocke‹ hören: An einen aus dem Klempnerhandwerk bekannten ›Pümpel‹ zu denken, liegt für viele beispielsweise nahe. Das ist verständlicherweise abschreckend, und als Frau mag man sich zurecht davor fürchten, was ein solches Gerät in einer Vulva anrichten kann.«

Natürlich können wir dich auch hier beruhigen: Die Saugglocke, die heutzutage am häufigsten in der Geburtshilfe eingesetzt wird, nennt sich »Kiwi«. Sie ist aus elastischem Kunststoff und tatsächlich so klein wie eine halbe Kiwischale. Sie wird auf das Babyköpfchen gelegt, dann wird auf manuellem Wege (ohne Elektromotor) ein Unterdruck erzeugt und so das Köpfchen die allerletzten Zentimeter hinausgezogen. Sie ist eine große und sanfte Hilfe, wenn der Frau nach einer langen Geburt die Kraft für den letzten Schub fehlt und die Herztöne des Kindes schlechter werden.
Nur fünf Minuten nach der Geburt ist das kleine Hörnchen am Babyköpfchen, das dabei entsteht, auch schon wieder verschwunden. Bei einer vaginal-operativen Geburt ist übrigens kein routinemäßiger Dammschnitt notwendig.

Kareen: »Wenn da ein erfahrener Oberarzt mit Eleganz und Gefühl eine Saugglocken-Geburt durchführt, ist das für die Gebärende kaum ein Unterschied zu einer normalen Geburt. Das Baby wird ja nicht wüst aus der Mutter herausgezogen, sondern das findet alles im Rhythmus von Wehe und Wehenpause statt. Die ›Kiwi‹ ist nur eine Unterstützung für das Baby auf seinen allerletzten Zentimetern.«

Die »Kiwi« wurde Anfang der 1990er-Jahre ursprünglich für die Entwicklungshilfe erfunden. Sie konnte wunderbar in Ländern eingesetzt werden, in denen Strom nur sehr selten zuverlässig zur Verfügung stand. Auch in der Hausgeburtshilfe kommt sie bis heute als Notfallinstrument zum Einsatz. Von dort aus hat sie in den Kliniken Einzug gehalten und wird mittlerweile den mit Strom betriebenen Saugglocken-Varianten vorgezogen, auch deshalb, weil sich der Unterdruck per Hand langsamer und für das Baby »sanfter« aufbaut. Psychologisch gesehen hat die »Kiwi« zusätzlich den großen Vorteil, dass sie nicht nach »großem Besteck« aussieht, sondern diskret und geräuschlos funktioniert – und Gebärende dadurch viel weniger irritiert.

Ungeplanter Kaiserschnitt

Warum einige Babys den anderen Weg wählen

Auch wenn du von einer Spontangeburt geträumt hast, machen manche Umstände unter der Geburt einen unvorhergesehenen Kaiserschnitt unumgänglich. Wir geben dir deshalb einen Einblick, wie und warum es zum sogenannten »sekundären Kaiserschnitt« kommen kann – und was genau dabei passiert. Übrigens: Wir sagen statt Kaiserschnitt gern »Bauchgeburt«. Denn natürlich ist auch das eine Geburt!

Bei über 80 % der Kaiserschnittgeburten (*Sectio*) kommt der Kaiserschnitt tatsächlich mehr oder weniger überraschend für das Elternpaar. Bevor die Entscheidung zu einer Bauchgeburt getroffen wurde, ging die Geburt erst mal von allein los und die Eröffnungsperiode hat häufig schon viele Stunden angedauert. An einen Kaiserschnitt hatte bis dahin noch niemand gedacht. Alles lief gut, bis die Geburt ins Stocken kam und auch alle Hebammentricks das Baby nicht in den Geburtskanal locken konnten.

Kareen: »Was Geburten ja wirklich immer brauchen, ist Geduld und Zeit. Manchmal dauert es länger und Frauen können ihr Baby schlussendlich – nach vielleicht zunächst stockendem Geburtsverlauf – wunderbar vaginal auf die Welt bringen. In manchen Kliniken würde ich mir manchmal ein bisschen mehr Geduld und Spucke wünschen.«

Sissi: »Auch die Umstände der Geburt sind superwichtig: Wenn eine Frau sich nicht sicher und geborgen fühlt, beeinträchtigt das natürlich den Geburtsverlauf. Wir sehen viel harmonischere Geburtsverläufe, wenn die Frau sich in der Betreuung durch ihre Hebamme gut aufgehoben fühlt.«

Man mag sich fragen: Wenn die Geburt schon Stunden andauert, und man am Ende doch einen Kaiserschnitt machen muss – hätte man das nicht bereits zu einem früheren Zeitpunkt absehen können? Tatsächlich nein, denn eine sekundäre Sectio hat fast immer einen langen Vorlauf von vielen Stunden, in denen alles gut aussah. Es ist nicht ungewöhnlich, dass ein Geburtsstillstand auftritt, selbst wenn der Muttermund bereits 9 cm geöffnet ist.

Notkaiserschnitt?

Wenn die Herztöne des Kindes unter der Geburt akut großen Baby-Stress anzeigen und sich nicht mehr erholen, ist schnelles Handeln angesagt. Dann ist ein Kaiserschnitt meist unumgänglich und es kann nicht lange gefackelt werden. In diesen Situationen sind wir Hebammen immer wieder dankbar für die Errungenschaften der modernen Medizin, mit denen man ein Baby ganz rasch ans Licht der Welt holen kann.

Nur ganz, ganz selten – bei ca. 1 % aller Geburten – muss die Geburt dann schnellstmöglich stattfinden. Die E-E-Zeit (Entschluss zum Kaiserschnitt bis zur Entwicklung des Babys aus dem Bauch der Mutter) sollte laut Leitlinien höchstens 20 Minuten betragen. Unter guten Bedingungen (abhängig etwa von der Tageszeit und der OP-Verfügbarkeit) liegt sie noch darunter – im besten Fall 10 Minuten. In einer solchen Situation rennen alle. Euch Eltern wird in kurzen Sätzen gesagt, was nun geschieht, für mehr bleibt tatsächlich keine Zeit. Du bekommst eine zügige Vollnarkose, weil nur eine schnelle und vollständige Anästhesie einen Kaiserschnitt möglich macht. Dir wird ein halber Liter Desinfektionsmittel über den Bauch gekippt und schnell das Kind geholt. Das ist immer eine hochdramatische und für die Eltern nicht selten traumatische Situation.

Dagegen liegt bei der überwiegenden Mehrheit, nämlich bei den übrigen 99 % aller Kaiserschnitte, kein klassischer Notfall vor. Dann ist es vielleicht zu einem Geburtsstillstand gekommen, es geht nicht voran, oder es liegt eine Einstellungsanomalie vor, d. h. das Köpfchen des Babys liegt nicht optimal im Becken der Frau, und alle Tricks der Hebamme, um das zu beheben (asymmetrische Gebärhaltung, Seitenlagerung, Vierfüßlerstand), haben nicht gefruchtet.

Sissi: »Wir Hebammen probieren in einer solchen Situation enorm viel aus, und ich nehme mir viel Zeit, solange die Frau motiviert ist und es ihr und dem Kind gut geht. Nach der neuen Leitlinie ist es Gott sei Dank nicht mehr so definiert, dass – wenn der Muttermund vollständig ist – das Baby nach zwei Stunden auch da sein muss. Das gibt uns die Möglichkeit, dem Zeitdruck und Handlungszwang im Kreißsaal entgegenzuwirken und einfach noch abzuwarten. Denn was in einer solchen Situation schließlich passiert, lässt sich nicht vorhersagen.«

Wie läuft eine sekundäre Sectio ab?

Auch wenn es keine Notfallsituation ist, stellt so eine Kaiserschnittentscheidung doch eine Zäsur dar. Plötzlich stehen neben der Hebamme, die dich auch bei einem Kaiserschnitt begleitet, weitere Menschen um dich herum, ihr wechselt in den OP. Dort besteht das OP-Team dann aus dem Anästhesiepfleger, der Anästhesistin und zwei Gynäkologen (einem Operateur und einem Assistenten), dazu zwei OP-Pflegerinnen, davon eine instrumentierende. Plötzlich sind da also nicht mehr nur drei Menschen im Raum, sondern sieben. Und die Atmosphäre im hell beleuchteten OP ist ohnehin eine andere als im kuscheligen Kreißsaal. Alle wissen, was sie zu tun haben, sind maximal fokussiert und ziehen gemeinsam an einem Strang.

Sissi: »Da sind plötzlich super viele Leute, die auf einmal wie kleine Ameisen geschäftig um die Frau herumwuseln – das wirkt natürlich für sie wie eine Notsituation! Und klar bekommt man dann Angst.«

Wir Hebammen bleiben in dieser Situation mit der Gebärenden im Augen- und Handkontakt – so gut es geht. Wir wissen natürlich, wie wichtig das Signal ist: »Alles wird gut!« Dabei werden wir auch von den Anästhesistinnen unterstützt, die durchgängig an deinem Kopfende sitzen, beruhigende Worte sagen und dir über die Wange streichen.

Gut zu wissen **Keine Vollnarkose.** Wenn es kein Notfall ist, bekommt die Frau keine Vollnarkose. Manchmal wurde bereits unter der Geburt eine PDA gelegt. Diese PDA wird dann für die Sectio einfach aufgespritzt. Wenn noch keine PDA gelegt wurde, wird oft eine Spinalanästhesie gemacht, weil diese schneller und etwas »tiefer« wirkt. So bleibst du wach, kannst hören, wie dein Baby geboren wird, und es gleich danach sehen und im Arm halten. Dann bekommst du noch einen Blasenkatheter, der verhindert, dass deine Harnblase verletzt wird. Er wird schon wenige Stunden nach der OP, spätestens am nächsten Tag, gezogen.

Was passiert nach der Geburt?

Im Idealfall kommt auch nach einem Kaiserschnitt das Baby gleich zu seiner Mama. Ihr könnt euch begrüßen und – im besten Fall – mithilfe eines Bonding-Tuchs Haut an Haut miteinander kuscheln, während die Plazenta gewonnen und der Bauch wieder zugenäht wird (das dauert etwa 30 Minuten).

Wenn die Mutter sehr erschöpft ist, kann das erste Bonding auch mit dem Papa stattfinden.

Dann werden Mutter und Kind wieder in den Kreißsaal verlegt. Nach ca. drei Stunden kommen Mutter und Kind auf die Wochenbettstation. In dieser Zeit solltet ihr möglichst viel ungestörten Hautkontakt haben, und das Baby kann das erste Mal angelegt werden. Es gilt: Bonding, Bonding, Bonding!

Frag nach! **Aufwachraum?** In einigen Kliniken werden Frauen und ihre Babys in einen Aufwachraum zur Überwachung verlegt. Frag am besten bereits beim Anmeldegespräch in der Klinik danach, wie das dort gehandhabt wird. Bei einem normalen Verlauf ist eine Überwachung im Kreißsaal für das Bonding natürlich gemütlicher und ungestörter.

»Das habe ich mir ganz anders vorgestellt.«

Für viele Eltern ist ein Kaiserschnitt erst einmal ein Schock, weil sie sich ihre Geburt so komplett anders gewünscht haben. In so einer Notsituation ist es schwer anzunehmen, dass all ihr Einsatz und ihr Kämpfen über viele Stunden hinweg nichts »genützt« haben und sie nun akzeptieren müssen, dass es anders kam.

Obwohl es sich bei nur ca. 1 % der Geburten um echte Not-Sectiones nach medizinischer Definition handelt, empfinden deutlich mehr Frauen, die einen Kaiserschnitt erleben, diesen als eine existenzielle Notsituation, zumindest emotional. Das muss unbedingt ernst genommen werden, deshalb ist eine gute Nachbetreuung enorm wichtig. Dieser Schockmoment, in dem sie die Gefahr wahrgenommen haben, steckt vielen Müttern noch lange in den Knochen. Sie brauchen Verständnis und Wertschätzung durch ihr Umfeld und viel Zeit für den Heilungsprozess.

Kareen: »Die Deutungshoheit darüber, wie eine Geburt erlebt wurde, hat immer die Frau. Dein subjektives Erleben ist maßgeblich, nicht die medizinische Faktenlage.«

Buchtipp Annika Rösler / Evelyn Höllrigl Tschaikner, *Nachwehen. Trost und Hilfe bei überwältigenden Gefühlen rund um die Geburt, Kösel 2021.*

Re-Bonding

Vielen Müttern hilft es, wenn sie später nachvollziehen können, was da überhaupt passiert ist, und verstehen, dass es niemandes »Schuld« ist: Sie selbst haben alles gegeben, die Hebamme hat alles aus ihrer Trickkiste herausgeholt, der Geburt wurde genügend Zeit gegeben, aber dieses Baby wollte nun mal auf anderem Wege auf die Welt. Es kann heilend wirken, im Nachhinein all diese Punkte mit der Hebamme noch einmal durchzugehen.

Auch mit Re-Bonding haben wir gute Erfahrungen gemacht. Dabei wird der Initialmoment der Geburt, wenn dein Baby nackt, warm und nass aus dir rauskommt und dir – wie bei einer vaginalen Geburt – sofort in die Arme gelegt wird, nachempfunden. Dieser Moment fehlt nämlich häufig bei einer Kaiserschnittgeburt. Unsere Hebammenkollegin Brigitte Renate Meissner hat schon vor einiger Zeit ein schönes Ritual dazu entwickelt:

Tipp

Bondingbad! Macht es euch dazu gemütlich – entweder im Bad, wo du gemeinsam mit deinem Kind badest, oder im Schlafzimmer, wo nur das Baby von dir, deiner*m Partner*in oder deiner Hebamme gebadet wird. Danach nimm es nackt und nass zu dir auf den Bauch, leg dich ins Bett und lass allen Gefühlen Raum, die in diesem Moment hochkommen wollen. Das bedeutet fast immer, dass Tränen fließen und dadurch auch feststeckende Gefühle losgelassen und integriert werden können. So kannst du den Abschied von deiner Wunschvorstellung von einer Geburt angemessen beweinen.

So ein heilsames Bondingbad kannst du auch noch Monate nach der Geburt mit deiner*m Partner*in und eurem Baby machen. Auch bei anderen Arten von Geburten, bei denen ein Bonding direkt nach der Geburt nicht möglich war (wenn dein Kind z. B. sofort kinderärztlich versorgt werden musste oder du eine Vollnarkose hattest), ist ein Bondingbad im Nachhinein wunderschön.

Wichtig

Hol dir Hilfe! Wenn du – auch Jahre später – merkst, dass noch tief in deinen Inneren etwas Belastendes feststeckt: Lass dir das nicht von Sprüchen aus deinem Umfeld kleinreden (nach dem Motto: »Stell dich nicht so an. Sei doch froh: Niemand ist gestorben, ihr seid beide gesund.«), sondern hol dir Hilfe! Es gibt mittlerweile viele tolle Möglichkeiten und Therapeutinnen, die sich auf Geburtsthematiken spezialisiert haben und dich dabei unterstützen können. Frag deine Hebamme danach, wir sind interdisziplinär gut vernetzt.

Die Kunsttherapeutin Hannah Elsche hat sich auf gynäkologische Psychosomatik spezialisiert, ihren tollen Instagram-Account findest du hier: @kunsttherapie_hannahelsche

Eine Narbe bleibt

Auch die Behandlung der Kaiserschnittnarbe kann sehr hilfreich sein. Viele Frauen müssen sich ihr erst einmal schrittweise nähern und sich trauen, sie anzuschauen, sie anzufassen … zu begreifen, was dort passiert ist. Später kannst du sie dann unter Anleitung deiner Hebamme vorsichtig massieren. Oft dauert es eine Weile, bis Empfindlichkeiten oder eine gewisse Taubheit sich gegeben haben. Sollte sie Beschwerden verursachen, kannst du sie vielleicht mithilfe von Akupunktur oder -pressur oder mit Neuraltherapie entstören lassen. Eine gute Adresse ist hier Barbara Trübner (barbara-truebner.de), eine sehr erfahrene Hebamme und Heilpraktikerin für Körper-Psychotherapie, die Frauen nach traumatischen Geburten behandelt. Es gibt auch eine Liste mit Therapeutinnen auf ihrer Website, die nach ihrer Methode arbeiten.

Gut zu wissen

Eine Kaiserschnittgeburt bedeutet *nicht*, dass deine nächste Geburt ein geplanter Kaiserschnitt sein muss. Die ganze wertvolle Wehenarbeit, die du geleistet hast, der bereits etwas geöffnete Muttermund – all das kommt dir bei einer nächsten Geburt natürlich zugute. Die Karten werden völlig neu gemischt, und du hast auf jeden Fall gute Chancen, dass es beim nächsten Mal eine vaginale Geburt werden kann *(vaginal birth after caesarean).*

Schau dir in einer Schwangerschaft nach Kaiserschnitt möglichst eine Geburtsklinik an, die offen und bestärkend damit umgeht. Deine Hebamme kennt die Kliniken im Umkreis gut, lass dir von ihr einen Tipp geben.

Buchtipp

Ute Taschner / Kathrin Scheck, *Meine Wunschgeburt – Selbstbestimmt gebären nach Kaiserschnitt*, Edition Riedenburg 2012.

Vom Kreißsaal in die Kinderklinik

Wenn das Leben mit einem Schreck beginnt

Manche Babys haben keinen einfachen Start ins Leben, intensive medizinische Betreuung wird notwendig. Was passiert, wenn dein Neugeborenes in die Kinderklinik verlegt werden muss? Wir erklären euch, welch emotionale Belastung diese Situation für euch Eltern darstellt – und natürlich auch, wie euch Freunde und Familie in diesem Moment am besten unterstützen können.

Regelmäßig erleben wir Eltern, die die Verlegung ihres neugeborenen Babys in die Kinderklinik als traumatisches Erlebnis beschreiben. Zum Glück ist eine solche Verlegung sehr selten – aber wenn es geschieht, erwischt es uns meist unvermittelt, mit existenzieller Wucht und nackter Angst. Manchmal müssen auch von einer Klinik mit angeschlossener Neonatologie (Kinderintensivstation) Neugeborene in ein anderes Krankenhaus verlegt werden, weil schlicht alle Betten belegt sind.

Die emotionalen Bedürfnisse der Eltern fallen in einer solchen Situation oft erst mal hinten runter. Das liegt daran, dass der Fokus auf dem kleinen Patienten, dem Baby, liegt – aber auch daran, dass wegen der permanenten Überlastung in den unterbesetzten Krankenhäusern zu wenig Zeit ist, um sich angemessen um die ganze Familie zu kümmern.

Du hast gerade eine lange schwere Geburt hinter dir, bist räumlich von deinem Baby getrennt und niemand hat genügend Zeit, um mit dir und deinem*r Partner*in alles in Ruhe zu besprechen.

Was hilft in dieser Situation voller Sorge und Überforderung?

Kein kuschelweiches Wochenbett in der Klinik

Wenn dein Baby deutlich zu früh geboren wurde (vor Vollendung der 37. SSW), wird es danach für eine gewisse Zeit auf der Neonatologie bleiben. Für dich bedeutet das, dass dein frühes Wochenbett ganz anders aussieht, als du es dir vorgestellt hast und du es brauchen würdest.

Die Innigkeit, der Körperkontakt zwischen Mutter und Kind, das Bonding, das intuitive Stillverhalten des Babys – all das kann erst mal so nicht stattfinden. Dein Kind verbringt die erste Zeit in einem Inkubator (»Brutkasten«) oder einem Wärmebett, je nachdem wie früh es geboren wurde und welche Anpassungsstörungen eine Rolle spielen. Dort hat es konstante Wärmebedingungen. Natürlich dürfen du und dein*e Partner*in euer Baby ab und zu auf den Arm nehmen (je nachdem wie winzig und beeinträchtigt es ist), aber ein konstantes Kuscheln in einem Bett ist meistens nicht möglich. Euer Baby ist mit einigen Kabeln und Geräten verbunden, es muss evtl. beatmet werden oder wird bei seiner Atmung unterstützt, weshalb ihr Eltern erst mal lernen müsst, wie ihr euer Baby überhaupt unter diesen Bedingungen halten könnt.

Kareen: »Diese Trennungssituation ist herzzerreißend. Man sieht sein Baby da in der kleinen Kiste liegen und wünscht sich nichts sehnlicher, als nah beieinander sein zu können, und muss doch hilf- und tatenlos daneben sitzen.«

Schlimm ist es auch für Mütter, wenn sie in einer solchen Situation auf der Wochenbettstation zusammen mit einer anderen frischgebackenen Mutter im Zimmer liegen, die ihr Baby immer bei sich hat. Wegen des überall herrschenden Bettenmangels kann das nicht in jedem Fall geändert werden, du kannst aber nachfragen, ob du mit Frauen, die in der gleichen Situation sind oder die erst noch gebären werden, in ein Zimmer kommen kannst.

Mittlerweile gibt es auch einige wenige Kliniken in Deutschland, in denen Mütter zusammen mit ihren frühgeborenen Kindern auf der Intensivstation liegen können. Das ist ein Riesenfortschritt, denn viele Mütter leiden sehr unter der räumlichen Entfernung von ihrem

Baby. Wöchnerinnenstation und Neonatologie liegen auf dem Krankenhausgelände nicht immer dicht beieinander. Gerade für Frauen, die einen Kaiserschnitt hatten, ist es sehr beschwerlich, mehrmals am Tag – zu Beginn geht das nur im Rollstuhl – den Weg zu ihrem Kind zurückzulegen.

Sissi: »Ich setze mich bei uns in der Klinik sehr dafür ein, dass räumliche Umbauten möglich gemacht werden, damit das Zusammensein von Müttern und Kindern leichter wird, damit beide auch mal nebeneinander liegen können. Sitzen ist für eine Frau, die vor Kurzem einen Kaiserschnitt hatte, nämlich unerträglich, auch wenn der Stuhl noch so bequem ist. Es ist so wichtig, den Müttern die Möglichkeit zu geben, bei ihren Babys zu sein. Sie brauchen das Gefühl, sich wenigstens ein bisschen kümmern zu können, auch wenn es nicht 24 Stunden am Tag sein kann.«

Mütter, die zwischen beiden Stationen hin- und herpendeln, können sich natürlich viel zu wenig um sich selbst und ihre Bedürfnisse kümmern. Dafür bleibt keine Zeit, daran denken sie auch in ihrer Sorge um ihr Baby nicht. Auf der Wochenbettstation wird kurz gegessen und etwas geschlafen, dann geht es direkt wieder zum Baby. Meist ist niemand vor Ort, der ihnen sagt: »Hey, du musst dich ausruhen!«, der ihnen mal etwas Gutes tut (wie eine Bauchmassage), einen warmen Tee hinstellt oder ihnen schlicht zuhört und Tränen trocknet. Das Klinikpersonal kann aus Zeitgründen nicht ausreichend auf solche emotionalen Ausnahmesituationen eingehen. Wichtige Ansprechpartnerinnen für die Mütter sind die Kinderkrankenschwestern auf der Intensivstation, im besten Fall gibt es hier auch eine Stillberaterin, die mit Rat und Tat zur Seite steht.

Sissi ist als Beleghebamme in einer besonderen Situation, weil sie ihre Frauen auf der Station besuchen kann – anders als eine freiberufliche Wochenbett-Hebamme, die das nicht vergütet bekommt –, hat aber meist auch mit Hindernissen zu kämpfen.

Wenn deine Hebamme dich nicht besuchen kann, kannst du dennoch mit ihr telefonieren und dir auf diesem Wege zumindest see-

lische Unterstützung holen. Sie kann dir Dinge erklären und hat auch sicher ein paar gute ergänzende Tipps für dich.
Ebenfalls Gold wert: Wenn dir Menschen aus deiner Familie oder deinem Freundeskreis nahrhafte, leckere und liebevoll zubereitete Mahlzeiten in die Klinik mitbringen. Vieles kann man in der Mikrowelle aufwärmen und Reste können kühl gestellt werden. Das ist, gerade bei wochenlangen Aufenthalten, oft ein Highlight für die betroffenen Frauen. Gutes und frisch zubereitetes Essen ist immer wichtig, aber im Wochenbett ganz besonders!

Kareen: »Und natürlich sind Mütter, deren Gedanken sich in Dauerschleife nur um ihr krankes oder frühgeborenes Baby drehen, kaum in der Lage, um Hilfe für sich selbst zu bitten. Sie sind im Funktionsmodus und versuchen irgendwie zu überleben.«

Wichtig **Unterstützung von außen!** Alle Familienmitglieder und Freundinnen rundherum rufen wir ausdrücklich dazu auf, Mütter in solchen Situationen zu unterstützen: emotional und körperlich – durch Gespräche, Aufklärung, das Organisieren von Hilfe von außen (Hebammen, Stillberaterinnen) oder eben gutes Essen und kleine Wohltaten (Massagen/andere Dinge, die guttun)! Auch für die Milchbildung ist das enorm wichtig!

Ein anstrengender Stillstart

Beim Stillen – ohnehin im Wochenbett ein zentrales Thema – brauchen Frauen mit frühgeborenen oder kranken Babys auf der Neonatologie deutlich mehr Unterstützung. Viele Kinder sind noch nicht in der Lage, an der Brust zu trinken. Sie sind noch schwach und deshalb oft darauf angewiesen, dass man ihnen die Milch in anderer Form zur Verfügung stellt, etwa mit einer kleinen Spritze, Flasche oder auch durch eine Magensonde.
Gleichzeitig produziert der Körper der Mutter nach der Geburt nicht automatisch ohne Zutun immer mehr Milch. Das kostbare Kolostrum, die Vormilch, kommt schon, einfach weil nun die Stillhormone an die Stelle der Schwangerschaftshormone treten. Aber da-

nach muss der Körper der Mutter signalisiert bekommen, dass er in Sachen Milchproduktion nun in die Vollen gehen soll. Das geschieht im Normalfall durch das Saugen des Babys; seine Nachfrage lässt das Angebot entstehen.

Es ist in einer solchen Situation sehr wichtig, von Anfang an ein gutes Stillmanagement durch Fachpersonal zu bekommen. Die meisten Kliniken sind nach den WHO-Kriterien »babyfreundlich«, d. h. sie unterstützen das Stillen von Anfang an. Aber es ist nie verkehrt, wenn du bereits vorher einige Basics weißt:

Wichtig für den Aufbau deiner Milchbildung ist, dass du spätestens sechs Stunden nach der Geburt das Kolostrum am besten mit der Hand ausstreichst, wenn dein Baby nicht an der Brust trinken kann. Ausstreichen ist zu Beginn besser als Pumpen, damit diese wenigen wertvollen Tropfen nicht in der Pumpe hängen bleiben. Ziehe sie in einer kleinen Spritze auf, die deinem Baby später gegeben werden kann. Kolostrum ist mehr als nur Nahrung, es ist besonders reich an Abwehrstoffen, deshalb ist jeder Tropfen so kostbar.

In den folgenden Tagen ist es wichtig, dass du in einen regelmäßigen Pump-Zyklus kommst, also konsequent alle drei Stunden (acht- bis zehnmal in 24 Stunden) deine Brust mit einer Pumpe entleerst, damit dein Körper die wichtigen Impulse erhält. Setze dazu eine gute, professionelle Pumpe ein.

Kareen: »Die ersten zwei Wochen sind für das Stillen enorm wichtig: Sie prägen die gesamte Stillzeit, weil in dieser Zeit alle Ampeln des Körpers auf Grün gestellt und die Hormonrezeptoren besonders empfänglich sind. Später schließt sich dieses Zeitfenster. Umso wichtiger ist es, genau in dieser Zeit die Milchbildung ausgiebig anzukurbeln, damit die Milch in Hülle und Fülle gebildet wird.«

Wichtig ist auch, dass du möglichst bei deinem Baby abpumpen kannst. Bei seinem Anblick werden bei dir Stillhormone ausgeschüttet und die Milchproduktion wird angekurbelt. Manchmal hilft auch ein Foto deines Babys.

Fast immer gibt es auf den Kinderintensivstationen auch eine speziell ausgebildete Stillberaterin, die oft schon von allein auf dich zukommt, deren Rat und Unterstützung du aber auch gezielt suchen kannst.

Sissi: »Beim Stillen eines Frühchens ist möglichst viel Hautkontakt wahnsinnig wichtig. Und wenn es nur an deiner Brustwarze leckt, weil es zum Saugen noch zu schwach ist: Auch das ist schon viel wert! Und wenn es das immer wieder macht, platzt irgendwann der Knoten und dein Baby saugt drauflos.«

Lass dich nicht entmutigen, wenn das Pumpen anstrengend und mühsam ist und du halb verzweifelst, weil du denkst, dass da nie mehr als 5 ml kommen werden, ganz egal, wie viel du pumpst. Sei versichert: Es lohnt sich auf alle Fälle! Alles Personal um dich herum wird dich sicherlich darin bestärken. Es ist wichtig, dass du am Ball bleibst und deine Motivation nicht verlierst. Nach einer gewissen Zeit wirst du sogar mehr Milch produzieren, als dein Kind trinken kann. Diese könnt ihr dann beispielsweise zu Hause einfrieren.

Kangarooing, Kuscheln, Muttermilch – alles, was dir und deinem Baby guttut

Die Känguru-Methode ist in den 1970er-Jahren in Kolumbien entwickelt worden, zunächst als Behelfsmethode, weil es dort noch keine Inkubatoren und Beatmungsmöglichkeiten für frühgeborene Babys gab. Deshalb hat man sie einfach den Müttern und Vätern auf die Haut gelegt. Dieser direkte Körperkontakt zeigte sensationelle Erfolge: Viele Körperfunktionen wie die Sauerstoffsättigung, die Temperaturregulation usw. verbesserten sich überraschend schnell. Diese Babys mussten seltener beatmet werden, nahmen schneller an Gewicht zu und überlebten viel häufiger. In den 1980ern wurde diese Methode auch nach Europa gebracht.
Seitdem weiß man, wie sehr frühgeborene Babys, auch wenn sie noch ganz winzig sind, von dem direkten Körperkontakt zu ihren Eltern profitieren. Man kann immer wieder sehr schön beobachten,

wie ruhig und entspannt Babys werden, sobald sie auf der Brust ihrer Mutter oder ihres Vaters liegen. Nehmt euch dafür viel Zeit, schlaft und kuschelt zusammen. Babys wollen eure Wärme spüren, euren Herzschlag hören, euch riechen. Der Kontakt mit euren Hautkeimen schützt euer Kind außerdem gegen die Krankenhauskeime, sein Immunsystem wird gestärkt. Ebenso hilft ihm die Muttermilch, eine gesunde Darmflora aufzubauen und Darmerkrankungen, für die Frühgeborene besonders anfällig sind, abzuwehren.

Schön ist es auch, wenn du ein T-Shirt, in dem du geschlafen hast, zu deinem Baby in den Inkubator legst. Du kannst dir auch kleine Dinge von zu Hause (deine eigene Babydecke, ein Mützchen, einen schönen Body, Söckchen, eine Spieluhr) für dein Baby mitbringen lassen – das ist alles möglich und tut einfach gut.

Stelle dem Klinikpersonal alle Fragen, die dir auf dem Herzen liegen. Es ist dein Baby, und es ist ganz natürlich, dass du alles wissen möchtest, was mit ihm passiert. Lass dich nicht verunsichern von dem Zeitdruck, der vor Ort oft herrscht.

Wochenbett zu Hause später nachholen!

Wenn ihr aus der Klinik nach Hause kommt, heißt es erst mal: Das Wochenbett nachholen! Egal, ob es sechs oder acht oder nur zwei Wochen her ist – ganz, ganz wichtig ist es, zu Hause noch mal für mindestens eine Woche in diese Höhle kriechen zu können. Drücke auf Reset und erlaube dir, das Ankommen zu Hause in Ruhe nachzuholen. Dafür braucht es selbstverständlich viel Unterstützung von dem Dorf, von dem immer die Rede ist: dein*e Partner*in, deine Familie, deine Freunde!

Überlege auch, ob du ein Bondingbad mit deinem Kind machen möchtest (s. Kapitel »Ungeplanter Kaiserschnitt«). Wir empfehlen das sehr. Deine Wochenbetthebamme unterstützt dich sicher dabei. Auch die SPZ (Sozialpädiatrischen Zentren), die es in ganz Deutschland gibt, sind gute Anlaufstellen, die in die Nachbetreuung ehemaliger Frühgeborener und für Kinder mit Beeinträchtigungen integriert sind. Hier erhältst du mit deinem Baby nach der Entlassung aus der Klinik weiterhin interdisziplinäre Begleitung.

Plazenta

Das mysteriöseste Organ unseres Lebens

Manche schaudern schon bei dem Gedanken und wollen sie auf keinen Fall angucken, für andere ist sie ein spiritueller Schatz oder auch einfach das Spannendste seit der Erfindung der *Sendung mit der Maus:* die Plazenta. Wir wollen dir in diesem Kapitel von den vielen unterschiedlichen Dingen erzählen, die mit deiner wunderbaren Plazenta geschehen können. Einige davon wirken auf den ersten Blick sicher etwas fancy – aber lies selbst.

Natürlich musst du die Plazenta nicht bestaunen und in allen Details angucken, wenn du das nicht möchtest. Wir Hebammen schauen da mit unserem professionellen Blick drauf: Zum einen sind wir immer wieder fasziniert von Schönheit dieses Organs, zum anderen ist der medizinische Aspekt für uns wichtig. Unser Ziel ist immer eine abgeschlossene physiologische Plazentaperiode ohne mütterliche Blutungen, die dann entstehen können, wenn die Plazenta nur unvollständig geboren wurde.

Oft erleben wir, dass es manchen Menschen im Nachhinein leidtut, ihre Plazenta nach der Geburt nicht angesehen zu haben. In der Schnelligkeit des Klinikalltags kann so etwas leicht passieren. Wenn niemand gezielt danach fragt, wird manchmal schlichtweg vergessen, euch die Plazenta zu zeigen und zu fragen, was damit geschehen soll. Und so landet sie routinemäßig am umromantischsten Ort der Welt: im medizinischen Krankenhausabfall.

Wow! **Noch nie eine Plazenta gesehen?** Auf dem Instagram-Account des Hebammenkollektivs Wedding @erdmutterberlin kannst du dir (in den Storys) schöne Fotos von Plazentas anschauen.

Die Geburt nach der Geburt

Die Plazenta hat dein Baby neun Monate lange ernährt und beschützt. Wie ein kleines Krafttier hat sie ihm alles gegeben, was es brauchte, um zu wachsen und zu gedeihen.

Für uns Hebammen ist die Plazentageburt ein kleines Heiligtum, erst mit ihr ist die Geburt abgeschlossen. Deshalb braucht auch diese Phase der Geburt viel Aufmerksamkeit und eine genauso geschützte und intime Atmosphäre wie die Geburt des Kindes. Für viele Eltern rückt das zunächst ein wenig in den Hintergrund, weil sie von der Geburt des Babys so überwältigt sind. Unsere Aufgabe als Hebamme ist es, das Baby in der Zeit des Wartens auf die Plazenta gut im Blick zu behalten, das Bonding nicht zu stören und die Gebärende auf die Geburt der Plazenta vorzubereiten.

Manchmal kommt die Plazenta schon fünf Minuten nach dem Baby, in der Regel dauert es 10 bis 15 Minuten, aber auch längere Lösungszeiten bis zu einer halben Stunde sind normal. Ist die Plazenta dann noch nicht von allein gelöst, wird dies aktiver unterstützt: Du wirst zum Pinkeln ermuntert, es wird vielleicht der Wechsel in eine vertikale Position vorgeschlagen, ein erstes Anlegen des Neugeborenen versucht und manchmal auch ein Eisbeutel auf die Gebärmutter gelegt, damit sich diese noch einmal stärker zusammenzieht.

In den meisten Kliniken wird dieser Prozess medikamentös durch die Gabe von Oxytocin beschleunigt. Wenn du nach der Geburt keine routinemäßige Gabe von Oxytocin haben möchtest, ist es wichtig, dies vorher mit der Hebamme oder Ärztin zu besprechen, am besten schon beim Anmeldegespräch. Der Verzicht auf diese Dinge ist möglich, wenn keine Auffälligkeiten wie eine verstärkte Nachblutung vorliegen.

Sissi: »Ich gebe Oxytocin nicht routinemäßig, sondern bespreche das vorher mit den Familien und warte lieber den natürlichen Gang der Dinge ab. Ich finde es auch schön, die Nabelschnur erst dann zu durchtrennen, wenn die Plazenta bereits geboren wurde. Dann kann man vor der Durchtrennung noch auf der einen Seite das Baby, auf der anderen die Plazenta und dazwischen die Verbindung Nabelschnur sehen. Das ist sehr anschaulich und eindrücklich für die Eltern.«

Wenn die Plazenta da ist, wird sie von der Hebamme eingehend untersucht und auf ihre Vollständigkeit hin überprüft, um sicherzugehen, dass keine Reste in der Gebärmutter zurückgeblieben sind. Das könnte nämlich zu starken Blutungen führen, weil der Körper meint, diese Plazentareste immer noch gut mit Blut versorgen zu müssen. Wenn das der Fall ist – sehr selten, nur bei ca. 1 % der Geburten kommt das vor –, muss nach der Geburt noch im Kreißsaal eine kleine Nach-Curettage unter Narkose gemacht werden.

Vorher dran denken und vermerken lassen! Überlege dir vorher, ob du die Plazenta anschauen möchtest. Es ist sehr eindrucksvoll, die Nabelschnur zu fühlen oder auch die Eihäute, aus der die Fruchtblase besteht. Deine Plazenta ist einzigartig, also wirf ein Auge auf dieses wundervolle Organ, das dein Baby 40 Wochen lang versorgt hat. Auch wenn du einen Kaiserschnitt hattest, ist das möglich. Dein*e Partner*in kann dann die Kommunikation übernehmen, weil sonst die Plazenta evtl. schon entsorgt ist, wenn du nach der OP wieder zurück im Kreißsaal bist.
Wenn das zunächst für dich nicht infrage kommt, dann macht vielleicht ein Foto und schau sie dir später an.

Trau dich, deine Wünsche gegenüber der Hebamme zu äußern, wenn du welche hast. Deine Plazenta gehört dir und deinem Baby, und somit kannst auch du entscheiden, was damit geschehen soll. Alles medizinisch Notwendige, wie die Bestimmung des pH-Werts oder die Abnahme von Nabelschnurblut ist ohne Weiteres möglich. Dazu muss nicht vorher abgenabelt werden.
Nach dem Auspulsieren der Nabelschnur, wenn die Plazenta vom Baby getrennt werden soll, suchen manche Hebammen eine typische

dünnere, blassere Stelle und nabeln dort etwas »länger« ab. Die Nabelschnur wird zuerst mit einer Nabelklemme abgeklemmt, dann kann die Nabelschnur an dieser »Sollbruchstelle« vom Vater oder auch der Mutter durchgeschnitten werden. Solltest du in deinem Instagram-Feed schon mal über gehäkelte Nabelbänder gestolpert sein – auch so etwas gibt es, diese werden vor der Benutzung sterilisiert.

Kareen: »Klingt wahrscheinlich ein bisschen spinnert, aber ich frage vor dem Abnabeln die Babys immer um Erlaubnis, indem ich ihnen erzähle, was ich da jetzt vorhabe. Ich rede ja schließlich auch mit den Eltern. Und ich bemerke durchaus Reaktionen der Kinder darauf. Natürlich tut es ihnen nicht weh, weil die Nabelschnur dort keine Nerven hat. Aber seine Plazenta herzugeben ist für ein Baby durchaus ein entscheidender Schritt ins Leben.«

»Wollen Sie die Plazenta mitnehmen?«

Kuriose Frage – aber da die Plazenta euch gehört, darf sie nicht einfach ungefragt im Müll landen. Manche Eltern reagieren darauf recht irritiert – sie waren auf diese Frage vermutlich nicht vorbereitet. Andere wiederum haben an alles gedacht und zücken ihre eigens mitgebrachte Tupperdose.

Und was macht man nun damit? Einige der Möglichkeiten klingen vielleicht etwas ungewöhnlich, creepy oder esoterisch, nichts davon ist durch evidenzbasierte Studien belegt. Aber wo sollst du davon erfahren, wenn nicht hier im Hebammensalon? Uns ist wichtig, dass du wirklich alles einmal gehört hast, und weißt, wie vielfältig all diese Rituale sind. Dann kannst du entscheiden, ob für dich etwas dabei ist. In jedem Fall kannst du beim nächsten Muddi-Date mit ein paar Funfacts glänzen.

Am häufigsten wird die Plazenta feierlich eingebuddelt – klassischerweise unter einem Holunderbusch, ein germanischer Brauch. Die Plazenta wird also in Mutter Erde eingegraben, damit ihre guten Energien in den Lebensbaum des Kindes einfließen können. Bestimmt funktioniert dafür auch jeder andere Baum, beliebt sind

Apfelbäume. Viele Eltern frieren ihre Plazenta auch erst mal ein, um später den richtigen Platz für diese Zeremonie zu finden. Oft werden dann Monate oder Jahre daraus – am besten also im Gefrierfach gut beschriften, damit nichts verwechselt wird.

Und ja, es gibt sie: Menschen, die ein Stückchen der rohen Plazenta essen. Ob das tatsächlich rückbildungsfördernd und heilend ist, sei mal dahingestellt, paleo ist es in jedem Fall: Andere Säugetiere würden so ein nahrhaftes Kraftpaket, wie es eine Plazenta darstellt, jedenfalls niemals liegen lassen. Ob du alternativ Teile der Plazenta zu einem Smoothie verarbeitest oder sie in die Suppe gibst, überlassen wir deiner Fantasie oder Plazenta-Kochbüchern (ja, so etwas gibt es auch).

Wenn dir das alles raw zu heftig ist: Man kann die Plazenta auch trocknen. Dazu packst du die Plazenta in einen Dörrofen (auch ein Backofen funktioniert; darin die Plazenta 1 bis 2 Tage bei ca. 60 Grad trocknen lassen; genauere Angaben findest du im Internet). In einem Mixer oder einer Kaffeemühle kannst du dann daraus ein feines Pulver schreddern, das du in Kapseln füllst, sogenannte Plazenta-Pills. Die Legende sagt, dass du sie immer nehmen kannst, wenn du einen Kraftboost brauchst: wenn deine Milch nicht gut fließt, dich das nächtliche Stillen und der Schlafmangel sehr stressen oder wenn du dich einfach psychisch ausgelutscht fühlst. Auch Plazenta-Globuli lassen sich so herstellen.

Sissi: »An diese heilende, stärkende Wirkung kannst du glauben oder nicht. Viele der von mir betreuten Frauen haben mir berichtet, dass ihnen das guttut. In Berlin gibt es eine Doula, die das professionell macht. Sie holt die Plazenta ab und liefert dir dann die fertigen Plazenta-Pillen. Außerdem gibt es unterschiedliche Apotheken, die die Herstellung von Plazenta-Tinkturen, homöopathischen Arzneimitteln (Nosoden), aber auch Salben anbieten.«

Plazenta-Kunst und Lotus-Geburt

Toll ist auch ein Plazenta-Abdruck. Dazu wird die Plazenta nacheinander auf mehrere Bögen gutes Aquarellpapier gelegt – das ergibt einen schönen Verlauf. Am besten versiegelst du die Blätter, wenn sie gut getrocknet sind, noch mit einem Fixierspray, damit sie lange halten und nicht ausbleichen.

Fotos

Plazenta-Kunst. Auf Instagram unter @placenta_art wirst du fündig.

Eher selten entscheiden sich Familien auch für eine Lotus-Geburt. Das bedeutet, dass die Nabelschnur zu keinem Zeitpunkt von der Plazenta getrennt wird, das Baby also nicht abgenabelt, sondern abgewartet wird, bis die Nabelschnur samt Plazenta nach einigen Tagen abfällt.
Damit sie nicht anfängt zu müffeln, wird die Plazenta nach der Geburt gewaschen und nach ca. 24 Stunden dick mit Salz und – je nach Belieben – mit Kräutern und Blüten bestreut. In diesem Zustand liegt sie, in Tücher gewickelt, neben deinem Baby und wird auch mit ihm herumgetragen.

Fazit

Du merkst: Deiner Fantasie sind in Sachen Plazenta keine Grenzen gesetzt. Es gibt Unmengen an Bräuchen, Mythen, Riten und auch ein bisschen Voodoo. Überlege dir schon vor der Geburt, ob dir irgendetwas davon wichtig ist. Nicht, dass die Plazenta dann nach der Geburt plötzlich weg ist.

Hier kannst du deine Plazenta verarbeiten lassen:

www.shanaythedoula.com/placenta-encapulation

www.plazenta-nosoden.net

Geburtsverletzungen

Von Dammmassage bis Dammschnitt

Über das Thema Geburtsverletzungen wird noch immer hinter vorgehaltener Hand gesprochen, denn es ist ein wahnsinnig intimes Thema und für viele ein Tabu. Dabei betrifft das einen Großteil der Mütter – ungefähr 70 % aller Erstgebärenden haben nach der Geburt eine kleinere oder größere Geburtsverletzung. In diesem Kapitel findest du alles Wissenswerte dazu: Was gibt es an Verletzungen? Wie kann man ihnen vorbeugen? Was hat das Geburtstempo damit zu tun? Und was sind die besten Methoden für Pflege und Heilung?

Bei der Vorstellung, dass ein komplett fertiger kleiner Mensch durch deine Vagina hindurch geboren werden muss, wird dir vielleicht etwas mulmig. Du bist besorgt darüber, verletzt zu werden und weißt nicht, was das bedeuten kann.

Kareen: »Ich vergleiche die Struktur einer Vagina gern mit einem Plisseefalten-Rock, der ganz eng zusammengedreht im Schrank liegen kann, sich aber auch enorm weiten kann und unfassbar anpassungsfähig ist.«

Geburtsverletzungen sind vielseitig. Damit sind zum einen unterschiedliche Grade eines Dammrisses gemeint – der Damm ist die kleine Gewebsbrücke aus Muskulatur und Bindegewebe zwischen Vulva und Anus – zum anderen Schürfverletzungen der Vulva oder der Vagina. Dazu gehören auch kleinere Verletzungen, die gar keine Versorgung brauchen, also nicht genäht werden müssen, und die mit etwas Pflege innerhalb weniger Tage abheilen. Mehrgebärende sind deutlich seltener von Dammverletzungen betroffen.

Was gibt es zum Thema Dammschnitt zu sagen?

Nur sehr selten wird heutzutage noch ein Dammschnitt gemacht. Früher (bis in die 1990er-Jahre) gab es fast keine Geburt ohne einen solchen, man glaubte, eine kontrollierte Dammverletzung würde größeren Rissverletzungen vorbeugen und besser heilen als ein Riss. Ein Dammschnitt war in diesen Zeiten tatsächlich der häufigste chirurgische Eingriff in Deutschland.

Heute weiß man: Ein Dammschnitt ist nicht der bessere Dammriss. Dieses Wissen setzt sich aber nur sehr langsam durch. Nach den neueren Leitlinien ist klar, dass es eine klare medizinische Indikation braucht, um einen Dammschnitt durchzuführen. Meist ist dies eine kindliche Indikation: Das Baby ist angestrengt durch die Geburt und die Herztöne zeigen kindlichen Stress. Man kann ihm helfen, indem die letzte Phase der Geburt verkürzt wird. Auch bei vaginal-operativen (also durch eine Saugglocke unterstützten) Geburten wird manchmal noch ein Dammschnitt gemacht.

Laut WHO haben etwa 5 % aller Frauen, die vaginal gebären, eine solche Indikation. Demgegenüber ist die Dammschnitt-Quote in Deutschland mit 25 bis 28 % recht hoch.

Wer ohne Indikation einen medizinischen Eingriff in die körperliche Unversehrtheit vornimmt, macht sich tatsächlich strafbar, das gilt als Körperverletzung. Andersherum ist die Notwendigkeit eines Dammschnittes manchmal klar gegeben und dann natürlich sinnvoll.

Tipp

Dammschnittquote erfragen. Frage beim Anmeldegespräch in deiner Klinik nach der dortigen Dammschnittrate. Lass dir die genauen Zahlen geben. Wenn an dieser Klinik bei 40 oder mehr Prozent der Erstgebärenden ein Dammschnitt gemacht wird, lässt das aufhorchen und spiegelt eine gewisse Haltung wider, wie mit Geburten in dieser Klinik umgegangen wird. Informiere dich also und kommuniziere beim Anmeldegespräch deutlich, was du möchtest und was nicht. Allerdings kann dir niemand vorher versprechen, dass kein Dammschnitt nötig sein wird. Das entscheidet letztlich die Hebamme aus der Situation heraus.

Kareen: »Heute vermeidet man möglichst einen Dammschnitt, denn es ist und bleibt ja eine Verletzung. Obwohl meistens alles super abheilt, wird Gewebe verletzt, manchmal empfindsame Nerven oder Blutgefäße, und es entsteht dabei Narbengewebe, das nie wieder ganz so elastisch wird wie das unverletzte Gewebe zuvor.«

Wodurch können Geburtsverletzungen entstehen?

Wenn Geburtsverletzungen entstehen, dann in den allerletzten Momenten der Geburt, wenn du dein Baby herausschiebst. Ein wichtiger Einflussfaktor ist z. B., in welchem Winkel dein Kind aus dir herausrutscht. Dieser Winkel ist abhängig von deiner Körperhaltung und deiner Position. Dadurch wirken die verschiedensten Kräfte auf dein Gewebe, von dem du vorher nicht weißt, wie es reagiert.

Gut zu wissen

Verletzungen sind nicht abhängig von der Größe des Kindes. Ob und wie stark Frauen Geburtsverletzungen erleiden, ist individuell sehr unterschiedlich. Es ist nicht so, dass die Intensität der Verletzungen von der Größe des Kindes abhängt. Sie ist wesentlich abhängig von dem Gewebszustand des Dammes.

Ein weiterer Punkt ist die Atmosphäre im Geburtsraum: Vor allem diese letzte Phase sollte in einem geschützten Raum stattfinden, in dem du dich sicher und aufgehoben fühlst. Privacy ist hier wichtiger denn je, damit du dich der Regie deines Körpers hingeben und kraftvoll dein Baby rausschieben kannst. Dafür hat die Natur den »Fetus Ejection Reflex« (»Baby-Auswerf-Reflex«) eingerichtet, der das selbstbestimmte Mitschieben in der letzten Geburtsphase steuert.

Sissi: »Oft treten auch bei großen Kindern gar keine großen Verletzungen auf. Diese Babys dehnen auf ihrem Weg nach unten das Gewebe meist schön langsam und effektiv. Kritisch wird es eher bei den ›Turbokindern‹, die zu schnell durch den Geburtskanal ›schießen‹.«

Faktoren, von denen das Verletzungsrisiko abhängt

- Position der Mutter in den letzten Momenten der Geburt: Ob Seitenlage, Vierfüßler, Hocke etc. – du wirst spüren, in welcher Position du am meisten Kraft hast, um das Baby rauszuschieben. Aufrechte Haltungen arbeiten mit der Schwerkraft und können sehr effektiv sein. Gleichzeitig achten wir Hebammen auch darauf, dass du dich ab und zu auch hinlegst. Das nimmt in einigen Situationen Druck von deinem Beckenboden und deiner Vagina und minimiert so das Verletzungsrisiko.
- Deine Hebamme wird dir, wenn es so weit ist, Vorschläge machen, die zum Weg deines Babys durch deinen Beckenboden passen. Man kann also nicht pauschal sagen: Diese oder jene Position ist für jede Situation gut. Toll sind oft Geburten im warmen Wasser, wo das Gewebe weich und weit werden kann. Aber nicht alle Frauen fühlen sich wohl damit. Auch die Geburt in Seitenlage ist eine sehr effektive Geburtsposition für die letzte Phase. Sie ist sehr dammschonend und kann die Drehung des Babys durchs Becken gut unterstützen.
- Zeitpunkt des Blasensprungs: Wenn die Fruchtblase ganz lange steht, ist das ein toller Schutz für dich und dein Kind. Die Fruchtblase ist ein perfekter Airbag für das Köpfchen deines Babys. Sie sorgt also für ein leichtes Abfedern bei jeder Wehe und schützt dadurch, dass der Kopf noch von der weichen und glatten Fruchtblase umgeben ist, deine Scheidenwand beim Tiefertreten.
- Bei Mehrgebärenden ist das Verletzungsrisiko geringer: Da ist bereits ein Baby durchgerutscht, das Gewebe erinnert sich. Und du weißt besser, wie sich das Herausschieben eines Babys anfühlt.
- Wichtig ist auch die Beschaffenheit des Dammgewebes. Mit warmen Kompressen kann die Hebamme den Damm auf die starke Dehnung vorbereiten. Viele Frauen empfinden das zusätzlich als sehr angenehm und können durch die warmen Auflagen gut loslassen. Im Wasser passiert das von allein.
- Intuitiv mitschieben: Wenn das Pressen zu sehr forciert wird – nach dem Motto »Muttermund ist vollständig, jetzt mal mit aller Kraft los« – entstehen öfter und größere Verletzungen. In den letzten Jah-

ren setzt man deshalb in der Geburtshilfe zunehmend auf die intuitive Gebärkompetenz von Frauen und hat damit Wesentliches verstanden: Man vertraut darauf, dass du den »Fetus Ejection Reflex«, durch den sich dein Beckenboden öffnet, gut spürst und du daraufhin in dem genau richtigen – langsamen – Tempo schieben kannst. So öffnest du dich nach und nach, der nötige Platz für dein Baby ist da, das Gewebe wird weich und weit: Es kommt zu deutlich weniger oder kleineren Geburtsverletzungen.

Dinge, die im Kreißsaal hilfreich sein können

- Warme Kompressen: Dazu kann man schlicht warmes Wasser – gerne mit ein paar Tropfen Öl – nehmen. Wir persönlich verwenden zum Tränken der Dammkompresse keinen warmen Kaffee. Das darin enthaltene Koffein kann durch die Babykopfhaut in die Blutbahn des Babys aufgenommen werden und wird dort nur langsam abgebaut. Außerdem riechen die Babys dann ein paar Tage lang nach Kaffee – und nicht nach Baby!
- Das Baby »rausatmen«: Versuche nicht hektisch zu schieben und dabei »nach Vorschrift« zu atmen. Sondern achte auf dein Gefühl, deinen Instinkt und begib dich vertrauensvoll in diese ekstatische, tranceartige Atembewegung, die dein Kind der Geburt immer näher bringt. Die britische Doula @thenakeddoula erklärt auf ihrem Instagram-Account viele Geburtsaspekte sehr anschaulich, etwa wie »floppy face« (weiches Gesicht) und »floppy fanny« (weiche, lockere Vagina) zusammenhängen. Wenn du dein Gesicht also locker und weich machst, kann sich auch deine Vagina entspannen.
- Außerdem – darüber wird fast nie gesprochen und viele Frauen sind zunächst irritiert und dann peinlich berührt, es ist aber völlig normal: Sei nicht erstaunt, es fühlt sich in der letzten Phase der Geburt wirklich so an, als ob dein Baby aus dem Po kommt, nicht aus deiner Vagina. Also ganz großes Loslassen!
- Dich selbst anfassen: Wenn deine Hebamme dir das Angebot macht, dass du mit deiner Hand das Köpfchen spüren kannst und das Baby in deine Hand rutschen lassen kannst, nimm es ruhig an, wenn du dich traust!

Mythos **Wunderwerk Dammschutz.** Das, was die Hebamme mit ihren Händen tut, wird manchmal überschätzt! Sie tut wichtige Dinge zu unterschiedlichen Zeitpunkten, aber mit ihren Händen viel am Gewebe herumzufummeln gehört eindeutig nicht dazu. Hier ist weniger (Manipulation) oft mehr. Kareen ist in dieser Hinsicht im Laufe der Jahre ihrer Hebammenerfahrung immer minimalistischer geworden. Auf den Zustand des Gewebes haben wir wenig Einfluss, auf das Bestärken der Frau, ihren Mut und ihr sicheres Gefühl sehr wohl. Das sind wahrscheinlich die viel wichtigeren Dinge, die den Damm deutlich besser schützen als alles andere.

Was kann man vorbeugend tun, um das Verletzungsrisiko zu mindern?

Da gibt es die sagenumwobene Dammmassage, die man auf unterschiedliche Weisen machen kann. Das ist keine Wohlfühlmassage, sondern es geht dabei darum, den Damm auf die Geburt vorzubereiten, das Gewebe mit den Fingern und etwas Öl – gut eignet sich spezielles Dammmassageöl – geschmeidig zu machen und zu dehnen. Dadurch bekommst du ein gutes Gefühl für diese Körperregion, überwindest Berührungsängste, und wenn du es regelmäßig machst, vermindert es das Risiko für Verletzungen.

Die Studienlage dazu ist leider etwas dünn, dennoch kann man als Trend herauslesen, dass eine Dammmassage vor allem beim ersten Baby eine effektive Maßnahme sein kann. Starte am besten in der 36. SSW mit täglich ca. 10 Minuten.

Neben deinen Fingern kannst du zum Dehnen alternativ auch einen Dammballon verwenden: Ein Epi-No – der Name leitet sich aus dem »No« zur Episiotomie (Dammschnitt) ab – ist ein für diesen Zweck zugelassenes medizinisches Gerät. Es ist im Urzustand ein kleiner länglich-schmaler Silikonballon, ca. 10 cm lang und mit einem Umfang von 3 bis 4 cm. Man führt ihn in die Vagina ein und kann den Ballon dann über ein Schläuchlein samt Handpumpe langsam im eigenen Tempo nach und nach größer werden lassen. Dadurch wird das Scheidengewebe ähnlich gedehnt, wie es bei der Geburt das Babyköpfchen tun wird. Das kann gegenüber den Fingern, die nur punktuell arbeiten, ein Vorteil sein. Andererseits bist du vielleicht mit den Fingern besser in deinem Gefühl, als du es mit einem Gerät bist, das sich evtl. wie ein Fremdkörper anfühlen kann. Als Low-Budget-Version zum Epi-No kannst du auch im Sex-Shop einen »Anal Expert« an die Kasse tragen – oder im Internet bestellen.

Sissi: »Für manche Frauen passt es gar nicht, andere wiederum finden es super, um ein Gefühl dafür zu bekommen, wie es sich anfühlt, wenn ein Babyköpfchen durch ihre Vagina rutscht. Aber: Man bekommt ein Baby natürlich auch ohne Epi-No! Es ist kein Muss, nur eine Möglichkeit.«

Das Heublumendampfbad wurde in früheren Zeiten, als es noch keine Pools und Badewannen gab, während der Geburt in einem Zinkeimer unter die Gebärstühle gestellt, die damals in jedem Haushalt existierten. Die Wärme und die Kräuter halfen beim Weichmachen des Dammes und beim Entspannen und Öffnen der Gebärenden. Heutzutage wir so ein Dampfbad eher zur Vorbereitung des Dammes auf die Geburt verwendet – am einfachsten in einer Schüssel, die du in die Kloschüssel stellst, auf die du dich setzt. Probiere es aus, ob es dir angenehm ist. Unter dem Begriff »Yoni-Steaming« ist es mittlerweile auch auf Instagram berühmt. Allerdings ist es kein vollwertiger Ersatz für die Dammmassage, die viel effektiver ist.

Pflege einer Dammverletzung

Zur Beruhigung vorab: Alle Verletzungen heilen in der Regel sehr zügig und gut wieder ab. Trau dich, dich wieder langsam an diesen sehr privaten Ort heranzutasten, dich zu berühren – erst zaghaft unter der Dusche vielleicht – und ein Gefühl für ihn zu bekommen.

In den ersten Tagen kannst du …

- … bei jedem Toilettengang spülen: Stell dir einen Messbecher oder eine Intim-Dusche mit warmem Wasser neben die Toilette. Gib einige Tropfen Calendula-Essenz (etwa von *Weleda)* oder ein wenig von dem Aromabadesalz *Sitzbad* der *Bahnhof-Apotheke Kempten* hinein. Gerade, wenn du Abschürfungen an deinen Vulvalippen, den Labien, hast, ist es sehr angenehm, wenn du während des Wasserlassens gleichzeitig das Wasser aus dem Messbecher drüberlaufen lässt. Das mildert die Schärfe des (Morgen-)Urins. Ist auch unter der Dusche möglich.

- … Kareens *Recover Spray* von INTO LIFE verwenden. Alkoholfreie Hydrolate aus Hamamelis, Schafgarbe, Beinwell- und Tigergrasextrakt mit echter Aloe Vera sind eine Wohltat nach jedem Toilettengang, weil es dir ein frisches Gefühl gibt und die Heilung fördert. Auch für einen wunden Babypo gut geeignet!
- … den Damm in den ersten Tagen kühlen, um die Schwellung zu reduzieren. Danach ist keine Kühlung mehr nötig.
- … nach Möglichkeit viel Luft ranlassen: Gegenüber den Binden und dicken Vorlagen ist die atmungsaktive Periodenunterwäsche z. B. von *ooia* eine Wohltat.
- … Sitzbäder mit dem Aromabadesalz *Sitzbad* von der *Bahnhof-Apotheke Kempten* machen.
- … wer Salben mag: Beinwellsalbe von der *Bahnhof-Apotheke Kempten* vorsichtig auf die Wunden auftragen. Ist später auch eine gute Wundsalbe für den Babypopo.
- … auf plastikfreie Vorlagen achten.
- … einen Softlaser (Leihservice unter softlaserverleih.de) verwenden: Er wirkt wie ein Zellbooster für deine Wundheilung.

Wenn die oberflächliche Wundheilung nach einer Woche abgeschlossen ist, ziehen wir beide gern – vollkommen schmerzfrei – die Fäden der Naht – auch wenn selbstauflösende Fäden verwendet wurden. Es ist angenehm, die Fäden loszuwerden, da sie als Fremdkörper wirken und nichts mehr halten.
Einige Tage später kannst du die Narben mit einem hochwertigen Öl (die Reste deines Dammmassageöls oder Johanniskrautöl) pflegen, später auch massieren. Auch hier kann Lasern bei der Narbenbehandlung helfen. Sprich offen mit deiner Gynäkologin, solltest du auch nach längerer Zeit noch Probleme haben, es gibt Therapeut*innen, die auf die Behandlung von Narben spezialisiert sind.

Fazit

Hab keine Angst vor den kleinen Verletzungen, die bei einer Geburt entstehen können. Meist sind sie wirklich nur klein und heilen gut! Sorge für eine wohltuende Regeneration im Wochenbett, Zeit und Pflege, damit du gut heilen und wieder in deine volle Kraft kommen kannst.

Fünf Hacks für eine gute Geburt

Unsere Top Five

Bei der Flut an Informationen, die du auf dem Weg in eine gute Geburt zusammensammelst – hörst, liest und dir ansiehst –, fällt es manchmal schwer, den Überblick über die wirklich wichtigen »Big Points« zu behalten. Wir filtern das ein bisschen für dich: Hier sind unsere großen Fünf, die wichtigsten Hacks für eine gute Geburt.

Hack 1:
Bereite dich gut auf deine Geburt vor!

Nutze die Schwangerschaft, um dich gut auf das große Ereignis Geburt vorzubereiten. Das geschieht in Phasen, allmählich und in Schritten. Ein essenzieller Baustein ist dabei ein guter Geburtsvorbereitungskurs (siehe auch das Kapitel »Geburtsvorbereitung«). Mache unbedingt einen von einer Hebamme geleiteten Kurs; Hebammen haben wirklich alles im Kreißsaal gesehen und können mit ihrer Fachexpertise alle erdenklichen Szenarien kompetent einordnen. Im Kurs kannst du all deine Fragen loswerden, wirst viele Aha-Effekte erleben und kannst einiges gemeinsam mit deinem Partner oder deiner Partnerin ausprobieren. So bekommt ihr gemeinsam eine realistische und gleichzeitig motivierende Vorstellung von Geburt.

Wichtig **Empowerment für die Geburt!** Durch einen Geburtsvorbereitungskurs kannst du sowohl auf der körperlichen als auch auf der geistig-seelischen Ebene ein kraftvolles, positives Bild von einer Geburt entwickeln, um gut gewappnet und bestens unterstützt in die Geburt zu gehen. Besorg dir außerdem ein (!) gutes Buch, einen

Schwangerschaftsbegleiter, in dem auch besondere Dinge abseits des Mainstreams gut erklärt werden (z. B. Kareens Buch *Guter Hoffnung*). Abonniere auf Instagram Birth-Positive-Kanäle und sieh dir Bilder von den unterschiedlichsten Geburten an, die dir zeigen, wie absolut atemberaubend und energiereich so eine Geburt sein kann.

Wenn du an keinem Präsenzkurs teilnehmen kannst oder möchtest, ist ein Online-Kurs vielleicht eine Option für dich. Der Link zu Kareens 14-stündigem Video-Geburtsvorbereitungskurs ist der hier: geburtsvorbereitung.tv

Tipp

Bereits in der Frühschwangerschaft über die Geburt nachdenken!
Auch wenn es dir noch sehr weit weg erscheint: Es ist tatsächlich wichtig, dass du dir schon kurz nach dem positiven Schwangerschaftstest Gedanken darüber machst, wie du dein Baby bekommen möchtest: zu Hause, im Geburtshaus oder in der Klinik? Falls eine Hausgeburt für dich infrage kommt, nimm so bald wie möglich Kontakt zu einer Hausgeburtshebamme auf und kläre in einem Gespräch ab, ob das eine Option für dich wäre. Da die personelle Situation in der Geburtshilfe sehr angespannt ist, hast du nur dann eine Chance auf eine Hausgeburtshebamme, wenn du dich sehr frühzeitig darum kümmerst.

Wenn der Termin näher rückt: Natürliche Möglichkeiten zur Vorbereitung
(Ausführlich beschrieben findest du die folgenden Maßnahmen im Kapitel »Rund um den ET«)

- Geburtsvorbereitende Akupunktur
- Kohlenhydratarm essen, die Louwen-Ernährung
- Nachtkerzenölkapseln
- Yoni-Steaming: warme Dampfbäder mit Heublumen
- Himbeerblättertee trinken
- Datteln essen

- Hohe Einläufe machen (lassen)
- Osteopathie/Physiotherapie (durch auf Schwangere spezialisierte Fachkräfte): Sie sorgen dafür, dass das Kind sich gut ins Becken einstellt, lösen bisher unentdeckte Spannungen oder Blockaden sowohl bei Mutter und Kind und fördern eine gute gemeinsame Startposition in die Geburt.

Hack 2:
Komm gut in die Geburt hinein!

Damit ist das mentale Hineinfinden in die Prä-Geburtsphase gemeint. Die Zeit kurz vor der Geburt ist eine magische Zeit; Rückzug und Digital Detox sind große Themen: Halte dich von nervigen Tagesticker-Nachrichten, von anstrengenden Menschen, generell von Stress von außen fern. Vielleicht hast du rechtzeitig den Tipp beherzigt, deinen errechneten Entbindungstermin niemandem zu verraten oder ein paar Tage dazu zu mogeln. So kannst du dich vor Nachfragen rund um diesen Termin schützen. Wenn es dir gelingt, in dieser »Warteschleifen-Situation« – »Wann wird es losgehen? Spür ich schon was? Passiert es heute Nacht?« – etwas Druck rauszunehmen, ist das wunderbar.

Früher war es eine Königsdisziplin der Hebammen, in der Latenzphase, der ganz frühen, meist noch unspektakulären Phase, Frauen gut in die Geburt hineinzubegleiten. Diese Latenzphase kann sich bis zu einem ganzen Tag (oder Nacht) hinziehen, ohne dass viel Messbares passiert. Die ersten Zentimeter der Öffnung des Muttermunds sind bei einer Geburt oft die langwierigsten. Mehr dazu findest du im Kapitel »Geburtsarbeit«.

Kareen: »Es geht in der Latenzphase nicht um die Frage, wie viele Zentimeter geöffneten Muttermunds du ›vorzuweisen‹ hast. Und ob es sich bereits ›lohnt‹, ins Krankenhaus zu fahren. Versuche, diesen Druck an dir abperlen zu lassen und stattdessen ganz bei dir zu bleiben. Nimm wahr, was dir guttut, kümmere dich um dich und deinen Körper. Nimm zu Hause noch ein schönes Bad, probiere aus, wie du mit den Wehen gut umgehen kannst (Positionen, Atmen, Wasser,

Bewegung oder Ruhe, Lichtverhältnisse). Jetzt kannst du das Wissen aus deinem Vorbereitungskurs, das vorher nur graue Theorie war, anwenden. So ›groovst‹ du dich langsam in das Geburtsgefühl hinein.«

Frauen mit anstrengenden Wehen, welche den Muttermund jedoch noch nicht wirklich öffnen, werden manchmal in der Klinik nicht ernst genommen oder angemessen begleitet. Oft werden sie zum Treppensteigen oder Spazierengehen wieder weggeschickt oder bekommen das Gefühl vermittelt, das sei alles noch »nichts Richtiges«. Hier sind die (ebenfalls gut geburtsvorbereiteten) Partner*innen unschätzbar hilfreich, um dich in der Latenzphase zu begleiten, dich zu massieren und für deine Bedürfnisse zu sorgen.
Die Aufgabe des Klinikpersonal ist es, wertschätzend mit dem Paar umzugehen und Ruhe und Gelassenheit zu vermitteln: »Es ist alles in Ordnung, alles sieht geburtsbereit aus. Eurem Baby geht es gut. Ihr könnt noch mal nach Hause fahren und in Ruhe abwarten, oder auch hierbleiben, wenn euch das beruhigt. Meldet euch jederzeit, wenn sich etwas verändert und ihr Hilfe braucht.«

Sissi: »Eine 1:1-Betreuung unter der Geburt (= eine Hebamme für jede Frau) steht jeder Gebärenden zu! Das können wir gar nicht oft genug wiederholen. Dafür müssen wir uns alle einsetzen!«

Für die meisten Frauen ist es in dieser Phase rund um den Geburtsbeginn besser, nicht stundenlang spazieren zu gehen und sich auszupowern, sondern Kräfte zu sparen und sich in gemütlicher Atmosphäre hinzulegen und noch etwas zu ruhen. Du wirst zwar nicht mehr tief schlafen können, aber es ist wichtig, dass du zwischen den Wehen erholsame Pausen hast. Niemand weiß, wie lange die Geburt gehen wird, wie viel Geburtsarbeit du noch leisten wirst.

Sissi: »Dass eine Geburt einen geschützten Rahmen braucht, ist kein Hokuspokus! Wenn Frauen während der Wehen durch Faktoren von außen gestört werden, kann die Geburt plötzlich stagnieren. Erst wenn du dich wieder ruhig und sicher fühlst, können die Wehen erneut beginnen.«

Wesentliche Aufgabe deines Partners oder deiner Partnerin ist es, in dieser frühen Phase der Geburt für dich einen geschützten Raum zu schaffen. Und als dein Sprachrohr zu fungieren, d. h. den Menschen um euch herum zu vermitteln, was du möchtest und was nicht. Du selbst sollst nicht rational kommunizieren oder gar diskutieren müssen.

Hack 3:
Wasser und Wärme können unterstützen!

Wärme hat eine intensiv entspannende Wirkung, ob es nun das warme Kirschkernkissen ist, die Wärmflasche oder das Eintauchen des ganzen Körpers ins warme Wasser einer Badewanne. Außerdem bist du im Wasser durch den Auftrieb leichter, was deine Beckengelenke beweglicher werden lässt. All das lässt warmes Wasser zu einem überaus geeigneten Begleiter unter der Geburt werden – in all ihren verschiedenen Phasen. Den meisten Frauen tut das sehr gut.

Sissi: »Wasser und Wärme werden manchmal echt unterschätzt, dabei wirken sie oft wie eine natürliche PDA. Das solltest du auf jeden Fall ausprobieren. Auch wenn du dich bisher nie so richtig mit Wasser und Badewanne anfreunden konntest. Mein Rat ist deshalb, gleich bei Ankunft in der Klinik nach einem Kreißsaal mit Wanne zu fragen, damit du dir die Option ›Wassergeburt‹ offenhalten kannst.«

Vertraue also deiner Hebamme, wenn sie den Vorschlag macht, zu einem bestimmten Zeitpunkt der Geburt in die Wanne umzuziehen. Auch wenn es dir in dem Moment umständlich erscheint und du gar nicht weißt, wie du dorthin kommen sollst – es ist auf alle Fälle einen Versuch wert und kann sehr wirkungsvoll sein. Vielleicht wird dein Baby dort geboren. Oder du steigst wieder aus der Wanne, wenn es doch nicht das Richtige für dich war.

Hack 4:

Mobilität unter der Geburt ist wichtig!

Mittlerweile ist es in alle Bereiche der Geburtshilfe durchgesickert: Sich unter der Geburt zu bewegen und verschiedene Körperhaltungen oder Positionen bei der Verarbeitung der Wehen auszuprobieren, ist elementar wichtig. So kannst du die komplexen physikalischen Kräfte einer Geburt unterstützen und deinem Baby helfen, sich gut in dein Becken hineinzudrehen. Dein Becken wird beim Sich-Öffnen unterstützt und du nutzt die Schwerkraft.

Wie viel du dich bewegst und welche Positionen du einnimmst, hängt neben deinen Vorlieben auch von der Phase der Geburt ab: Am Anfang, in der Latenzphase, bist du mobiler, probierst Positionen aus, wechselst sie öfter. So kannst du herausfinden, was dir guttut. Später, in der fortgeschrittenen Eröffnungsphase, wird es dann meist etwas statischer. Du hast deine bevorzugte Körperhaltung gefunden. Oft sind das vornübergebeugte, knieende Positionen – etwa die abgewandelten Vierfüßler, bei denen du dich auf einen Ball, auf den Schoß deines Partners, dem Kopfteil des Bettes oder Ähnlichem abstützt. Für viele Frauen ist auch die Seitenlage eine ideale Position, in der sich das Kind gut ins Becken hineinschieben kann und in der die Frau von Hebamme und/oder Partner*in gehalten und massiert werden kann.

> Kareen: »Wasser und Mobilität schließen sich nicht aus. Die großen Badewannen in den Kreißsälen erlauben es, dass du dich zum Beispiel knieend von innen auf dem Rand abstützt. Oder dich in der Wanne hockend an einem von der Decke hängenden Tuch festhältst.«

Falls deine einmal gefundene Körperhaltung die Geburt doch nicht entscheidend voranbringt oder auf Dauer nicht guttut, wird deine Hebamme dir einen Positionswechsel vorschlagen.

Hack 5:
Die hohe Kunst des Dammschutzes!

Wie erlebt man eine Geburt möglichst unverletzt? Natürlich kannst du das nur in einem gewissen Rahmen beeinflussen. Ausführliche Infos zum Thema »Geburtsverletzungen« findest du im gleichnamigen Kapitel. Hier eine Zusammenfassung der wichtigsten Aspekte:

- Gerade bei Erstgebärenden ist Dammmassage eine gute Vorbereitung auf die Geburt. Durch diese Massage – eigentlich Dehnung – wird das Gewebe weicher und nachgiebiger. Man kann diese Massage mit den Fingern oder mit einem Epi-No (Dammballon) machen. Dadurch bekommst du auch ein gutes Gefühl für diese Körperregion und bist auf das Druckgefühl am Ende der Geburt vorbereitet.
- Im warmen Wasser ist das Gewebe sehr elastisch und entspannt, weshalb es seltener zu Verletzungen kommt.
- Warme Kompressen, die die Hebamme zum Ende der Geburt auf den Damm auflegt, wärmen und können ihn so auf die Dehnung bei der Geburt des Köpfchens vorbereiten.
- Je langsamer sich das Gewebe dehnt, desto weniger Verletzungen entstehen. Deshalb ist ein vorsichtiges, bewusstes und intuitives Mitschieben in der Geburtsphase wichtig.
- Die Endphase der Geburt ist ein emotionaler Ausnahmezustand. Um dich dieser wilden und intensiven Ekstase hinzugeben, brauchst du idealerweise einen geschützten Raum. So kannst du den Mut fassen, dein Baby aus dir rauszulassen, dich deinen Reflexen hinzugeben, komplett loszulassen und dein Kind aus dir »herauszuatmen«. Im Kapitel »Orgasmic Birth« haben wir diesen besonderen Zustand genauer beschrieben.
- Mit jedem weiteren Kind kommt es zu weniger Verletzungen.

Wochenbett

Wenn dein Baby geboren ist, beginnt das Wochenbett. Es ist eine ganz besondere Zwischen-Zeit, geprägt von gegenseitigem Kennenlernen, ungläubigem Staunen und emotionalen Achterbahnfahrten. Einiges hast du dir schwieriger vorgestellt, anderes leichter, wieder anderes – gar nicht. Sagt dir ja keiner vorher, dass du beispielsweise dein Baby tatsächlich mit auf die Toilette nimmst, wenn du ganz nötig musst, damit es nicht anfängt zu weinen. Manches wollte man auch nicht so genau wissen. Dazu kommt das Unvorstellbarste überhaupt: Die große Liebe zu diesem kleinen Wesen, die dich ab jetzt begleiten wird, solange du lebst …

Kareen: »Wenn du an Wochenbett denkst – was würdest du sagen, was glaubt einem niemand, wenn man vor der Geburt darüber spricht?«

Sissi: »Ich glaube, was viele unterschätzen: Wie schnell der Tag mit Baby vorbeigeht – und es fühlt sich an, als hätte man nicht wirklich was gemacht. Also natürlich habt ihr eigentlich ganz viel gemacht, ihr versorgt schließlich ein Baby und das ist ein 24-Stunden-Job. Aber trotzdem ist da der Anspruch, immer noch mehr zu erledigen …«

Kareen: »Und mit Sicherheit gehört dazu, dass ihr wirklich zwei Wochen richtig im Bett liegt. Und ihr dort auch zum Essen bleibt, weil euch nämlich die Schnittchen in dieser Zeit dorthin serviert werden.«

Sissi: »Das ist unsere medizinische Anordnung an euch: Zehn Tage. IM Bett!!!«

Stillstart

So gelingt der Beginn deiner Stillzeit

Stillen – das Top-Thema nach jeder Geburt. Was man sich als das Einfachste und Natürlichste der Welt vorstellt, entpuppt sich manchmal als gar nicht so easy. Aber hey, keine Panik! Wir bereiten dich auf deinen Stillstart vor und verraten, mit welchen Tricks und Mittelchen der Beginn deiner Stillzeit super gelingen kann.

Auf viele Frauen wirkt das Stillen vor der Geburt sehr romantisch – wie ein Selbstläufer. In der Realität denken allerdings die meisten Mütter in der ersten Stillwoche mehrmals täglich ans sofortige Abstillen. Weil es wehtut, das Baby die Brustwarze nicht richtig in den Mund nimmt oder die Sorge besteht, es käme nicht genug Milch … es gibt tausend Gründe, am Projekt Stillen zu zweifeln.

Kareen: »Gleich vorweg: In der ersten Zeit – eurer Übungs-, Lern- und Trainingsphase – wird es so sein wie bei zwei Anfängern auf dem Tennisplatz oder beim Tanzkurs. Bis das elegant aussieht, dauert es eine Weile. Deine Hebamme wird cool bleiben und dir immer wieder versichern: ›Das geht alles vorbei! So wie am Anfang bleibt es nicht!‹«

Vorbereitung auf das Stillen bereits in der Schwangerschaft

Deine Brustwarzen sind am Anfang deshalb empfindlicher, weil die Schwangerschaftshormone noch im Körper sind und erst ein paar Tage brauchen, bis sie abgebaut sind. Und dein Baby saugt zu Beginn noch anders, weil die Milch noch nicht in Strömen fließt. Es muss jetzt noch kraftvoll saugen; später – wenn der Milchspendereflex eingesetzt hat – sprudelt die Milch ihm richtig entgegen.

Mythos **»Brustwarzen abhärten!«** Auf keinen Fall musst du deine Brustwarzen auf das Stillen »vorbereiten«, indem du sie mit (Zahn-) Bürsten oder Luffa-Handschuhen rubbelst. Es ist ein Mythos, dass die Brustwarzen gerade zu Stillbeginn so empfindlich seien, weil sie noch nicht abgehärtet seien, »noch keine Hornhaut angesetzt hätten«. Don't do this! Du irritierst dadurch die Haut oder verletzt sie gar.

In der Schwangerenvorsorge sollte deine Hebamme einmal einen Blick auf deine Brustwarzen werfen. Natürlich kannst du mit allen Arten und Formen von Brustwarzen stillen! Dein Baby wird sich deine Brustwarzen in perfekte Nuckelform zurechtformen. Wenn es aber wirkliche Schlupf- oder Hohlwarzen sind, dann kannst du zu Hause möglichst oft sogenannte Brustwarzenformer tragen. Dadurch wird – bei einem Gebrauch über einige Wochen – die Brustwarze mehr und mehr herausgezogen und so geformt, dass dein Baby sie nach der Geburt besser fassen kann.
Auch solltest du mit deiner Hebamme sprechen, wenn du Implantate trägst oder andere Brust-OPs hattest. Obwohl bei allen diesen OPs heutzutage darauf geachtet wird, dass der Milchgang erhalten bleibt, ist das dennoch eine wichtige Information für deine Hebamme. Nur ein ganz kleiner Anteil der Frauen (ca. 4 %) kann aus anatomischen Gründen nicht ausreichend stillen, entweder weil ihre Brust bei einer OP verändert wurde oder weil bei ihnen einfach zu wenig Brustdrüsengewebe angelegt ist und dadurch zu wenig Milch entsteht. Teilstillen ist aber natürlich immer möglich!

Sissi: »Du kannst dir ziemlich sicher sein: Du kannst stillen! Deine Brust und deine Warze sind perfekt für dein Baby! Lass das aber alles auf dich zukommen und lege dich nicht jetzt schon auf eine Stilldauer fest (z.B. ›sechs Monate voll, nach einem Jahr abstillen‹). Es kann alles ganz anders kommen – länger, kürzer … alles okay!«

Der Stillstart braucht Zeit, es kann in Einzelfällen auch mal einige Wochen dauern, bis alles eingespielt ist. Nimm dir ganz viel Zeit und Ruhe dafür.

Tipp

Stell dich bereits in der Schwangerschaft positiv auf das Stillen ein, indem du stillenden Freundinnen oder Frauen aus der Familie zuschaust. In unserem Kulturkreis ist das leider nicht mehr so selbstverständlich wie in manch anderen. Und: Höre dir erfolgreiche Stillgeschichten an! Lies etwas dazu. Oder schaue dir gute Still-Videos an.

Hier ein gutes Video zum Thema »Baby richtig anlegen«:

https://globalhealthmedia.org/videos/attaching-your-baby-at-the-breast/

Spezielle Anschaffungen sind fürs Stillen erst einmal nicht erforderlich. Alles, was du unvorhergesehen brauchen könntest, bekommst du über deine Hebamme (etwa ein Stillhütchen oder eine Brustwarzensalbe) oder über eine Apotheke in deiner Nähe (etwa eine Milchpumpe zum Ausleihen).
Bei Frauen, die in der Stillzeit bereits wieder in den Job zurückgehen möchten, kann der Kauf einer eigenen Milchpumpe sinnvoll sein. Probiere aber erst einmal aus, wie das alles bei dir klappt, bevor du teures Equipment kaufst. Eine Milchpumpe ist nur einen Klick entfernt! Gilt auch für Flaschen, Sauger und Muttermilchersatznahrung.

Tipp

Kolostrum ausstreichen. Wenn du einen Schwangerschaftsdiabetes hast, der ja gar nicht so selten – etwa bei ca. 10 % der Schwangeren – vorkommt, ist es ratsam, gegen Ende der Schwangerschaft etwas kostbares Kolostrum (Vormilch) auszustreichen und in kleinen Spritzen aufzuheben. Diese Tropfen, nach der Geburt gegeben, schützen dein Baby signifikant vor gefürchteten Unterzuckerungen!

Anleitung zur Gewinnung des wertvollen Kolostrums:

www.milchwiese.de/blog/praepartale-kolostrumgewinnung-besondere-situationen-in-der-stillzeit

Es ist übrigens ganz natürlich, dass deine Brustwarzen sich in der Schwangerschaft verändern: Durch die Hormonumstellung in deinem Körper werden sie größer und dunkler. Praktisch eingerichtet – so kann dein Baby, das anfangs nur Hell-Dunkel sehen kann, nach der Geburt ganz genau erkennen, wo es hinmuss.

Erstes Anlegen nach der Geburt

Wenn du dein Baby direkt nach der Geburt selbst zu dir genommen oder von der Hebamme auf die Brust gelegt bekommen hast, könnt ihr euch erst mal gemeinsam ausruhen, anschauen und beschnuppern. Ungestörter Hautkontakt ist sehr wichtig für das Bonding. Im Idealfall habt ihr zwei ungestörte Stunden miteinander für das erste Kennenlernen und Ankommen auf dieser Welt. Maßnahmen wie Messen und Wiegen können zunächst warten. Auch andere Dinge wie die Geburt der Plazenta oder eine Naht bei einer Geburtsverletzung können geschehen, ohne dass dein Baby von dir getrennt wird.

Bitte in der Klinik um diese Ruhe und Zeit. Nur manchmal ist das nicht möglich, etwa weil ihr Platz für die nächste Gebärende machen müsst: Seid nicht allzu traurig, ihr könnt das Kuscheln natürlich nachholen! Eure Stillbeziehung ist damit auf keinen Fall gestört!

Kareen: »Dein Baby ist irre kompetent, es bringt alles mit, was es zum Stillen braucht! So wie Katzenbabys schon kurz nach der Geburt zu den Zitzen der Mutter krabbeln, braucht auch dein Baby eigentlich keine Hebamme, die ihm den Weg zur Milchquelle zeigt.«

Schon etwa vierzig Minuten nach der Geburt setzt bei deinem Baby der Suchreflex ein: Es spürt ein Kitzeln am Mund (und sei es durch ein Handtuchzipfel) – schon sperrt es wie ein kleiner Vogel das Mündchen auf und macht mit dem Kopf suchende Bewegungen. Der zweite Reflex ist der Saugreflex, der dann einsetzt, wenn schließlich eine Brustwarze in Babys Mund kommt: Es streckt die Zunge heraus, tastet sich vor und beginnt zu saugen. Neben diesen beiden basalen Reflexen bringt dein Baby noch andere, subtilere Reflexe mit, die etwa Regine Gresens in ihrem sehr empfehlenswerten Buch *Intuitives Stillen* sehr schön beschreibt. So können seine Eltern schon an ganz feinen Signalen erkennen, dass es Hunger hat. Es ist wirklich beeindruckend, was die Biologie da eingerichtet hat, damit Babys stillen können.

Buchtipp Regine Gresens, *Intuitives Stillen. Einfach und entspannt – Dem eigenen Gefühl vertrauen – Die Beziehung zum Baby stärken,* Kösel 2016.

Dein eigenes Bauchgefühl wird dir bestimmt gleichzeitig melden, dass du dein Baby anlegen möchtest. Nimm es also zu dir heran, um es gut unterstützen zu können. Das geht schön bequem und an den Armen gut abgestützt auch in der Rückenlage, die nach der Geburt noch bequem und empfehlenswert ist. Deine Hebamme wird dir das alles zeigen und dich dabei unterstützen.

Sissi: »Wichtig für einen gelingenden Stillstart ist, dass das Kind möglichst in den ersten zwei Stunden nach der Geburt einmal gut an deiner Brust getrunken hat. Das ist bereits ein sicherer Grundstein! Es kann sein, dass deinem Baby dazu zunächst die Kraft fehlt, weil es von der Geburt noch sehr erschöpft ist. Dann ist Hautkontakt zu dir umso wichtiger und du kannst ihm die Brust immer wieder anbieten.«

In den ersten Lebenstagen brauchen Babys für so viele neue Dinge ordentlich Energie (Atmung, Organe, Temperaturregulation etc.), dass sie oft aus Erschöpfung einpennen. Sie können also noch nicht effizient aktiv nach Milch suchen. Sie brauchen Hilfestellung oder sanftes Erinnern. Erst später, wenn sich alles eingependelt hat, regulieren sie durch ihre Nachfrage das Milchangebot.

»Ist denn da überhaupt schon was drin? Da kommt ja noch gar nix!«

Das Kolostrum – die Vormilch, die bereits in der Schwangerschaft gebildet wird – ist quantitativ nicht viel, nur ca. 2 bis 5 ml pro Mahlzeit. Die allerdings sind, so wie die Farbe vermuten lässt, kostbar wie pures Gold! Kolostrum ist wahnsinnig reich an Eiweiß, an Immunglobulin, an Enzymen, an Abwehrstoffen und an vielen bioaktiven Substanzen mehr. Es enthält alles, was so ein Baby am Anfang braucht. Kolostrum ist so kostbar, dass es auch dann, wenn du dich gegen das Stillen entscheidest, eine gute Idee sein kann, es auszustreichen und dem Baby zu geben.

Der Babymagen ist am Anfang nur so klein wie eine Murmel, er entfaltet sich erst in den ersten Lebenstagen. Diese winzige Menge an Kolostrum ist also perfekt auf den Bedarf deines Babys abgestimmt. Daher wird es auch so sein, dass dein Baby ganz oft an deine Brust möchte, um immer wieder ein paar Tropfen Kolostrum zu bekommen, aber natürlich auch, um ganz nah bei dir zu sein und sich durch Nuckeln zu beruhigen. Auch diese Bedürfnisse sind wichtig und dein Baby braucht deine Körpernähe, Wärme und Sicherheit genauso wie das Stillen seines Hungers.

Quatsch **»Du legst zu häufig an!«** Es ist bei Neugeborenen ganz normal, dass sie viele kleine Mengen trinken möchten, da sie – nabelschnurgleich – eine beinahe kontinuierliche Versorgung brauchen. Lass dich deshalb nicht von Menschen aus deinem Umfeld irritieren, die meinen, du würdest dein Kind zu häufig anlegen, oder es gäbe Regeln darüber, wie oft das Anlegen nun »erlaubt« sei! Häufiges Anlegen ist natürlich auch kein Zeichen dafür, dass dein Kind nicht satt werden würde oder du zu wenig Milch hättest. Es ist alles in Ordnung so!

Kareens wichtigste Tipps zum Steigern der Milchbildung:

https://into-life.de/die-10-wichtigsten-tipps-zum-steigern-der-milchbildung-2/

Stillen im ganz frühen Wochenbett

Es ist wichtig, das Baby in den ersten beiden Lebenswochen wirklich häufig anzulegen, die Faustregel lautet mindestens 10-mal innerhalb von 24 Stunden. Das ist oft, viel öfter als die meisten Menschen vermuten, nämlich alle zwei bis drei Stunden. Wenn das Baby nach etwa vier Stunden Schlaf immer noch sehr müde wirkt, stimuliere es etwas, nimm es auf, zieh es eventuell aus und lege es an deine nackte Haut. Spätestens dann werden auch die schläfrigsten Babys aufwachen und zumindest einmal die Brustwarze in den Mund nehmen. Das ist auch für die Hormonrezeptoren wichtig, die somit das wichtige Signal »Milchbildung« erhalten.

Mach dir keine Gedanken, wenn dein Kind in der ersten Woche abnimmt – etwa 7 % vom Geburtsgewicht sind ganz normal. Bis zum vierzehnten Tag haben dann die meisten Kinder ihr Geburtsgewicht wieder erreicht.

Kareen: »Leg die Uhr beim Stillen weg. Halte dich nicht an irgendwelche Minutenvorgaben, wie lange ein Baby zu trinken habe. Auch an das Maß ›die Brust leer trinken‹ kann man sich nicht halten, denn eine Brust ist nie ganz leer. Wichtig ist nur: Dein Baby ist dann satt, wenn es die Warze loslässt und zufrieden wirkt. Weitere Zeichen für Sattheit sind: Spannung in den Händchen lässt nach, das ganze Baby wird schwer und lässt sich gut ablegen. Aber es gibt auch Babys, die lassen die Brustwarze nie ganz los, weil sie das Nuckeln (das non-nutritive Stillen) so sehr lieben.«

Lass dir unbedingt das »richtige Anlegen« zeigen, damit deine Brustwarzen nicht wund werden. Vermutlich sind deine Nippel am Anfang der Stillzeit etwas gereizt, aber das geht vorbei! Beim korrekten Anlegen nimmt dein Baby die Brustwarze richtig in den Mund: Es öffnet ihn weit und dein Nippel landet dann nicht vorne zwischen den Kieferleisten und am harten Gaumen, sondern weit hinten im weichen Teil des Mundes. Dort kann dein Baby sanft und effektiv mit seiner Zunge und seinem Gaumen trinken.

Du kannst dir hier eines unserer Lieblingsvideos zum asymmetrischen Anlegen ansehen:

https://globalhealthmedia.org/videos/breastfeeding-positions/

Tipp

Schutz dank Milch. Streiche vor dem Stillen einige Tropfen Milch aus und verteile sie auf deiner Brustwarze. Damit gibst du ihr einen feinen natürlichen Schutzfilm! Und: Dein Baby ist gut auf das Stillen vorbereitet, weil es die Milch bereits erschnuppern kann. Auch nach dem Stillen haben ein paar Tropfen Muttermilch auf der Brustwarze heilende Wirkung!

Auch dann, wenn du und dein Baby alles richtig machen: Es ist nicht ungewöhnlich, dass deine Brustwarzen in den allerersten Tagen etwas wund werden. Achte so akribisch wie möglich darauf, dein Baby immer korrekt anzulegen. Stillen ist ein gemeinsamer Übungsprozess, mit jedem Tag wird es besser werden, leichter funktionieren und nach und nach auch weniger Aufmerksamkeit erfordern.

Hier ein Video zum Thema »Schmerzen beim Stillen«:

https://globalhealthmedia.org/videos/what-to-do-about-nipple-pain/

Der Milcheinschuss

Der Begriff »Milcheinschuss« beschreibt sehr gut, wie sich diese initiale Milchdrüsenschwellung – so das Fachwort – anfühlt: Plötzlich, oft über Nacht, bekommst du quasi explosionsartig pralle, große, oft auch warme und knubbelig-feste Brüste. Das kann beim ersten Mal wirklich verstörend sein und entbehrt auch nicht einer gewissen Komik – wer hat mich denn über Nacht operiert? Wenn du aber dein Baby – wie oben beschrieben – sehr häufig für kleine Mahlzeiten anlegst, wird dies das unangenehme Gefühl von betonharten, prallen Brüsten abmildern.

Auch den Milcheinschuss gibt es mal wieder in allen Farben und Formen. Manche Frauen – nicht untypisch: Frauen mit eher kleineren Brüsten, also mehr Brustdrüsengewebe als Fettgewebe im Verhältnis – haben über Tage eindrucksvolle Symptome, andere spüren etwas Prallheit und Wärme und mehr nicht.

Es ist übrigens nicht in erster Linie die überbordende Menge an Milch, die die Brüste so anschwellen lässt. Es handelt sich um eine echte Drüsenschwellung durch die erhöhte Durchblutung und die größere Lymphflüssigkeitsmenge – verursacht durch den Absturz des Östrogenspiegels nach der Geburt.

Tipps

- Wechsle beim Anlegen in den ersten zwei Tagen, also noch vor dem Milcheinschuss, oft zwischen den Brüsten hin und her. Wenn die Milch dann da ist, kannst du dein Baby auch ausgiebig an einer

Brust pro Mahlzeit trinken lassen und beim nächsten Mal die andere nehmen.

- Wenn die Brust sehr prall ist und das Baby die Brustwarze gar nicht richtig fassen kann, sondern immer wieder an deiner Brust wie an einem prall aufgepumpten Ball abrutscht, dann hilft es, wenn du deine Brust vor dem Stillen gut durchwärmst (Duschen, feuchtwarme Umschläge, Rotlicht). So klappt das Anlegen meist besser.
- Zum Kühlen der Brust nach dem Stillen kannst du auch Zusätze nehmen, etwa Retterspitz-Lösung, die du im Kühlschrank aufbewahren und mithilfe von Mulltüchern auf deine Brust legen kannst (retterspitz.de). Alternativ sind natürlich auch Gelpads oder Kühlakkus möglich, lege aber unbedingt ein Tuch zwischen Haut und Kühlpad, damit du keine Erfrierungen auf der Haut riskierst. Auch Quarkwickel – ganz normaler Magerquark zwischen Mulltüchern oder direkt auf der Brust – sind sehr angenehm.

Merksatz **»Vor dem Stillen Wärme, nach dem Stillen Kühlung!«**

Was bei extremen Beschwerden auch sehr gut helfen kann, ist eine Lymphdrainage, damit die Lymphflüssigkeit in den Brüsten besser abfließen kann. Probiere auch unterschiedliche Stillpositionen aus (in der Rückenlage, im Vierfüßlerstand) und wechsle häufig die Anlegeposition (Wiegegriff, Rückengriff etc.). Deine Hebamme zeigt sie dir gerne.

Wenn du eine verhärtete Stelle in deiner Brust hast, kann es Erleichterung bringen, wenn der Unterkiefer deines Kindes in Richtung dieser Stelle zeigt (ausführlicher dazu im Kapitel »Milchstau«).

Deine Nippel solltest du schön geschmeidig halten, damit sie nicht spröde und rissig werden. Dafür gibt es neben der Muttermilch gute Pflegeprodukte, wie z. B. den *Nippelbalm* von INTO LIFE, der Lanolin und Sheabutter enthält:

https://shop.into-life.de/into-life-med/nipple-balm

Auch Multi-Mam®-Kompressen oder Silberhütchen können helfen. Letztere bekommst du u. a. hier:

https://babyboxfamily.com/products/silberhutchen

Wochenbett

Der Zauber des Anfangs – bereite dich gut vor

Das Wochenbett ist eine unglaublich intensive Zeit. Dein Baby ist jetzt da! Unfassbares Glück und emotionsreiches Tränenmeer lösen sich ab. Aus allen Körperöffnungen kleckert es, und du kommst aus dem Staunen nicht heraus. Damit ihr die schönen, zarten, bewegenden Augenblicke genießen könnt, ist es gut, vorbereitet zu sein. Besonders das Frühwochenbett braucht besondere Aufmerksamkeit. Dennoch hören wir Hebammen beim Thema Wochenbett ganz oft den Satz: »Warum hat uns das niemand *vorher* gesagt?!«

Der gesetzliche Mutterschutz sorgt in Deutschland für einen geschützten Zeitrahmen: Er beginnt vier Wochen vor dem errechneten ET (Entbindungstermin) und endet acht Wochen nach der Geburt.

Wenn wir Hebammen von Wochenbett sprechen, unterteilen wir es in Früh- (die ersten zehn Tage) und Spätwochenbett (die folgenden sechs bis acht Wochen).

Im Wort »Wochenbett« sind schon zwei sehr wichtige Infos enthalten: das Bett – da liegen Mutter und Kind drin – und die Wochen *im Plural* – das Wochenbett dauert also mehrere Wochen! Meistens acht Wochen! Das ist in allen Kulturen überall auf der Welt gleich: In den ersten Wochen nach der Geburt schonen sich die Frauen, erholen sich von der Geburt, werden umsorgt und gepflegt.

Im Frühwochenbett passieren eindrucksvolle körperliche Rückbildungsvorgänge im Körper der Frau. Aber auch die seelische Heilung von der Geburt und das ausgiebige Bonding mit eurem Baby mit ganz viel Hautkontakt finden statt, und das Stillen wird erlernt. Eine Zeit großer Anpassung und Umstellung. Deshalb besuchen wir Hebammen die Frauen in dieser Zeit meist täglich, und wir werden nicht müde, immer und immer wieder die Wichtigkeit des Wochenbettes zu erklären.

Bettruhe und Versorgtwerden sind medizinisch notwendig!

Die meisten Eltern denken nur bis zur Geburt und verstehen überhaupt nicht, dass sie sich vorher schon um die *Zeit danach* kümmern sollen. Sie halten das für völlig übertrieben: »Wie jetzt? Liegt man da wochenlang nur im Bett rum?«

Kareen: »Du liegst natürlich nicht acht Wochen am Stück nur im Bett. Es ist aber tatsächlich aus medizinischen Gründen absolut notwendig, dass Frauen in der ersten Woche nach der Geburt auch tagsüber überwiegend im Bett liegen: im Bett essen, lesen, dösen, kuscheln, stillen – und hin und wieder mal ins Bad gehen, mehr nicht.«

Komm nicht in Versuchung, nach deiner Rückkehr aus der Klinik zuerst die Kliniktasche auszupacken, eine kleine Wolle-Seide-Handwäsche zu erledigen und dann die Korrespondenz der letzten Tage durchzugehen. Lass das alles links liegen und gehe direkt auf kürzestem Weg in dein Bett. Dort wirst du von deinem Partner, deiner Partnerin mit allem versorgt. Er/sie stellt für dich Schnittchen, Obst- und Gemüsestückchen und andere Leckereien auf einem Tablett am Bett bereit. Das kann sehr gern als medizinische Anordnung verstanden werden!

Einer der wichtigsten Gründe hierfür ist, dass die Schwerkraft noch eine große Belastung für deinen Körper ist: für deinen Beckenboden, der durch die Geburt beansprucht wurde und noch keinen Halt gibt, für deine Gebärmutter, die sich erst wieder zurücksortieren muss. Und auch Geburtsverletzungen – wenn du welche haben solltest – können besser in Ruhe und ohne Anstrengung in einem gemütlichen Wochenbett heilen.

Wichtig **Vorbereitung auf das Wochenbett.** Ihr als Paar, als Familie, braucht verbindliche Absprachen, damit du in diesen Wochen gut betreut bist und um dich herum alles läuft: Du wirst weder kochen noch Wäsche waschen oder aufräumen. Regelt und organisiert das unbedingt bereits in der Schwangerschaft. Kurz nach der Geburt wirst du in einer körperlichen, hormonellen und emotionalen Ausnahmesituation sein, sodass du nicht in der Lage sein wirst, klar zu sagen, was du brauchst und was genau dir wichtig ist. Besprecht das also schon vorher, wie ihr das am besten gestaltet und wo ihr evtl. auch Hilfe von außen dazuholen solltet, etwa eine Haushaltshilfe, einen Babysitter oder eine Mütterpflegerin.

Die meisten Menschen denken, dass nach den ersten zwei Wochen die Wochenbettbetreuung beendet ist und man in den Alltag zurückkehren kann. Dass dem nicht so ist, merken die meisten aber recht schnell.

Es ist individuell sehr unterschiedlich, wie lange du brauchen wirst, um wieder im Alltag anzukommen. Einige Frauen sind schon nach drei Wochen wieder fit und stabil, es geht ihnen blendend. Andere brauchen aber wirklich diese acht Wochen oder länger. Da du nicht weißt, zu welcher Gruppe du gehören wirst: Stelle dich schon in der Schwangerschaft darauf ein, dass es diese Zeit brauchen könnte!

Wie schnell du dich regenerieren wirst, hängt natürlich auch von den Umständen einer Geburt ab: Wenn du z. B. einen Kaiserschnitt hattest, dauert es einfach länger. Oft wird in unserem modernen Alltag gleich wieder zur Tagesordnung übergegangen – bedenke aber: Ein Kaiserschnitt ist eine große Bauch-OP, danach braucht der Körper ausreichend Regeneration und sollte nicht zu schnell wieder belastet werden. Das Gleiche gilt für Geburtsverletzungen der Vulva und der Vagina. Und auch das Stillen will erst mal gelernt und eingespielt werden.

Es braucht oft volle acht Wochen, bis eine Stillbeziehung etabliert ist und gut funktioniert. Das ist nicht selbstverständlich und braucht liebevolles partnerschaftliches Mittragen und Unterstützung. Es ist eine intensive Zeit, in der ihr beide an eure Grenzen geht.

Unterstützung durch Haushaltshilfe oder Mütterpflegerin

Erfahrungsgemäß solltest du auf jeden Fall vier Wochen nach der Geburt einplanen, in denen du rundum versorgt wirst. Wenn dein*e Partner*in das nicht so lange leisten kann, oder wenn du alleinerziehend bist, überlege, welche andere Person du bitten könntest. Es ist auch möglich, eine Mütterpflegerin für die erste Zeit bei der Krankenkasse zu beantragen. Das ist eine speziell für das Wochenbett ausgebildete Haushaltshilfe. Einige gesetzliche Krankenkassen in Deutschland übernehmen anteilige Kosten, informiere dich über Bedingungen, Antragsformulare etc. unbedingt schon vor der Geburt. Auch wenn diese Orga mit etwas Aufwand verbunden ist, lohnt es sich auf alle Fälle! Gerade Frauen, die ihr Wochenbett allein bestreiten werden, etwa weil ihr*e Partner*in beruflich sehr eingespannt ist, sollten bereits in der Schwangerschaft mit ihrer Gynäkologin darüber sprechen und sich ggf. eine Verordnung ausstellen lassen. Der Anspruch auf eine Haushaltshilfe wird im SGB geregelt und gilt nur bis zum sechsten Tag nach der Geburt. Nur wenn du eine Indikation hast (etwa Stillprobleme, Geburtsverletzungen, Wundheilungsstörungen), hast du Chancen darauf, dass die Krankenkasse dir – eventuell nach einigen Anläufen und ein bisschen Papierkram – eine Mütterpflegerin bewilligt. Das ist dann eine unheimliche Entlastung für die ganze Familie. Auch häusliche Pflegedienste sind eine Option, die aber oft nicht kurzfristig buchbar sind. Kümmere dich also rechtzeitig – oder bitte am besten gleich deine*n Partner*in, das zu tun.

Wichtig **Zwei warme Mahlzeiten am Tag!** Auch wenn der Gedanke an eine fremde Person in der Wohnung zunächst vielleicht ungewohnt oder befremdlich ist oder du sicher bist, dass man das bisschen Haushalt ja wohl schaffen könnte: Denke ernsthaft darüber nach! Es ist einfach wichtig, dass du gut und regelmäßig bekocht wirst: Zwei warme Mahlzeiten am Tag brauchst du! Es gibt auch Lieferservices, die gutes Essen speziell für Frauen im Wochenbett liefern. Sie existieren über ganz Deutschland verteilt: z. B. nurimom.de (Raum Karlsruhe); mothersfinest.org (München); gesundundmutter.de (Hamburg).

Hilfe von Familie und Freunden – ja! Besuch bitte später!

Aktiviert im Vorfeld euer sprichwörtliches »Dorf«, das es braucht, um ein Kind großzuziehen, damit es euch umsorgen und unterstützen kann!

Es ist wichtig, um Hilfe zu bitten: Statt materieller Dinge zur Geburt kannst du dir von Familie und Freunden wünschen, dass sie euch gutes Essen (Suppe, Auflauf, Kekse, Kuchen) vor die Türe stellen. Das entlastet enorm und tut richtig gut. Denn vor lauter Stillen, Babypflege und eigener Pflege kommt ihr in der ersten Zeit kaum zum Selberkochen.

In diesen »Babyflitterwochen« werdet ihr alle – Mutter, Vater, Kind – zusammen viel Zeit im Bett verbringen. Genießt es, voll und ganz damit beschäftigt zu sein, euch kennenzulernen und eure neue Liebesbeziehung zum Kind aufzubauen.

Kareen: »Alle zusammen im Bett! Das ist der einzige, richtige und wichtige Ort, wo ihr die Zeit verbringen werdet!«

Besprecht vorher als Paar, wie ihr euch die Besuche durch Mitglieder eurer Familie (Großeltern, Tanten, Geschwister etc.) wünscht und vorstellt. Kommuniziert unbedingt an diese Menschen schon im Vorfeld, dass ihr nach der Geburt zuerst Zeit für euch brauchen werdet, bevor ihr Besuche empfangen könnt, wenn ihr schon ahnt, dass das in emotionalen Stress ausartet.

Der beste Besuch ist derjenige, der die Situation des Wochenbetts versteht und weiß, wo Hilfe benötigt wird. Da ist dann die Freundin, die Kuchen und Suppe mitbringt, den Geschirrspüler anstellt und gleich noch eine Ladung Wäsche aufhängt, manchmal unterstützender als Großeltern, die erwarten, um 16 Uhr mit Kaffee und Kuchen am Tisch bewirtet zu werden und das Baby bestaunen zu dürfen.

Raus aus der Alltagswelt! Rein ins Wochenbett!

Natürlich gibt es auch Frauen, denen es richtig gut geht im Wochenbett, körperlich und emotional. Egal, was du an medizinischen Diagnosen zu bieten hast, auch dann, wenn du keine gravierenden Geburtsverletzungen und keine wunden Brustwarzen hast: Du hast ein Kind geboren und dir diese Auszeit im Wochenbett verdient! Du darfst liegen, dich ausruhen und dir den Obstteller reichen lassen! Sich das immer wieder zu sagen, ist superwichtig!

Dieses einschneidende, krasse Erlebnis »Geburt« muss erst einmal verarbeitet werden, du musst wieder hier ankommen und verstehen, dass da jetzt ein Baby ist!

Du bist im Wochenbett wahrscheinlich auch sehr dünnhäutig und emotional. Viele Dinge, die du sonst easy wegsteckst (Anrufe, Lärm, dein Newsfeed mit schrägen Nachrichten aus der Welt da draußen), kannst du nun möglicherweise nicht gut aushalten. Du bist komplett im Babykosmos und total eingenommen von der Größe und Intensität dieses Ereignisses. Du schaust dein Baby an und denkst: »Ist es zu fassen? Du bist jetzt mein Baby, und ich für immer deine Mama!« Deshalb ist es so wichtig, dass Frauen in dieser ersten Zeit vor der rauen Welt da draußen gut abgeschirmt werden. Alle um sie herum sollen einen schützenden Kokon um die Mutter und ihr Baby bauen.

Mythos **»Der Alltag läuft weiter wie gehabt!«** Vergiss es. Man kann meistens nicht sofort nach der Geburt wieder in den Funktionsmodus umschalten und sich wie immer samstags mit der Freundin zum Latte-macchiato-Trinken auf dem Markt treffen.

Übrigens: Uns Hebammen ist es natürlich komplett egal, wie es bei unserem Wochenbettbesuch bei dir aussieht. Räum nicht auf, bemüh dich nicht, morgens rechtzeitig geduscht zu sein und uns frisch geföhnt die Tür zu öffnen. Wir wollen unbedingt, dass du im Bett liegst!

Sissi: »Wenn du um 18 Uhr noch im Schlafanzug bist – umso besser! Dann weiß ich als Hebamme, dass alles richtig läuft!«

Später, nach weiteren Geburten, wenn die älteren Kinder auch versorgt werden müssen, wissen es viele Frauen erst so richtig zu schätzen, dass sie beim ersten Kind nichts anderes tun mussten, als mit ihrem Baby im Bett zu liegen. Deshalb können wir nicht oft genug sagen: Enjoy your Wochenbett bereits beim ersten Kind! Genieße es, dass du dich nur um dein Baby und dich kümmern musst, zelebriere es. Klar hast du viele Fragen zu vielen neuen Themen. Aber dafür sind wir Hebammen da.

Zum Anschauen und Freuen **Bildband mit schönen Fotos!** Es gibt einen wunderbaren, 2017 erschienenen Bildband von Jenny Lewis, *One Day Young*, mit Fotografien von Frauen und ihren Babys unmittelbar nach der Geburt. Da sieht man, wie diese Frauen – auch ohne vorher noch mal ihre Haare oder den Lidstrich gecheckt zu haben – in ihrer echten, natürlichen und umwerfenden Schönheit strahlen.

Paarbeziehung im späten Wochenbett

Auch wenn ihr vor der Geburt besprochen habt, euch die Care-Arbeit (Haushalt, Baby etc.) später fifty-fifty zu teilen, erlebt ihr nach der Geburt einen ersten Realitätscheck. Nach den ersten acht Wochen Wochenbett kehrt schnell der Alltag wieder ein. Da passiert es leicht, dass man sich über banale »Kümmerdinge« in die Haare bekommt: Du möchtest das Kind einfach kurz abgeben, wenn der Partner abends nach Hause kommt, um endlich unter die Dusche zu verschwinden, oder ihr streitet euch darüber, wie die Espressotassen in den Geschirrspüler eingeräumt werden sollen. Wertschätzende und gewaltfreie Kommunikation ist in solchen Situationen besonders wichtig: sich nicht gegenseitig mit Vorwürfen zu attackieren, sondern Wünsche zu äußern und gemeinsam Lösungen zu finden. Ganz wichtig ist hier, dass der hohe Stellenwert der Care-Arbeit von allen gesehen wird: Tag für Tag, rund um die Uhr ein Baby zu versorgen, ist nämlich ein absoluter Fulltime-Job, spätestens jetzt wird das klar (s. auch das Kapitel »Mental Load«).

Klare Absprachen mit deiner Hebamme

Im Idealfall kannst du auf eine Wochenbetthebamme zählen. Bei den Treffen vor der Geburt klärt ihr gemeinsam ab, wann und auf welchem Kanal du sie am besten erreichen kannst, wenn du im Wochenbett Fragen hast. Eine 24/7-Standleitung zu ihr ist natürlich nicht möglich! Und jede Hebamme handhabt das unterschiedlich.

Im Vorfeld erklärt sie dir den Umfang ihrer Betreuung. Hebammen haben unterschiedliche Betreuungsmodelle: Kläre, wie lange ein Hausbesuch ungefähr dauert – bezahlt werden ca. 20 Minuten, mehr macht deine Hebamme dann ggf. unentgeltlich – und wie lange sie für dich ansprechbereit ist, etwa für spätere Beikost- oder (Ab-) Stillberatungen.

Vielleicht hat sie auch Empfehlungen für dich, was du schon vor der Geburt besorgen solltest. Erledige diese Besorgungen im Vorfeld der Geburt. Nichts ist schlimmer, als dass der Partner gleich nach der Rückkehr aus dem Krankenhaus erst mal zum Einkaufen muss, womöglich zum Hauptbahnhof in die Notfallapotheke, weil diese als einzige am Sonntag geöffnet ist.

Im Kapitel »Nestbau« findest du eine Liste aller wichtigen Dinge für deinen Wochenbettkorb, den du immer griffbereit neben deinem Bett stehen haben solltest. Viele nützliche Dinge zur Pflege findest du auch in den Kapiteln »Babypflege« und »Geburtsverletzungen«. Auch zu den Themen »Wochenfluss« und »Stillstart« geben wir dir in diesem Buch alles Wichtige mit.

Fazit

Das Wochenbett ist eine wunderschöne und zauberhafte Zeit, viele Erinnerungen werden daran hängen. Aber sie birgt auch viele Herausforderungen. Plane deshalb gut und sorge für dein Wohlbefinden, deine Betreuung und Versorgung vor. Das ist die halbe Miete, dann kannst du diese Zeit auch so richtig genießen.

Wochenfluss

Was nach einer Geburt alles aus dir rauskleckert

Warum will deine Hebamme bei den Hausbesuchen nach der Geburt deinen Wochenfluss sehen? Und was ist das überhaupt? Sagt einem auch mal wieder keiner vorher. Den meisten Frauen ist das unangenehm – Körperflüssigkeiten zeigt man ja üblicherweise nicht herum. Aber wir Hebammen haben beim Thema Wochenfluss gar keine Berührungsängste. Er gehört ganz einfach zu Geburt und Wochenbett dazu.

Kareen: »Der Wochenfluss zeigt uns viel über die Heilung und Rückbildung der Gebärmutter. Wir wollen also nicht die blütenweiße, frisch gewechselte Vorlage sehen – da gibt es ja nix zu gucken –, wir wollen die blutigen Details!«

Form, Farbe, Konsistenz, Menge des Wochenflusses – alles das gibt uns wichtige Hinweise darauf, ob die Heilung der Gebärmutter nach der Geburt gut vonstattengeht. Das wollen wir alles genau wissen!

Was ist der Wochenfluss überhaupt? Und wie viel Blut ist normal?

Wochenfluss ist die Blutung nach einer Geburt, die sich aus verschiedenen Anteilen, aus unterschiedlichen Blutungsquellen, zusammensetzt. Das Erste, was nach einer Geburt blutet, ist die Plazentahaftstelle, also die Stelle, an der die Plazenta an der Gebärmutterinnenwand festgemacht war. Wenn die Plazenta sich nach der Geburt löst, entsteht dort so etwas wie eine große Wunde. Die dicken, viel Blut führenden Arterien, die bis dahin in die Plazenta liefen, um das Baby zu versorgen, werden gekappt. Aus dieser Wunde blutet es so lange weiter, bis die Kontraktion der Gebärmuttermuskulatur die Gefäße »zugeschnürt« hat. Zusammen mit der abgestoßenen Gebärmutterschleimhaut verliert eine Frau normalerweise locker einen halben Liter Blut in den ersten 24 Stunden nach der Geburt.

Viele Frauen sind zunächst geschockt, wenn sie ca. zwei Stunden nach der Geburt das erste Mal aufstehen, um pinkeln zu gehen: Wie viel kann da auf einmal an Blut »herausschwappen« und trotz Binden die Beine hinunterlaufen! Auch das Bett kann nach einer Geburt sehr bekleckert sein, wobei in der Hebammenausbildung akribisch darauf geachtet wird, keine »Splatter-Kulisse« zu hinterlassen.

Sissi: »Der Wochenfluss soll fließen, damit die Gebärmutter sich leert und du heilen kannst. Das ist wichtig zu wissen.«

Wenn du siehst, wie viel an Blut aus deinem Körper herauskommen kann, wirst du spätestens dann verstehen, warum wir schon vor der Geburt über die passenden Binden gesprochen haben. Diese sind nämlich wirklich richtig groß: ca. 30 cm lang x 15 cm breit. Marke »Dick und durstig« scheint da die passende Bezeichnung zu sein, auch der Kalauer-Kosename »Surfbretter« ist weitverbreitet.

Blutklumpen in der Unterhose

Viele Frauen sind über die Konsistenz des Blutes geschockt, aber auch hier: Sei beruhigt, das ist ganz normal. Dein Blut gerinnt zum Teil schon im Inneren deiner Gebärmutter und sammelt sich dort. Beim Aufstehen kann dann manchmal schon ein richtig großes Stück an geronnenem, glibberigem Blut aus dir herauskommen, viel mehr als du von deiner normalen Menstruation gewohnt bist. Hebammen nennen dieses geronnene, »koagulierte« Blut auch Koagel.

Sissi: »Das ist manchmal eine richtige Handvoll Blut, wie so ein kleiner Tennisball.«

Viele Frauen erschrecken enorm oder sorgen sich gar, dass da die ganze Gebärmutter rausgefallen ist. Oder dass die halbe Plazenta noch drin war. Oft passiert das, wenn sie auf der Toilette sitzen oder beim Duschen: Der laute Platsch, mit dem das geronnene Blut herausfällt, hat schon etwas Beängstigendes.
Es kann auch sein, dass du in den ersten Tagen nach der Geburt starke Nachwehen hast, gerade dann, wenn du zu solchen »Verklumpungen« neigst. Und es ist manchmal richtige Wehenarbeit, wenn sich ein Koagel durch den Muttermund, der sich nach der Geburt bis auf eine kleine Öffnung ziemlich rasch wieder schließt, durcharbeiten muss. Wenn das allerdings geschafft ist, geht es den Müttern wieder deutlich besser, Nachwehen lassen nach.

Damit alles im Fluss bleibt: Nachwehen, Bauchmassage

Mithilfe der Nachwehen, der Gebärmutterkontraktionen nach der Geburt, sorgt der Körper dafür, dass die Gebärmutter wieder klein wird, und dass alles, was sich noch in ihr befindet, nach draußen befördert wird. Deshalb wird dich deine Hebamme jeden Tag fragen, ob der Wochenfluss läuft. Das ist für sie ein ganz wichtiges Zeichen dafür, dass es dir gut geht, dass dein Körper richtig arbeitet. Der Wochenfluss ist auch nicht nach drei Tagen vorbei, sondern dauert insgesamt drei bis sechs Wochen lang an. Das ist von Frau zu Frau verschieden. Frauen, die früher bei ihrer Menstruation viel Blut verloren haben, bluten auch im Wochenbett etwas mehr. Frauen, die nur kurz geblutet haben, bluten auch im Wochenbett kürzer.
Der Wochenfluss verändert sich auch in seiner Farbe: Zu Beginn ist er kräftig-hellrot, wird dann bräunlicher, orangefarbener, bis er die Farbe von gewöhnlichem Ausfluss annimmt.

Wichtig

Variierende Stärke. Es ist nicht so, dass sich die verschiedenen Wochenflussphasen kontinuierlich entwickeln. Gerade, wenn Frauen nach den ersten zwei Wochen, in denen sie viel gelegen haben, nun mehr und mehr aufstehen, die ersten kurzen Spaziergänge machen, kann noch mal frisches rotes Blut kommen. Die vermehrte Bewegung regt Kontraktionen an und lässt die Blutung manchmal vorübergehend wieder etwas stärker werden.

Wenn der Wochenfluss bei einer Frau stockt, werden wir hellhörig. Wir fragen nach, etwa ob die Frau nach der Geburt bereits zum ersten Mal Stuhlgang hatte. Der Darm ist nämlich zunächst oft etwas unsortiert und träge. Wenn er aber wieder seine Arbeit aufnimmt, kommt auch der Wochenfluss erneut in Gang. Die Peristaltik im Bauch beeinflusst sich gegenseitig.
Eine gute Hebammenmaßnahme ist auch eine Bauchmassage, die hilft, dass sich die Organe im Bauch wieder neu sortieren können – jetzt, wo das Baby Platz gemacht hat. Das kann auch gut dein Partner übernehmen: Ein gutes Öl in die warmen Hände geben und dann im Uhrzeigersinn den Bauch leicht massieren.

Periodenwäsche: der Top-Tipp auch fürs Wochenbett

Wenn dein Wochenfluss nach wenigen Tagen geringer und etwa regelstark wird, kannst du auch gut Periodenunterwäsche benutzen. Diese neuen tollen Dinger hat Kareen Sissi bei ihrem dritten Wochenbett empfohlen – eine Offenbarung!
Damals wurden diese Periodenpanties von dem kleinen, von zwei Frauen geführten Berliner Unternehmen *ooshi* (heißt jetzt *ooia)* entwickelt. Ihr Ziel war, dass frau keine die Vaginalflora störenden Tampons mehr benutzen oder – bei Binden – mit dem unangenehmen Gefühl von Nässe und Fremdkörper in der Unterhose leben muss. Die Lösung waren smarte Hightech-Höschen mit einer besonderen Materialtextur, in die frau einfach reinblutet, ohne dass es sich danach anfühlt.
Gerade Frauen im Wochenbett sind für solche Periodenpanties superdankbar, da sie dadurch nicht wochenlang die feuchten, manchmal auch an Geburtsverletzungen scheuernden Binden verwenden müssen. Diese Panties sind gemütliche Unterhosen ohne Fremdkörper zwischen den Beinen, in denen man nicht schwitzt.

Weil wir Hebammen uns von den *ooia*-Entwicklerinnen immer wieder Höschen mit großer Saugstärke gerade für Frauen im Wochenbett gewünscht haben, gibt es solche jetzt auch zu kaufen. Für die ersten drei Tage nach der Geburt sind die herkömmlichen, großen Binden noch sinnvoll, aber danach wirst du ganz schnell auf die Periodenpanties umsteigen können.
Wichtig auch für den im Wochenbett betreuenden Partner: Lege eine saugfähige Unterlage im Bett unter (das kann eine Inkontinenzunterlage oder ganz simpel ein Handtuch sein). Manchmal bluten die Vorlagen trotz ihrer Dicke eben doch durch. Sorge auch für ein häufiges Wechseln der verschwitzten und/oder bekleckerten Bettwäsche. Das ist für die Frau, die die meiste Zeit des Tages im Bett verbringt, sehr angenehm. Besonders, wenn sie diesen Service unaufgefordert genießen kann!

Wochenflussstau

Wenn ein Wochenfluss schon nach etwa vier Tagen plötzlich stoppt, sind wir Hebammen alarmiert. Und fragen weitere Symptome ab: Manche Frauen entwickeln Kopfschmerzen, einige Druckschmerz auf der Gebärmutter, der Wochenflusses kann streng riechen. Da ist Vorsicht geboten, denn das könnte auf einen Wochenflussstau, einen Lochialstau, hindeuten.
Ein richtiger Lochialstau inklusive aller Symptome bis hin zu Fieber ist allerdings sehr selten! Sissi hatte beim zweiten Wochenbett tatsächlich einen Stau mit Fieber und musste auch ins Krankenhaus. Davor oder danach haben aber weder Kareen noch Sissi das in ihrer langjährigen Hebammenerfahrung bei einer betreuten Frau erlebt.
Manchmal – so scheint es – stockt bei einem Lochialstau auch etwas in der Seele. Vielleicht ist eine Mutter unglücklich im Wochenbett, es gibt unausgesprochene Dinge, die nicht rausdürfen. Dann kann auch auf der körperlichen Ebene nichts abfließen: Manche Frauen entwickeln einen Milchstau, andere einen Wochenflussstau.
Helfen können hier Bauchmassage, Fußbäder oder auch ein schönes warmes lösendes Bad in der Badewanne (ab dem vierten Tag nach der Geburt). Herrlich, gerade auch, wenn der Nacken durch das Stil-

len verspannt ist. Außerdem tut es dem Busen richtig gut, wenn er im warmen Wasser durch und durch erwärmt wird. Dann fließt auch die Milch besser.

Mythos

»Wochenfluss ist hoch infektiös!« Es hält sich immer noch der Mythos, dass der Wochenfluss hoch infektiös sei und Frauen nicht baden dürften, weil das durch den Wochenfluss »verunreinigte« Badewasser der empfindlichen Gebärmutterinnenfläche schaden würde. Das stimmt nicht! Der Muttermund, die natürliche Barriere, beginnt sich ja bereits kurz nach der Geburt wieder zu verschließen. Auch durch deine Brustwarzen kann so schnell nichts »hineinkrabbeln«: Trockne dich nach dem Bad gut ab und streiche evtl. ein paar Tropfen Muttermilch aus.

Kareens und Sissis Tipps

Achte immer darauf, deine Blase regelmäßig zu leeren. Eine Blase, die wie ein Luftballon aufgestellt ist, hindert die Gebärmutter an der Rückbildung. Gehe also ca. alle drei Stunden auf die Toilette, auch wenn du den Harndrang noch nicht spürst. Durch die Schwangerschaft und die Geburt können die nervlichen Reflexbahnen der Blase noch in ihrer Funktion behindert sein: Du merkst nicht, dass du musst, obwohl die Blase voll ist. Andererseits kann es auch sein, dass der Schließmuskel noch nicht wieder richtig funktioniert. Er lässt also nicht dann los, wenn du das möchtest – es kommt nichts, obwohl du spürst, dass die Blase voll ist.

Das kann dir bei solchen Problemen beim Pipimachen helfen: Schaffe dir eine ruhige, entspannte Atmosphäre, schließe die Badtür. Schau, dass es warm ist, lasse den Wasserhahn laufen. Nach einiger Zeit wird sich das alles aber wieder einspielen.

Mythos

»Kein Sex während des Wochenflusses!« Auch das gilt als überholt. Natürlich darfst du Sex haben – so wie du dich fühlst. Schau dazu auch ins Kapitel »Sex nach der Geburt«.

Milchstau

Wie du ihn erkennen und behandeln kannst

Vielen Frauen begegnet er irgendwann im Laufe der Stillzeit und manch einer sogar mehrfach: Der Milchstau ist eines der häufigsten Stillprobleme in den ersten 12 Wochen nach der Geburt. Wir erklären dir, wie er entsteht, mit welchen Symptomen er einhergeht und vor allem, was man dagegen tun kann.

80 % aller stillenden Frauen haben mindestens einmal in ihrer Stillzeit wenigstens einen Anflug von einem Milchstau. Die Ursache des Staus ist in den meisten Fällen eine Störung des Milchspendereflex, der durch Überlastung, Erschöpfung und Stress eingeschränkt wird. Stress macht Verspannung, und das gilt tatsächlich auch für deine Milchgänge: Zu viel Kortisol behindert die Ausschüttung von Oxytocin, das die Milch zum Fließen bringt. Es entsteht ein Rückstau in den Milchgängen oder auch in den Alveolen (die wie viele kleine Weintrauben an den Milchgängen hängen). In der Folge beginnt es an der Stelle zu schmerzen.

Manchmal gibt es auch eine mechanische Ursache: Die Brust wurde z. B. über längere Zeit nicht richtig ausgetrunken, ein zu enger BH oder eine nicht optimal sitzende Babytrage drücken Milchgänge ab. Einige Frauen reagieren auch empfindlich auf Kälte und Zugluft. Eher seltener gibt es einen verstopften Milchgang, etwa durch ein weißlich überhäutetes Milchbläschen, das sich auf der Brustwarze gebildet hat. Oder ein ausführender Milchgang ist durch ein Milchfett oder Talgklümpchen verstopft, das sieht aus wie ein Pickel auf der Brustwarze. Dadurch staut sich die Milch und kann nicht ablaufen. Oft ist es eine Kombination aus beidem: mechanische Ursache und Stress, wobei der Stress meist im Vordergrund steht.

Auch bei Frauen, die bereits vor der Schwangerschaft Brust-OPs hatten (Piercings, Reduktionen, Implantate), können Narben einzelne Milchgänge blockieren, sodass ein Milchstau entstehen kann.

Sissi: »Wenn etwas nicht im Fluss ist, wenn etwas in dir drin zurückgehalten wird – Kummer, Ärger, Stress –, dann entsteht ein Stau. Das ist in den Milchdrüsen genauso wie bei der Tränendrüse oder der Blase.«

Wie äußert sich ein Milchstau?

Viele Frauen fühlen sich schlapp, haben typische Infektsymptome wie Kopf- und Gliederschmerzen, Fieber über 38 Grad mit Schüttelfrost und denken: »Ich glaub, ich werd' krank.« Weil es oft so unspezifisch beginnt, bringt man es meist überhaupt nicht mit einem Milchstau in Verbindung.

Wenn du allerdings darauf achtest (und spätestens, wenn ein paar weitere Stunden vergehen), merkst du, dass es da eine schmerzende Stelle in der Brust gibt – wie ein blauer Fleck, der bei Erschütterungen noch stärker wehtut, meist gerötet ist und sich knubbelig anfühlt. Ein Milchstau kann zu jedem Zeitpunkt der Stillbeziehung auftreten, aber ein typisches Zeitfenster ist ca. drei Wochen nach der Geburt, wenn der Alltag wieder so richtig losgeht. Wenn du Symptome bemerkst, ist es immer ratsam, dich einmal mit nacktem Oberkörper vor den Spiegel zu stellen und die Brüste (auch den unteren Bereich, den du von oben nicht sehen kannst) anzuschauen und abzutasten. Manchmal sieht man erst dann eine leicht gerötete Stelle, an der auch eine Schwellung zu spüren ist.

Es ist sinnvoll, dann baldmöglichst deine Hebamme zu informieren, damit ihr frühzeitig etwas dagegen tun könnt. Alle Maßnahmen, über die wir im Folgenden schreiben, sollten innerhalb von 24 bis 36 Stunden Wirkung zeigen. Wenn das nicht der Fall ist, dann kann es sich auch um eine bakteriell hervorgerufene Brustentzündung (Mastitis) handeln, die evtl. mit Antibiotika behandelt werden muss. In diesem Fall schickt deine Hebamme dich zu deiner Frauenärztin, die einen Ultraschall machen kann.

Sissi: »Je eher du die Maßnahmen ergreifst, desto eher bemerkst du eine Verbesserung. Sei deshalb immer aufmerksam für Veränderungen an deiner Brust, damit du schnell reagieren kannst.«

Symptome

- Krankheitsgefühl (Symptome wie Kopf- und Gliederschmerzen, Schüttelfrost).
- Leicht erhöhte Temperatur, oft auch Fieber über 38 Grad. (Nicht erschrecken, das kann sehr schnell steigen, auch über 39 ist keine Seltenheit.)
- Das Spannungsgefühl in der Brust ist auch nach dem Stillen nicht verschwunden.
- Während des Stillens spürst du einen eher stechenden Schmerz, der sich am Milchgang entlangzieht.
- Die Brust ist sehr druck- und erschütterungsempfindlich.
- Es werden gerötete Stellen auf der Brust sichtbar, oft aber erst am zweiten Tag.

Bis ein Milchstau ausgeheilt ist, dauert es einige Tage bis zu einer Woche. Wichtig ist, dass du dich gut auskurierst, damit er nicht gleich wieder aufflackert.

Ursachen für einen Milchstau

Neben dem durch Stress gestörten Milchspendereflex, den wir zu Beginn des Kapitels erklärt haben, kann ein Milchstau auch dadurch entstehen, dass das Kind auf einmal in größeren Abständen trinkt, die Brust also nicht mehr so häufig entleert.

Deshalb funktioniert es meist auch nicht gut, wenn du abends Milch abpumpst, um »mal 'ne Nacht durchzuschlafen« und dein*e Partner*in nachts mit dem Fläschchen füttert. Deine Brust produziert ja trotzdem in den Nachtstunden Milch, die dann aber nicht getrunken wird. Für eine Nacht kann das okay sein, wenn du das aber regelmäßig machst, kann sich leicht ein Milchstau entwickeln. Ein Baby trinkt auch weniger, wenn es erkältet ist. Außerdem kann es sein, dass die Brust durch ungünstiges Anlegen nicht ausreichend entleert wird, auch die Verwendung von Stillhütchen kann das verursachen.

Kareen: »Die allererste Frage von uns Hebammen ist immer: ›Was war los? Erzähl mal.‹ Und oft findet sich etwas in den letzten Tagen, das einfach zu viel war. Die Schwiegereltern waren zu Besuch, du hast einen halben Tag auf irgendeinem Amt verbracht, um einen der nervigen Anträge abzugeben und bist motzig behandelt worden, dein Partner geht wieder arbeiten und du fühlst dich komplett überfordert … irgendwas, das einfach too much war. Also: Erst mal ins Bett und ausruhen!«

Sissi: »Gut, dass dein Körper dir auf diese Weise ›sagt‹, dass er Ruhe braucht, sonst hättest du einfach weitergemacht.«

Manchmal gibt es auch Missverständnisse in der Paarbeziehung. Die Frau fühlt sich nicht gesehen, in ihren Bedürfnissen nicht ernst genommen, sie bekommt im Wochenbett nicht die Fürsorge, die sie sich wünscht und die sie braucht, und entwickelt deshalb einen Milchstau. Diese Schwierigkeiten treten meist erst in der dritten oder vierten Woche im Wochenbett auf, weil manche Menschen um dich rum vielleicht signalisieren, dass langsam mal wieder Normalität einkehren könnte. Du musst wieder »funktionieren«, vielleicht auch die Geschwisterkinder komplett allein betreuen. Dabei ist es so wichtig, dass eine Frau nach einer Geburt ca. 40 Tage lang (das sind acht Wochen!) umsorgt wird. Lies dazu (noch) mal das Kapitel »Wochenbett«.

Kareen: »Da entwickelt dein Körper also einen Milchstau, damit du wirklich ins Bett darfst! Manchmal muss der Körper echt mit dem Zaunpfahl winken, wenn feine Signale nicht ausreichen.«

Maßnahmen bei einem Milchstau

Früher wurde häufig empfohlen, bei einem Milchstau sofort die Brust mittels einer Pumpe zu entleeren. Heute weiß man, dass es am besten ist, wenn dein Baby gut angelegt ausgiebig an deiner Brust trinkt. Denn ein Baby ist viel effizienter im Entleeren einer Brust als jede Milchpumpe. Und so kann auch in den gestauten Bereichen die Milch wieder fließen. Versuche dein Baby häufiger anzulegen. Wenn das nicht gelingt, kannst du die Milch vorsichtig per Hand ausstreichen.

Nur dann, wenn dein Kind gar nicht oder nicht gut an die Brust will, weil es z. B. krank ist, solltest du deine Brust mithilfe der Pumpe entleeren.
Auch Schmerzen können den Milchspendereflex beeinträchtigen. Du kannst also sehr gern Ibuprofen gegen die Schmerzen und gegen das Fieber einnehmen, das schadet auch deinem Baby nicht.

Wichtig **Ab ins Bett, sofort!** Das ist das Allererste und auch das Wichtigste für dich! So entspannt sich die Allgemeinsituation. Im Bett sollst du lediglich ausgiebig schlafen, stillen und mit dem Baby kuscheln. Alle anderen Aufgaben übernimmt der/die Partner*in.

Damit die Milch besser fließt und um dem Baby das Saugen zu erleichtern, kannst du bereits vor dem Stillen feucht-warme Wickel auflegen. Das weitet die Milchgänge und lässt die Milch besser fließen. Wärme generell macht das Gewebe weich und locker. Du kannst auch vor dem Stillen duschen oder deine Brust vorher kurz (nur ca. 3 Min.) mit Rotlicht aufwärmen.
Gut zum Lösen der muskulären Anspannung bei der Mutter sind: warme Bäder, eine Rückenmassage, das Nadeln der wichtigen Akupunktur-Punkte an der Wirbelsäule oder schlicht das Anlehnen an eine zwischen den Schulterblättern liegende Wärmflasche. Wärmekissen für die Brust oder für deinen Nacken – Kirschkernkissen, die auch fürs Babybäuchlein gut sind – sind ebenfalls eine gute Idee (z. B. aus Sissis BABYBOX unter babyboxfamily.com).

Tipp **Feine Massage!** Was ebenfalls gut wirkt, ist eine kleine Massage der verhärteten Stelle an der Brust vor dem Anlegen. Dafür eignet sich jeder handelsübliche Vibrator. Diese Vibration ist zart und verteilt sich gut in das Gewebe. Ersatzweise kannst du auch eine elektrische Zahnbürste (mit der glatten Seite) verwenden. Dagegen ist das kräftige Ausmassieren der Brust mit der Hand (das »Daran-Herumkneten«) überhaupt nicht gut. Das kann das hochempfindliche Gewebe eher verletzen.

Lass beim Stillen den Unterkiefer deines Kindes in Richtung der verhärteten Stelle zeigen. Probiere dafür ruhig ein paar ungewohnte Stillpositionen aus. Beim Stillen z. B. im Vierfüßlerstand (du beugst dich über das unter dir liegende Baby) werden die Milchgänge in den herunterhängenden Brüsten gestreckt. Das bringt den Abfluss der gestauten Milch in Gang. Die sogenannte Football-Haltung (die Babybeinchen zeigen nach hinten, zu deinem Rücken) hilft dabei, die Außenseite der Brüste, in denen sich mehr Drüsengewebe befindet und die deshalb häufiger von einem Milchstau betroffen sind, zu entleeren. Hol dir dazu auch den Rat deiner Hebamme.
Falls dein Baby Schwierigkeiten hat, an der Brust mit der verhärteten Stelle zu trinken, kannst du es zuerst kurz an der anderen Brust trinken lassen, damit der Milchspendereflex ausgelöst wird – und danach gleich wechseln.

Nach dem Stillen

Quarkwickel auf der Brust sind Kareens Favourite! Zum einen liebt sie die sanfte, kühlende Wirkung von Quark, zum anderen schätzt sie dessen Bestandteile (die Laktobazillen), die die Entzündung regelrecht aus dem Körper ziehen.
Verwende dazu – so, wie es dir angenehm ist – kühlschrankkalten oder zimmerwarmen Quark. Streiche den Quark schön glatt auf ein Mulltuch, klappe eine oder zwei Seiten des Tuchs darauf und lege es auf die warme, verhärtete Stelle in deiner Brust. Wenn du den Quark direkt auf die Haut bringst, kann das Abwaschen etwas umständlich sein, da der Quark, wenn er trocknet, bröselig wird.

Weitere hilfreiche Maßnahmen bei einem Milchstau

- Auflagen mit Retterspitz, eine Lösung aus verschiedenen pflanzlichen Ölen, die du mit Mulltüchern aufbringen kannst.
- Kühlen nach dem Stillen mit einem Coolkissen. Auch Weißkohlblätter eignen sich zum Kühlen.
- Mercurialis-Perennis-Salbe von *Weleda*. Sie sollte in keiner Hausapotheke fehlen. Diese Salbe ist ebenfalls herrlich entzündungshemmend – ein wahres »Busenwunder«!

- Falls du zu wiederholten Milchstaus neigst, kannst du die Einnahme von Lecithin probieren. Das ist ein natürlicher Emulgator, der Fettpfröpfchen in der Milch besser emulgiert. Du bekommst Lecithin in Reformhäusern oder Drogeriemärkten in Form von Granulat, von dem du dir täglich zwei Esslöffel in Müsli, Joghurt oder Suppe rühren kannst.
- Auch Probiotika können bei einer wiederkehrenden Milchstau-Problematik sehr hilfreich sein. Sie haben eine heilsame Wirkung auf das Mikrobiom der Muttermilch, die »Brustflora«. Diese Probiotika gibt es ebenfalls in Form verschiedener Präparate, und weil es kaum gute Mittel mit der perfekten Kombination von schwangerschafts- und stillrelevanten Bakterien gab, hat Kareen kurzerhand selbst eins gemacht, das *MamaBabyFlor* von INTO LIFE.

Wenn deine Hebamme einen Soft-Laser besitzt, kann sie diesen auch bei deinem Milchstau anwenden. Das wirkt entzündungshemmend und fördert die Heilung enorm. Allerdings muss sie diese teure Anwendung – ein Laser kostet in der Anschaffung zwischen 3000 und 5000 Euro – als Zusatzleistung extra abrechnen.
Seit Neuestem gibt es auch die tolle Alternative, dass du dir unter softlaserverleih.de einen Softlaser ausleihen und damit deinen Milchstau selbst oder von deiner Hebamme behandeln (lassen) kannst.

Wochenbett-Depression

Wie erkenne ich, dass ich Hilfe brauche?

Was tun, wenn sich das Kennenlernen von Mama und Baby im Wochenbett – das oft als die schönste Zeit beschrieben wird – so ganz und gar nicht nach Wolke Sieben anfühlt? Was, wenn eher emotionales Blei über den ersten Wochen und Monaten liegt?
Wochenbett-Depressionen sind schon lange kein Tabuthema mehr, wichtig ist nur, sie als solche zu identifizieren und sich rechtzeitig Unterstützung zu holen. Wir erklären dir, wie es zu Depressionen nach der Geburt kommen kann und wie man durch offene Kommunikation und Hilfe von außen wieder Freude am neuen Leben verspürt. Ein wichtiges Kapitel auch für alle Partner*innen, die beste Freundin oder andere Wegbegleiter*innen.

Ungefähr 10 bis 20 Prozent aller frischgebackenen Mütter entwickeln eine Wochenbett-Depression. Sie tritt in unterschiedlichen Schweregraden auf: von milderen Formen bis hin zu schwerwiegenderen, die sogar – ganz selten! – eine stationäre Behandlung notwendig machen können.
Depressionen gelten generell als unterdiagnostiziert. Gar nicht selten nimmt man milde Formen eher als emotionales Auf und Ab des Lebens wahr, als Phasen, die man aus eigener Kraft heraus, dank individueller Resilienz bewältigt. Man würde sie vielleicht gar nicht als Depression bezeichnen, auch weil man dafür schlicht nicht zum Arzt geht und keine Diagnose hört.
Frauen, die zu depressiven Verstimmungen neigen, entwickeln auch im Wochenbett häufiger – früher oder später – eine depressive Episode. Solltest du zu ihnen gehören, kennst du dich mit deinen Gefühlen schon ein wenig aus und hast vielleicht im Laufe deines Le-

bens schon ein paar Kompetenzen erworben und Wege gefunden, mit »deiner Depression« zu leben. Wenn du permanent mit Depressionen lebst und vielleicht auch Medikamente nimmst, hast du vermutlich ein therapeutisches Netz, das dir auch in dieser Lebensphase eine gute Begleitung sein wird.

Woher weiß ich, dass es eine Depression ist?

Viele Frauen stellen die Diagnose »Depression« gewissermaßen selbst – oft aber erst im Nachhinein, etwa dann, wenn das Kind vielleicht schon ein Jahr alt ist, sich die Wogen des späten Wochenbetts langsam glätten und sie im neuen Leben ankommen. Während der depressiven Phase selbst ist ihnen der unverstellte Blick gar nicht möglich, weil sie sich – und das ist ein zentrales Symptom einer Depression – nicht um sich selbst kümmern können und überhaupt nicht realisieren, was mit ihnen los ist. Nicht unbedingt deshalb, weil das Thema so tabuisiert wäre, sondern weil ihnen emotional total der Stecker gezogen ist und keine Kapazität für irgendetwas übrig bleibt – das Leben quasi auf »Funktionsmodus« umgeschaltet ist. Oft denken Frauen heutzutage auch, sie müssten eben alles wuppen (»you can have it all«), und »müdemüdemüde« sei ein in Kauf zu nehmender Dauerzustand. Manchmal ist es aber eben doch mehr als »müde«.

Mythos **»Das ist doch nur ein Baby-Blues!«** Nein, eine Wochenbett-Depression ist kein Baby-Blues, beides sind unterschiedliche Phänomene: Bei einem Baby-Blues, der ab dem dritten/vierten Tag nach der Geburt auftritt, meist dann, wenn die Milch zu fließen beginnt und die Hormone Achterbahn fahren, erleben Frauen typischerweise eine gesteigerte Emotionalität. Sie werden gefühlig und sind »nah am Wasser gebaut«. Es ist eher ein Zuviel an Emotionen, ein Nicht-wohin-Wissen-damit, aber *keine* Wochenbett-Depression.

Ein zentrales Symptom einer Depression dagegen ist die totale Emotionslosigkeit, das komplette Fehlen von Gefühlen außer tiefer Erschöpfung und Verzweiflung.

Kareen: »Man wacht auf, und es ist alles Blei und stumpf. Und du guckst das Baby an und fragst es: ›Was willst du denn jetzt auch noch von mir?‹«

Wochenbettdepressive Frauen kommen in Kontakt mit einem wirklich toxischen Emotionsmix: Du spürst die übersprudelnde Mutterliebe zu deinem Kind vielleicht nicht so, wie du sie dir vorgestellt hast, du kommst an dieses tiefe Gefühl (das trotzdem vorhanden ist) einfach nicht ran. Gleichzeitig schämst du dich dafür, weil du dir das alles so ganz anders gewünscht hast.
In dieser Situation der innerlichen Leere und der Antriebslosigkeit ist es dir oft gänzlich unmöglich, zum Hörer zu greifen und jemanden um Hilfe zu bitten. Du hast keinen Elan und keine Kraft für »Selbstfürsorge«. In diesem Zustand gibt es keine Farben für dich und du fühlst dich komplett leer.

Kareen: »Wenn man noch nie eine Depression hatte, kann man das alles erst gar nicht verorten. Man denkt, man sei einfach nur platt. Alle um einen herum sind glücklich, nur man selbst nicht. Man kriegt es nicht auf die Reihe und weiß nicht, warum. Man zweifelt an sich: ›War das überhaupt die richtige Entscheidung? Vielleicht bin ich gar keine gute Mutter? Irgendwie habe ich mir das alles anders vorgestellt.‹ Das ist die komplette Ernüchterung, bei der man oft erst im Nachhinein erkennt: ›Das war eine schlimme Depression.‹«

Frauen, die hingegen solche depressiven Phasen bereits von früher kennen, haben meist ein recht gutes Gefühl dafür, wann »das System kippt«, also welche Symptome anzeigen, dass die Depression mächtiger wird. Ein typisches Symptom sind zum Beispiel Schlafprobleme. Etwa nicht schlafen zu können, obwohl man so dringend Schlaf bräuchte, auch dann nicht, wenn das Baby einen mal ließe. Auch der soziale Rückzug kann ein solcher Indikator sein: Die beste Freundin ruft an, aber man kann einfach nicht rangehen – selbst die Energie für die allerliebsten Menschen kann man nicht aufbringen.

Sissi: »Natürlich haben wir Hebammen auch die Geburtssituation im Blick: Ob du eine sehr traumatische Geburt hattest, ob dein Baby – aus welchen Gründen auch immer – von dir getrennt und das Bonding unterbrochen wurde – all das kann bei einer Wochenbett-Depression eine Rolle spielen.«

Bei Zweit- oder mehrgebärenden Frauen, die bereits durch Care-Arbeit für größere Kinder und/oder den Spagat zwischen Kind und Job enorm belastet sind und deswegen diese weitere Schwangerschaft wenig genießen konnten, ist die Freude des Lebens oft von diesem Zuviel an Anstrengung überlagert. Manche Frauen gehen also schon erschöpft in ihr Wochenbett hinein – körperlich und psychisch. Auch dadurch können die physiologischen Stoffwechselprozesse im Gehirn aus dem Ruder laufen. Diesen Frauen fehlt es an allem: an Schlaf, an Nährstoffen, an Chi (der Sammelbegriff für Lebensenergie nach der chinesischen Medizin) und sie leiden obendrein unter der kräftezehrenden Geburt und dem Blutverlust. Womöglich fließt in diesem Erschöpfungszustand auch die Milch nicht, es sprudelt keine Lebensfreude. Das Hineinschlittern in die Wochenbett-Depression erscheint dann wie eine logische Konsequenz.

Sissi: »Wir Frauen sind alle so verschieden: Einige werden erst nach einem halben Jahr Mama. Deshalb sind sie keine schlechtere Mutter! Oft brauchen sie einfach länger Zeit, um das Liebesgefühl für diesen neuen kleinen Menschen entstehen zu lassen. Und um in ihrer neuen Rolle anzukommen. Das ist wie mit einem neuen Job.«

Das Umfeld

Die Menschen um dich herum tun sich oft schwer damit, wirklich zu sehen und zu verstehen, wie es dir in deinem Inneren geht. Dass eine Depression eine Erkrankung ist und keine »Befindlichkeitsstörung« ist in vielen Köpfen noch nicht angekommen. Sie ist eben nicht sichtbar – anders als ein Beinbruch. Gerade für Menschen, die noch nie mit psychischen Erkrankungen in Berührung gekommen sind, ist es schwierig, das zu erkennen, sich einzufühlen und es zu akzeptieren.

Für alle Partner*innen und Freund*innen ist es sehr wichtig, eine Depression nicht als ein »Sich-Anstellen« abzutun. Es hilft nicht, »mal an die frische Luft zu gehen« oder »sich einfach zu freuen, dass das Baby gesund auf der Welt ist«. Empathische Begleitung heißt, wirklich verstehen zu wollen, was die frischgebackene Mutter jetzt gerade braucht und sich auch um ihre Bedürfnisse zu kümmern.

Im Vorfeld ist es wichtig, dass alle Frauen bereits in der Schwangerschaft mit ihrer Hebamme über das Thema Depression sprechen: Gab oder gibt es psychische Erkrankungen in deiner Familie? Hattest du früher, z. B. in der Pubertät, depressive Phasen? Damit hilfst du deiner Hebamme, das später im Wochenbett besser einzuordnen: Handelt es sich »nur« um eine emotionale und körperliche Erschöpfung? Oder gibt es eine statistisch größere Gefahr einer Depression? Manchmal erleben wir es auch, dass wir als Hebammen gar nicht mitbekommen, dass eine Frau unter einer Depression leidet. Viele Frauen machen bei den Besuchen der Hebamme nämlich den Eindruck, als ob es ihnen richtig gut gehe. Sie genießen es während dieser Besuchszeit, dass da jemand ist, der sich um sie kümmert. Aber wie es unter dieser Oberfläche aussieht, können sie gut verstecken. Oder das Vertrauensverhältnis zwischen Frau und Hebamme ist einfach nicht so gut. Manchmal haben sie schlicht zu wenig Zeit miteinander, weil die Hebamme schon wieder auf dem Sprung zum nächsten Wochenbett ist.

Wie und wo kann ich mir Hilfe holen?

Manche Frauen, die bereits mit dem Thema Depression vertraut sind, verfügen vielleicht schon über ein Netzwerk, über das sich Hilfe organisieren lässt. Es gibt auch einige Angebote, über die wir Hebammen Bescheid wissen: Die Charité in Berlin z. B. verfügt über ein ambulantes Team aus Ärzt*innen und Psycholog*innen, die betroffene Frauen im Wochenbett zu Hause besuchen.

Kompetente Betreuung spontan und kurzfristig zu organisieren ist oft gar nicht so leicht – auch für uns Hebammen. Es braucht einigen

Einsatz, um Frauen schließlich gut unterzubringen. Gerade, wenn die Depression für eine Frau im Wochenbett wie aus heiterem Himmel kommt, sie damit vorher noch nie in Berührung gekommen ist, ist es für sie oft ein langer und mühsamer Weg, diese Diagnose anzunehmen und zu verstehen, dass sie Hilfe braucht. Besonders Frauen, die sich (z. B. nach einer langen Kinderwunschphase) ihr Wochenbett so anders vorgestellt haben – voller Mutterglück, Stolz und Liebe –, sind da in einer schwierigen Lage.

Sissi: »Wir Hebammen können es gar nicht oft genug sagen: Die Erholung im Wochenbett nach einer Geburt ist essenziell wichtig. Da geht es nicht nur um körperliche Dinge (Geburtsverletzungen, wunde Brustwarzen), sondern wirklich um die *Erholung* von einer Schwangerschaft, von einer Geburt, die du geleistet hast. Nimm dir die Zeit, um deine Energiespeicher wieder aufzufüllen.«

Manchmal steckt hinter bleierner Müdigkeit im Wochenbett auch ein Nährstoffmangel oder der Blutverlust nach einer Geburt. Mit einer Blutentnahme lässt sich feststellen, ob bei dir ein Bedarf an bestimmten Mineralstoffen oder Vitaminen besteht: Eisen, Vitamin D (das »Sonnenvitamin«) und Omega 3 sind hier heiße Kandidaten. Manches ist relativ banale Stoffwechsel-Biochemie: Damit der Gehirnstoffwechsel – Dopamin und Serotonin spielen hier eine große Rolle – funktionieren kann, sind bestimmte Grundbausteine notwendig: Im Bereich der Nährstoffmedizin gibt es da einiges. In Kareens Buch *Guter Hoffnung* findest du mehr dazu.

Aber Vorsicht: Das ist nur *ein* Baustein in der Begleitung einer Wochenbett-Depression. Es ist natürlich nie ausreichend, ein paar Vitaminpillen einzuwerfen!

Wichtig **Struktur und Entlastung sind sehr wichtig bei einer Depression.** Ein strukturierter Tagesablauf gibt den Frauen ein wenig Halt im chaotischen und neuerdings durchs Baby fremdbestimmten Alltag. Auch die Entlastung durch den*die Partner*in und/oder eine externe Haushaltshilfe ist ein wesentlicher Bestandteil. Ganz viel Unterstützung bei den alltäglichen Dingen, der Aufbau einer Versorgungsstruktur – das hilft meist schon enorm.

Damit dein*e Arzt*Ärztin dir ein Rezept für eine Haushaltshilfe ausstellen kann, ist es wichtig, dass eine »Diagnose« auf der Verordnung steht. Für die Frage, ob es sich um eine »echte« Depression handelt, wird zum Beispiel die sogenannte *Edinburgh Postnatale Depression Skala (EPDS)* genutzt. Bei einer Punktezahl über 12 ist eine Wochenbett-Depression sehr wahrscheinlich.

Hier kannst du die Skala einsehen:

www.mutter-kind-behandlung.de/downloads/fragebogen_EPDS.pdf

Auch dein*e Partner*in sollte bei dem Gespräch mit der Ärztin dabei sein. Er*sie sollte es dann auch übernehmen, eine Haushaltshilfe zu organisieren und/oder therapeutische Angebote »abzutelefonieren«. Das verlangt in den meisten Fällen richtig viel Einsatz und Energie, was für die betroffene Person unmöglich wäre.

Wichtig

Wissen im Vorfeld. Wenn du gerade schwanger bist: Gib dieses Kapitel auch deinem*r Partner*in, deiner Freundin zum Lesen. Es ist gut, wenn auch dein Umfeld über ein paar grundlegende Dinge schon im Vorfeld Bescheid weiß. So können alle gemeinsam einen wachen Blick haben, solltest du zu den Frauen gehören, denen es nach der Geburt nicht so gut geht. Auch das Wissen, woher in dieser ersten aufregenden Zeit Entlastung kommen kann, ist so wichtig.

Auch das gibt es …

Eine Wochenbett-Depression muss sich nicht unbedingt im frühen Wochenbett unmittelbar nach der Geburt entwickeln! Auch wenn du längst aus dem »eigentlichen« Wochenbett raus bist und dein Baby

vielleicht schon ein Jahr alt ist, kann dich eine Depression »erwischen«. Oft resultiert sie dann aus einer totalen Überforderung und Erschöpfung, wenn du versucht, alles gleichzeitig zu stemmen und neben dem Kind vielleicht sogar wieder Vollzeit zu arbeiten. Sie ist dann also im Sinne einer klassischen Erschöpfungsdepression zu verstehen.
Auch eine väterliche Wochenbett-Depression ist beschrieben. Alle Elternteile müssen sich in dieser neuen Lebenssituation und in der neuen Rolle zurechtfinden, auch beim Partner kann das manchmal in eine Überforderung münden.

Hilfe und Buchtipp

- *Schatten & Licht e. V.* – Selbsthilfeorganisation zu peripartalen psychischen Erkrankungen: schatten-und-licht.de
  (Die von diesem Verein verwendete Formulierung »mutterseelenallein« beschreibt genau, was eine Depression bedeutet.)
- Ulrike Schrimpf, *Wie kann ich dich halten, wenn ich selbst zerbreche? Meine postpartale Depression und der Weg zurück ins Leben,* Südwest 2013.

Fazit

Die Geburt eines Babys bringt auf allen Ebenen grundlegende Herausforderungen mit sich. Der Vereinbarungsspagat ist für viele Menschen anstrengender als gedacht und eine Verausgabung kann in eine waschechte Depression münden. Oft ist die Wochenbett-Hebamme eine erste Anlaufstelle und Hilfe. Sie hat meist keine psychotherapeutische Ausbildung, aber sie hat einen wachen diagnostischen Blick, ist gut vernetzt und kann den Kontakt zu den Expert*innen herstellen.
Gib deinem Partner und deiner Familie schon vorher Infos über das Thema Wochenbett-Depression an die Hand, damit sie dann reagieren und helfen können.
Und: Hab kein Schamgefühl, das Thema betrifft viele Frauen. Es ist wichtig, sich nicht nur für Schmerzen des Körpers, sondern auch für die der Seele Hilfe zu holen!

Babypflege

Was der Babyhaut guttut

»Babys riechen ja sooo gut!« – Meistens schon, aber true Story: auch nicht immer. Wir erklären dir deshalb, wie du dein Baby am besten pflegen kannst und dabei keine Falte übersiehst.

Beim Thema Babypflege haben alle Eltern viele Fragen: Was braucht man alles? Womit, wann und wie oft pflegt man ein Baby? Reichen Wasser und Lappen? Was ist alles zu beachten?

Kareen: »Das Wichtigste gleich vorweg: Bei allen pflegerischen Handlungen geht es nicht darum, dass du dich an exakt vorgegebene Anleitungen oder Handgriffe hältst, sondern Pflege bedeutet in erster Linie immer, sich dem Baby zuzuwenden, Kontakt aufzunehmen und mit ihm zu kommunizieren.«

In den ersten Tagen nach der Geburt

Die Käseschmiere (Vernix), mit der Babys geboren werden, wird nicht – wie früher üblich – abgewaschen. Sie wird zum Einwirken drangelassen – die beste Creme für die ersten Tage! Nach zwei Tagen verliert sie ihre Schutzwirkung und kann sich mit Keimen besiedeln. Deine Hebamme zeigt dir dann, wie du dein Baby einmal am Tag waschen kannst. Dabei wird den Hautfalten besondere Beachtung geschenkt. Denn die Vernix zieht eben an bestimmten Körperstellen (unter den Armen, hinter den Ohren, am Hals, in den Leisten) nicht vollständig ein und fängt durchaus zu müffeln an. Vernix ist fettlöslich, sie lässt sich am besten mit einem warmen dünnen Waschlappen, auf den du ein paar Tropfen gutes Öl gibst (z. B. Bio-Mandelöl), abwischen.

Die Hautfalten brauchen diese Pflege auch später einmal täglich, weil sich in ihnen immer wieder Fussel und abgestorbene Hautzellen ansammeln. Im schlimmsten Fall können sie wund werden.
Beginne am Kopf, wasche die Augen von außen nach innen, das ganze Gesicht, um den Mund herum und – ganz wichtig: hinter den Ohren! Viele Eltern vergessen das, weil sich der Dreck dort gut versteckt. Hinter den Ohren vermischen sich Hautreste mit Muttermilch, die beim Stillen hinter den Ohren versickert ist. Das riecht dann mit der Zeit nach altem Käse!
Weiter geht es mit den Achseln – hab keine Angst, dabei die Arme richtig hochzuheben. Auch die kleinen Hände nicht vergessen: Hier sammeln sich zwischen den Fingern gern viele Flusen. Dann weiter zum Bauch und zum Intimbereich.
Wenn die Käseschmiere nach ein paar Tagen komplett weg ist, reicht zum Waschen ein feuchter Lappen. Gehe danach mit einem guten Öl auf deinen warmen Fingern noch mal über Babys Haut – besonders natürlich in die Hautfalten. Das Öl kann am besten aufgenommen werden, wenn die Haut leicht feucht ist. Du kannst das auch gern mit einer kleinen Massage, z. B. der Füßchen, verbinden.

Wichtig

Wickelplatz vorbereiten! Babys brauchen es immer schön warm, wenn sie nackt sind. Wir beide sind – auch in den Sommermonaten – große Verfechterinnen der Wärmelampe über dem Wickelplatz. Stell dir daneben immer warmes Wasser bereit, z. B. in einer Thermosflasche! Und praktisch ist es, an der Ölflasche einen Spender zu haben, das geht schneller und zur Not auch mal mit nur einer Hand. So beugst du der Gefahr vor, dass die geöffnete Ölflasche plötzlich umkippt.

Sissi: »Mache dir die tägliche Pflege (›Katzenwäsche‹) zu einem schönen Ritual. Einmal die Woche solltest du dein Baby baden. Erzähle deinem Kind bei allem, was du tust, immer, was da gerade passiert: Ausziehen, Waschen, Einölen, Massieren …

Kommunikation bei der Pflege ist das A und O. Du lernst dein Baby bei der täglichen Pflege sehr gut kennen. Berühren ist mehr als nur Anfassen, du siehst, wie dein Baby reagiert, was es mag oder auch nicht, wie es auf Kälte und Wärme reagiert.«

Beginne mit der Kommunikation während der Pflege gleich am ersten Tag. Selbst wenn dein Baby die Worte noch nicht versteht, ist es doch viel williger, wenn es merkt, dass hier nicht übergriffig und kommentarlos an ihm herumgewerkelt wird. Wenn Pflegeeinheiten von Anfang an quasi »in Absprache« stattfinden, ist das eine gute Vorbereitung für alles Spätere, vielleicht auch Unangenehme (wie z. B. Nägelschneiden).

Für Winterbabys ist eine Wind- und Wettercreme für die kleinen Wangen gut. Wenn es draußen unter 5 Grad kalt ist, sollten die Wangen und die Nase eingecremt werden. Wichtig ist hier, dass die Creme wasserfrei ist und aus hochwertigen, schützenden Fetten oder Ölen besteht. Wenn du nichts zur Hand hast, kannst du auch super den *Nipple Balm* von INTO LIFE benutzen.

Wie säubert man Jungs und Mädchen?

Bei den kleinen Jungs: Die Vorhaut muss nicht zurückgeschoben werden, man lässt sie komplett in Ruhe. Erst ungefähr ab dem zweiten Lebensjahr lösen sich die anatomischen Strukturen voneinander. Nur die Fältchen unter dem Hodensack müssen gesäubert werden. Falls dort noch hartnäckiges Kindspech oder trockene Hautreste kleben, kann man sie mit warmem Wasser und Öl wegwischen.

Zwischen den Vulvalippen der kleinen Mädchen bleiben oft noch Reste der Vernix übrig, diese können nach und nach bei jedem Reinigen sanft entfernt werden, am besten mit Mandelöl. Auch Schleim sondert sich ab, was ganz normal ist, diesen brauchst du nicht akribisch wegzuwischen. Mekonium (Kindspech) und Muttermilchstuhl solltest du jedoch entfernen. Bei der Reinigung des Vulvabereichs hält man sich an die Wischrichtung von vorne nach hinten (weg von der Scheide). Allerdings brauchst du dir keine Sorgen zu machen, dass deine Tochter gleich eine Scheideninfektion be-

kommt, nur weil da mal ein wenig Kacka hinkommt – der flüssig-weiche Muttermilchstuhl verteilt sich eben zwangsläufig in der ganzen Windel und enthält vorrangig Milchsäurebakterien.
Und erschrick nicht, wenn du vielleicht etwas Blut in der Windel deines Mädchens findest. Weibliche Babys können aufgrund der Hormonumstellung in den ersten Tagen nach der Geburt eine erste kleine Menstruationsblutung bekommen. Das ist allerdings nicht zu verwechseln mit dem sogenannten Ziegelmehlsediment, das wie Ziegel eben rosa/orange-rot aussieht. Das sind Salze, die in den ersten Tagen nach der Geburt aus der Niere ausgeschwemmt werden – alles ganz normal und unbedenklich.

Mit der Hebamme abklären! Immer, wenn dir etwas in der Windel komisch vorkommt: Mach ein Foto oder bewahre die Windel auf und zeige sie deiner Hebamme. Sie kann dir genau sagen, was »das Rote« genau ist.

Sieht komisch aus und riecht auch so: der Nabelschnurrest

Der Rest der Nabelschnur trocknet nach und nach aus und fällt zwischen dem 3. und 20. Tag einfach ab. Du musst dich grundsätzlich um nichts kümmern, das macht deine Hebamme. Wichtig ist nur, dass du darauf achtest, dass der Nabelschnurrest nicht feucht wird oder stark gerötet ist. Bedecke ihn nicht mit der Windel, sondern klappe diese runter.
Das tut dem Nabelschnurrest gut: Muttermilch, weil sie heilende Stoffe beinhaltet. Gib sie einfach auf ein Wattestäbchen und tupfe damit den Nabel ab. Oder verwende ein Pflegeprodukt, ein Spray, das keinen Alkohol enthält, z. B. das *Recover-Spray* von INTO LIFE. Der Nabel sollte nicht routinemäßig mit Alkohol gesäubert werden, wie es oft empfohlen wird. Dieser brennt und er tötet alle Bakterien ab – auch die gesunden, die den Heilungsprozess vorantreiben.
Wenn der Nabelschnurrest abgefallen ist, bildet sich manchmal ein Nabelgranulom, eine harmlose Hautwucherung, die aus dem Bauch-

nabel herausschaut. Erschrick nicht: Granulome heilen super, wenn man sie mit normalem Kochsalz behandelt. Einfach 2- bis 3-mal täglich etwas Kochsalz auf das feuchte Granulom streuen und nach wenigen Tagen wirst du kaum noch etwas von dem Granulom sehen. Bitte aber auch hier immer Rücksprache mit deiner Hebamme halten.

Fingernägel schneiden

Bei einem reif geborenen Kind überragen die Fingernägel bereits bei der Geburt die Fingerkuppen ein wenig. Es dauert nur wenige Tage, bis die Nägel so lang sind, dass die Babys sich selbst im Gesicht oder dich beim Stillen kratzen. Da kommt natürlich schnell die Frage auf: Können wir diese winzigen Nägel schneiden? Und, o Gott, wie macht man das denn am besten?

In den ersten Lebenstagen sollen die Nägel nicht geschnitten werden. Einfach deshalb, weil die Fingernägel und die Fingerkuppen sich noch nicht ganz voneinander gelöst haben. Da ist die Gefahr sehr groß, dass man beim Abschneiden der Nägel auch in die Haut hineinschneidet, was ordentlich wehtut und schlimm blutet. Was man aber tun kann: Oft sind auf den weichen Nägeln Streifen zu sehen. An diesen »Sollbruchstellen« kann man rumzupfen und so den überstehenden Nagelstreifen abpulen. Auch eine Nagelfeile darf vorsichtig zum Einsatz kommen, um scharfe Kanten abzuschmirgeln.

Erst drei, vier Wochen nach der Geburt ist das Schneiden der Nägel erlaubt. Am besten lässt du dir von deiner Hebamme zeigen, wie man die Fingerkuppe etwas zurückzieht, um besser an den Nagel zu kommen. Wir empfehlen eine einfache, abgerundete Nagelschere, die es in jedem Drogeriemarkt für wenig Geld gibt. Keine mit einer kreisförmigen Ausbuchtung an der Spitze, damit hast du keine gute Kontrolle, weil der vordere Teil der Schere so grob ist.

Vorsicht übrigens vor Nagelknipsern! Mit ihnen hast du schnell auch einen Teil der Kuppe abgeknipst, weil du nicht richtig abschätzen kannst, wie weit du gehen kannst. Mit einer Schere hast du ein besseres Gefühl dafür.

Im Schlaf erledigen. Du kannst das Schneiden der Nägel auch gut erledigen, während dein Kind schläft. Gerade, wenn es im wachen Zustand viel dabei zappeln und sich dabei verletzen würde, kann das eine gute Idee sein – auch, wenn es dazu nicht sein Einverständnis geben kann …

Handschuhe für Babys, die sie am Kratzen hindern sollen, empfehlen wir nicht. Babys sollen sich spüren, sie brauchen den Hand-Mund-Kontakt und ein Gefühl für ihre Händchen. In den Handschuhen wären sie wie in einer Zwangsjacke. Und die Verletzungen, die sie sich eventuell zufügen, sind nicht so gravierend, dass sie eine solche Maßnahme rechtfertigen würden. Mit ein paar Tropfen Muttermilch heilen die kleinen Kratzer sehr schnell.

Popo-Pflege

Hier sind auch wieder Wasser, Lappen und (Mandel-) Öl gefragt. Wische mit einem Lappen oder Babywattepad den Muttermilchstuhl vom Po und gehe dann mit dem feuchten Lappen drüber, gerne auch mit ein paar Tropfen Öl.
Feuchttücher sind für unterwegs eine super Sache, aber für die tägliche Pflege nicht zu empfehlen. Fast alle Feuchttücher enthalten Konservierungsstoffe, die die Hautflora – also auch alle guten Bakterien auf der Haut deines Babys – zerstören und die Haut dadurch anfälliger für Pilzinfektionen machen. Manche Kinder kommen damit besser klar, andere schlechter. Am Anfang ist die Babyhaut noch empfindlich, später im Laufe der Windelzeit wird sie dicker und robuster und stabilisiert sich. Natürlich hat man, wenn man keine Feuchttücher verwendet, den positiven Nebeneffekt der Müllvermeidung. Man kann Feuchttücher, die dann natürlich nur begrenzt haltbar sind, auch selbst herstellen. Oder du verwendest Öltücher, die du vorher etwas nass machst. Probiere aus und finde deinen eigenen Weg. Wichtig ist, dass der Po nach dem Säubern wieder mit einem weichen (Mull-)Tuch getrocknet wird. Lass dein Baby danach ruhig eine Zeit lang auf dem Wickelplatz nackig strampeln, Luft an die Haut

ist super und beschleunigt den Regenerationsprozess, wenn der Po mal gerötet oder gar wund sein sollte. Wenn dein Baby auch mal auf dem Bauch liegen möchte, kannst du währenddessen gut die Pofalte säubern und einölen. Achte immer darauf, dass alle Hautfalten gut trocken sind, bevor du die neue Windel anlegst – Feuchtigkeit in der Windel begünstigt das Wundwerden.
Wenn nur Urin in der Windel ist, reicht es aus, lediglich mit einem Öltuch oder einem etwas eingeölten Wattepad durch die Hautfalten zu gehen. Wasser ist nicht bei jedem Wickeln nötig, zumal das Abwaschen die Babyhaut jedes Mal reizt und austrocknet.

Sissi: »Wenn dein Baby am Po nix hat, braucht es kein prophylaktisches Eincremen des Pos nach jedem Wickeln, es reicht das Säubern und ein leichter Ölfilm danach.«

Eine gute Wundschutzcreme trägst du nur in einer kleinen Menge auf, wenn dein Baby eine Rötung am Po hat oder gar wund ist. Manche Kinder sind fürs Wundsein anfällig, andere haben ihre ganze Wickelzeit lang nie etwas. Probiere auch hier aus, was deinem Baby guttut. Manchen Babys hilft z. B. Beinwellsalbe gut (Sissis Lieblingssalbe!), anderen nicht. Nimm aber nicht jeden Tag etwas anderes, der schnelle Wechsel würde die Haut ebenfalls irritieren. Ausprobieren braucht Geduld und Zeit.

Tipp

Wenn dein Baby zum Wundsein neigt: Lass zuallererst die Feuchttücher weg. Wenn das allein nicht hilft: Teste eine andere Windelmarke. Aber vor allem: Lass den Babypo viel ohne Windel an der Luft atmen, die beste Windel ist keine Windel. Muttermilch ist ein Wundermittel und hilft auch bei wundem Po. Auch Sitzbäder wirken sehr gut, oft reicht schon ein Sitzbad mit etwas Salz aus dem Toten Meer und ein/zwei Tropfen Calendula-Essenz.
Wenn der wunde Po über längere Zeit nicht abheilt, kläre das mit deiner Hebamme oder deinem Kinderarzt ab. Vielleicht hat sich dann nämlich eine Pilzinfektion entwickelt, der sogenannte Windelsoor.

Vorsicht beim Föhnen!

Ein heißes Thema – im wahrsten Sinne des Wortes! Baby lieben es in der Regel, gefönt zu werden, weil sie das monotone Rauschen an die Geräuschkulisse in der Gebärmutter erinnert (Stichwort »White Noise«) und weil sie die Wärme als angenehm empfinden. Aber Vorsicht: Die heiße Luft des Föns trocknet die empfindliche Haut eines Babys enorm aus und die Gefahr von Verbrennungen ist sehr groß! Unterschätze das nicht! Außerdem kann es passieren, dass kleine Jungs in hohem Bogen in den Föhn pinkeln – gefährlich!

Fazit

Weniger ist mehr! Du solltest bei der Babypflege minimalistisch sein. Eine Flasche gutes Öl und eine kleine Tube Wundschutzsalbe reichen vollkommen aus – mehr brauchst du für den Anfang nicht zu kaufen. Achte dabei immer auf gute Inhaltsstoffe in Bio-Qualität. Meide Pflegeprodukte, die Konservierungsstoffe, Parfüms, Stoffe auf Mineralölbasis etc. enthalten. Das kannst du sehr gut mithilfe der Apps *CodeCheck* (für iOS) oder *ToxFox* (für iOS und Android) überprüfen.

Babyschlaf

Gute Nacht für dich und dein Baby

Kaum ein anderes Thema nimmt in der Babyzeit einen so großen Raum ein wie das Schlafen. Wir geben dir realistische Einblicke in die Babynächte der ersten Wochen und verraten, wie die Schlafenszeit sowohl für dein Kleines als auch für dich möglichst entspannt wird.

Schon während der Schwangerschaft schlafen viele Frauen nicht besonders gut. Die Umstellung der Schlafbiologie ist vermutlich ein evolutionsbiologischer Kniff, damit der »Tiefschlaf« nur gerade so tief ist, dass du dein frisch geborenes Baby (und Gefahren, die ihm möglicherweise drohen könnten) im Schlaf hören kannst.

Quatsch

»Guter Babyschlaf ist nur eine Frage von Training, Angewöhnen oder Rhythmus!« Schön wär's, aber: Nein, du kannst nicht schon vor der Geburt durch irgendwelche Tricks einfädeln, dass dein Baby von vornherein friedlich in seinem Bettchen schläft. Das Wesen, das Temperament und das individuelle Schlafverhalten deines Babys haben da ein wesentliches Wörtchen mitzureden. Ihr wärt übrigens nicht die ersten, die denken, sie hätten den Bogen raus – nur um dann, wie viele andere Eltern, festzustellen, dass manches nicht in eurer Macht liegt. Ob ein Baby viel oder wenig schläft, hängt nicht davon ab, was ihr als Eltern tut oder lasst. Babys kommen mit den unterschiedlichsten Schlafbedürfnissen auf die Welt – sie sind angeboren. Eine große Hilfe ist es dennoch, die individuellen Eigenheiten deines Babys kennenzulernen, damit ihr lernt, was es braucht, um es gut in den Schlaf zu begleiten.

Babyschlaf im Wochenbett

Gerade wenn dein Baby noch ganz klein ist und in den ersten Lebenswochen so viel schläft, wie niemals wieder, solltest du auch für dich tagsüber Ruhezeiten etablieren. Verdunkle das Schlafzimmer, mach es dir neben deinem Baby gemütlich und gönne dir diese Pausen zum Krafttanken und Nachholen des fehlenden nächtlichen Schlafs. Eine Beobachtung, die viele Eltern machen: Schlaf ist »ansteckend«. Wenn du selbst einschläfst, schläft meist auch dein Baby viel besser und länger.

Schlafen, wenn das Baby schläft! Jaja, und staubsaugen, wenn das Baby staubsaugt? Alles richtig, und dennoch ist an diesem sehr bekannten Tipp wirklich eines zutreffend: Du kannst nur dann schlafen, wenn das Baby schläft. Und wenn du eben nachts nicht mehr so viel Schlaf (zumindest am Stück) bekommst, ist es wirklich eine lebensrettende Idee, dass du dich auch tagsüber mit dem Baby ins Bett legst, es dort stillst, um dann gemeinsam zu ruhen. Selbst wenn du nicht richtig fest einschlafen kannst, tut dir und deinem Körper das Ruhen auf jeden Fall gut. Wir wissen natürlich, dass das manchmal leichter gesagt als getan ist. Manchmal ist es unumgänglich, in der Schlafenszeit des Babys tausend liegen gebliebene Dinge zu erledigen oder einfach in Ruhe aus dem Fenster zu starren. Und gleichzeitig ist Schlaf das Allerwichtigste für unsere körperliche und mentale Gesundheit, unterschätze das nicht.

Dein Baby wird erst im Alter von sechs bis acht Wochen langsam (und von ganz allein) einen Tag-und-Nacht-Rhythmus entwickeln. Stress dich nicht schon vorher: Du kannst und musst ihm das »richtige Schlafen« nicht »beibringen«! Genauso kann es einen bestimmten Schlafrhythmus tagsüber mit ein paar Wochen noch nicht »lernen«. Auch dann nicht, wenn das natürlich wünschenswert wäre, denn – klar – unsere eigenen Bedürfnisse sind absolut nachvollziehbar und berechtigt.

Gleichzeitig hilft es deinem Baby, wenn dein Tag eine Struktur hat. Dieser Rhythmus wird deinem Baby später Halt geben. Es ist nur

komplett unsinnig, schon in den ersten wenigen Wochen damit anfangen zu wollen, weil du meinst, dass es sich später vielleicht »rächen« könnte. Zu Beginn und im Wochenbett sind ganz andere Dinge wichtig: Ankommen und Antennen füreinander entwickeln.
Später ist es eine ausgesprochen gute Idee, Rituale einzuführen: Kuscheln, Spielen und Massieren auf dem Wickeltisch z.B., Spieluhr aufziehen, Schlafsack anziehen, danach ins Bett. Sie geben dem etwas größeren Baby Orientierung, es erkennt Muster und weiß: »Aha, jetzt ist Schlafenszeit.«

Die richtige Schlafumgebung

In der ersten Zeit schläft dein Baby am besten in der Nähe seiner Eltern. Eine gute Lösung ist ein kleines mit dem Elternbett sicher verbundenes Beistellbett: Babybay oder ein Kinderbett, bei dem das Gitter auf einer Seite abmontiert und mit dem Elternbett auf gleiche Höhe gebracht wurde (mehr im Kapitel »Erstausstattung«). Meist wird es am Anfang so sein, dass dieses Beistellbett eher als Rausfallschutz (und Universalablage für allen möglichen Kram) dient, als dass das Baby darin wirklich allein liegt. Ein Beistellbettchen hat den Vorteil, dass du dein Baby ganz leicht zum Stillen zu dir holen oder selbst kurz rüberrutschen kannst. Diese Distanz von 20 cm tolerieren die meisten Babys gerade noch so. Um sicher und entspannt zu schlafen, braucht dein Baby deine Nähe.
Während des Schlafes wird das Baby – genau wie wir Erwachsenen, nur erinnern wir uns am Morgen nicht mehr daran – immer wieder wach und kann nur dann ruhig weiterschlafen, wenn es die beschützende Nähe der Eltern spürt. Sein leichter Schlaf ist seine Lebensversicherung, die Gründe hierfür liegen in der Evolutionsbiologie: Ein Baby, das in der Steinzeit allein zum Schlafen abgelegt wurde, war ganz schnell ein von einem Säbelzahntiger gefressenes Baby. Es hatte nur dann eine Chance zu überleben, wenn es immer nah bei den Eltern blieb. Deshalb beschweren sich Babys auch heute noch vehement, wenn sie merken, dass niemand in ihrer Nähe ist.
Auch während seines leichten Schlafes, tief im Unterbewusstsein verankert, vergewissert sich ein Baby ständig, dass es in der sicheren

Nähe der Eltern ist: Es nimmt die Atemgeräusche, die Atemrhythmen der Eltern wahr und kann beruhigt weiterschlafen. Deshalb schlafen Kinder auch sehr gut im Tragetuch. Gleichzeitig stellen diese Reize von außen sogenannte »sensorische Regulationsstimuli« dar, etwa für das Atemzentrum des Babys.

Sicherer Babyschlaf

Der Plötzliche Kindstod ist zum Glück sehr selten, er trifft nur 0,02 % der Babys. Die Forschung kann das Phänomen noch immer nicht ganz erklären, weiß aber inzwischen, welche Faktoren es zu beachten gilt:

- Achte auf eine konsequent rauchfreie Umgebung und rauchfreie Schlafpartner*innen für dein Baby.
- Lege dein Baby zum Schlafen auf den Rücken.
- Stille die empfohlenen fünf bis sechs Monate voll, wenn es dir möglich ist.
- Eine Schlafzimmertemperatur von 16 bis 18 Grad ist optimal. Achte auf atmungsaktive Naturmaterialien in der Kleidung und im Bett sowie auf eine feste, luftdurchlässige Matratze mit einem Spannbettlaken. Setze deinem Baby nach den ersten beiden Lebenswochen kein Mützchen zum Schlafen auf.
- Keine Kissen und Kuscheltiere rund um dein Baby. Ein Nestchen zum Abpolstern des Bettchens ist natürlich okay.
- Lass dein Baby mindestens bis zum ersten Geburtstag in eurem Zimmer schlafen.
- Achte besonders auf diese Faktoren, wenn dein Baby krank ist.

Das sind die theoretischen (und wichtigen) Optimalbedingungen, über die du Bescheid wissen solltest. Zum sicheren Co-Sleeping gibt es wissenschaftlich erarbeitete Protokolle, die du z. B. hier findest:

www.stillen-institut.com/de/abm-protokoll-nr-6-aktualisiert-stillen-und-gemeinsames-schlafen.html

Der Kinderarzt, Wissenschaftler und Autor Herbert Renz-Polster hat viel zum sicheren Babyschlaf publiziert. Für Eltern umfassend aufbereitet, findest du das Material auf seinem Blog: kinder-verstehen.de

Sissi: »Lass dich nicht von Durchschlafgeschichten anderer Mütter verunsichern: Durchschlafen heißt nämlich nicht ›acht oder zehn Stunden am Stück‹. Das tut kein Mensch. Alle Erwachsenen wachen nachts mehrmals auf, können aber allein wieder einschlafen. Das können Babys noch nicht – sie brauchen eine kurze Rückversicherung, einen Schluck Milch und deine Einschlafbegleitung!«

Wichtig **Warte mit dem Kauf teurer Betten bis nach der Geburt!** Wir empfehlen euch, erst einmal abzuwarten, was für ein Schlafverhalten euer Baby mitbringt, bevor ihr euch diverse neue Betten oder Baby-Schlafgelegenheiten kauft. Wenn es nach der ersten Wochenbettzeit weiter im Elternbett schläft und ihr Co-Sleeping praktiziert, braucht ihr vielleicht ein größeres Familienbett statt Stubenwagen oder anderen Babybetten in drei Größen – gerade dann, wenn ihr schon weitere Kinder habt. Wenn euer älteres Baby später gern in seinem eigenen Bett schläft, könnt ihr immer noch ein passendes Kinderbett kaufen. Vielleicht auch ein 1,20 m oder 1,40 m breites Erwachsenen-Bett, das ihr als Ausweichquartier für ein Elternteil in ein anderes Zimmer stellt. Zum Einschlafstillen, Kuscheln, Vorlesen, als Krankenlager und für besonders anstrengende Nächte.

Die Vorteile von Co-Sleeping

Oft wird angenommen, Eltern mit co-sleependen Kindern würden weniger schlafen, das Gegenteil ist aber der Fall: Das Baby wird während der kurzen Auftauchphasen aus dem Schlaf meist gar nicht richtig wach, weil es die sichere Nähe der Eltern spürt. Und auch die Mutter kann – ohne aufzustehen – nach dem Stillen im Halbschlaf wieder leichter in den Tiefschlaf sinken. Meistens gleichen sich die Schlafzyklen so an, mütterlicher und kindlicher Schlaf synchronisieren sich. Das verbessert die Schlafqualität der Eltern: Auch sie schlafen statistisch gesehen deutlich mehr und subjektiv besser.

Kareens und Sissis Tipp **Salzlampe für die Nacht!** Vermeide es, nachts zum Stillen das Zimmer mit Licht zu fluten, dann werden alle richtig wach und können umso schwerer wieder einschlafen. Schaffe dir lieber ein kleines Nachtlicht oder eine Salzlampe an, wenn du sie nicht bereits für die Geburt besorgt hast (s. Kapitel »Kliniktasche«). Sie verbreitet ein schönes, gedämpftes Licht, in dem du dich kurz zum Stillen zurechtfinden kannst, bevor du sie wieder löschst. Die Wellenlänge des rötlichen Lichtes der Lampe fördert übrigens die Ausschüttung von Melatonin, dem wichtigen Schlafhormon.

Kareen: »In den ersten Tagen nach der Geburt wirst du dir wahrscheinlich noch einen ›Stillthron‹ im Bett basteln: Du richtest dich auf, holst das Baby zu dir ran und legst es – im Sitzen an siebenundzwanzig Kissen gelehnt – an. Du bist noch unsicher, ob du alles richtig machst und brauchst acht Arme, um sicherzustellen, dass das Baby perfekt angelegt ist, die Brustwarze gut fassen kann und trinkt. Später, nach ein paar Wochen, wenn sich alles eingespielt hat, tastet das neben dir liegende Baby mit Nase und Zunge nach deinem Nippel und ›dockt‹ einfach an. Dabei wirst du kaum noch aufwachen. Und am Morgen gar nicht mehr wissen, wie oft und wann du nachts denn nun gestillt hast.«

Nutze die Schlafphasen des Babys!

Die meisten Babys schlafen ab einem Lebensalter von zwei oder drei Monaten in der ersten Schlafphase der Nacht, also vor Mitternacht, richtig gut – das sind immerhin vier oder fünf Stunden! Gleichzeitig ist das genau die Zeit, in der wir Eltern gern andere Dinge tun, uns ausruhen, Zeit für uns oder auch Paarzeit genießen. Wenn wir dann um 24 Uhr ins Bett gehen, ist die erste, tiefere Schlafphase des Babys fast vorbei, es wird unruhig, will trinken und braucht unsere Nähe. Und so kommen wir selbst nicht zu einem ruhigen Schlaf, bis zum frühen Morgen werden wir in kürzeren Abständen – manchmal zweistündlich oder auch noch häufiger – vom Baby geweckt.

Deshalb kann es eine gute Idee sein, regelmäßig mit dem Baby gemeinsam ins Bett zu gehen, nach dem Stillen einfach liegen zu bleiben und selbst »vorzuschlafen«. Probiere aus, ob das für dich ein gangbarer Weg ist, um mit diesem gelegentlichen Schlafboost den Schlafmangel auszugleichen.

Sissi: »Ein Kind schön in Ruhe ins Bett zu bringen, (mit oder ohne Stillen) in den Schlaf zu begleiten, ist ein wichtiges Ritual für kleine und große Kinder. Es gibt Kinder, die leicht allein in den Schlaf finden, sie haben die elterliche Begleitung nicht so nötig. Andere wiederum brauchen Unterstützung, um die vielen Eindrücke des Tages zu verarbeiten und wirklich loslassen zu können. Auch bei größeren Kindern ist das die wichtigste Zeit des Tages.«

Kareen: »Klar habe ich das auch oft nervig gefunden, dass ich stundenlang festgetackert mit Kind am Busen im Bett einschlafbegleitet habe und doch eigentlich endlich aufstehen wollte, um mich allein aufs Sofa zu setzen oder unter die Dusche zu stellen. Aber – c'est la vie – so ist das nun mal mit Baby. Bei manchen Dingen im Leben ist die Lösung, sie einfach anzunehmen, auch wenn das erst mal ein ausgesprochen unbequemer Gedanke ist.«

Genieß es, wenn dein Baby mit etwa 3 bis 4 Monaten eine Phase hat, in der es richtig gut schläft. Oft bleibt das nicht lange so – lass dich nicht verunsichern! Wenn dein Kind seinen nächsten sprichwörtlichen Entwicklungssprung macht, mobiler wird, sich zu drehen beginnt und die Welt erkundet, dann wird sein Schlaf vermutlich wieder unruhiger werden. Es braucht in diesen Entwicklungsphasen wieder mehr Milch und die häufigere Rückversicherung der elterlichen Präsenz.

Du hast keine Fehler gemacht! Es ist ganz normal, dass Kinder während der einzelnen Entwicklungsschübe, die sie durchmachen (mit 3 bis 4 Monaten, mit 8, dann mit 12 Monaten und später mit 1,5 bis 2 Jahren, wenn die Sprache sich entwickelt), wieder unruhiger schlafen. Sei nicht verunsichert, wenn es plötzlich »Rückschritte« gibt. Da dachtest du, es ginge bergauf, weil die Nächte leichter wurden und du nur noch zwei- oder dreimal stillen musstest. Und nun ist das Baby auf einmal wieder stündlich wach und braucht dich und den Busen. Das ist normal! Es wird vorübergehen, getreu dem Eltern-Mantra: »Es ist eine Phase, es ist eine Phase, es ist eine Phase …«

Erschöpfte Mütter brauchen Unterstützung!

Und dann gibt es Phasen, in denen Mütter aufgrund des Schlafmangels und der permanenten »Präsenzpflicht« wirklich auf dem Zahnfleisch gehen. Nachts stillst du oft und manchmal endlos, und auch tagsüber kommst du durch die Mehrfachbelastung aus Job, Haushalt und Care-Arbeit nie zur Ruhe (Stichwort »Mental Load«, s. das gleichnamige Kapitel). Hier seid ihr dringend als Paar gefragt und dein sozialer Mikrokosmos der (Wahl-)Verwandten ist wichtig. Schaut, dass ihr euch im Alltag gut organisiert und gemeinsam verinnerlicht, was für eine fordernde Aufgabe die Care-Arbeit ist. Die nicht care-arbeitende Person erledigt idealerweise verlässlich ungefragt Haushaltsdinge und bringt sich in die Fürsorge für das Baby eigeninitiativ ein. Es gibt z. B. den schönen Satz: »Das Tragen ist das Stillen der Partner.« Auch der andere Elternteil kann das Kind beruhigen, eigene Strategien entwickeln und eine feste Bindung zu ihm aufbauen.

Es ist enorm wichtig, dass Mütter Zeit haben, sich zu regenerieren, das ist ein wesentlicher Punkt, der mit verbindlichen Absprachen und Prioritäten innerhalb der Paarbeziehung verbunden ist. Besonders dann, wenn Frauen, um ihr Schlafdefizit zu lindern, sich in andere Nebenbaustellen flüchten oder sich sogar dazu gedrängt fühlen: »Du bist so erschöpft – still doch ab!« Natürlich kann das eine Idee sein, wenn es dein echter Impuls ist. Nur wird das Abstillen allein das Problem nicht lösen. Babys brauchen auch danach nachts ihre (Flaschen-)Milch und vor allen Dingen natürlich die Nähe der Eltern. Du wirst also weiterhin in der Nähe deines Kindes schlafen und seinen Schlaf begleiten.

Grundlegende Tipps

- Mit dem Stillen von Grundbedürfnissen, wie es das Bedürfnis nach Nähe ist, legst du den allerwichtigen Grundstein für alles Spätere. Wenn du auf dein Baby eingehst, eine sichere Bindung zu ihm aufbaust, zahlt sich das später tausendfach aus!
- Von Schlaflernprogrammen, wie sie in Büchern wie *Jedes Kind kann schlafen lernen* propagiert werden, raten wir grundsätzlich ab. Sie basieren auf einer von dem Kinderarzt Richard Ferber Ende der 70er-Jahre erfundenen Technik zur Lösung von Schlafproblemen bei Säuglingen mit dem Element des »kontrollierten Schreien-Lassens«. (Von wesentlichen Teilen hat er sich später distanziert.)
  Ein Kind wird durch eine solche Methode nicht schlafen lernen, sondern etwas ganz verinnerlichen: »Niemand kommt zu mir, wenn ich weine, meine Bedürfnisse werden nicht erhört. Sie sind dann wohl nicht wichtig. Oder falsch.« Größere Kinder können sich verbal ausdrücken und formulieren: »Mama, ich habe Angst. Ich habe schlecht geträumt.« Sie in dieser Situation allein zu lassen, bricht Eltern das Herz. Ein Baby kann das noch nicht sagen, die einzige Möglichkeit zum Äußern intensiver unangenehmer Gefühle ist das Weinen.
- Packe den Tag nicht zu voll: Überprüfe eure Tagesstruktur, falls dein Baby nachts sehr unruhig ist. Wenn es tagsüber durch zu viel Trubel, wie es Kurse oder Erwachsenen-Aktivitäten für dein Baby sind, sehr viel Input erfährt, hat sein Gehirn nachts damit zu tun, all diese Reize zu verarbeiten! Nimm das Tempo aus eurem Alltag raus!

Fazit

Babyschlaf ist ein sehr komplexes Thema. Mit jedem Kind wirst du es unterschiedlich erleben, und es wird dich in den nächsten drei Jahren begleiten. Jede dieser Phasen birgt eigene Herausforderungen. Dieses Kapitel diente dem ersten groben Überblick. Mehr zum Thema »Babyschlaf« findest du in Kareens Buch, das sie zusammen mit Anja Gaca geschrieben hat: *Baby.leicht* (Beltz 2021).

Sex nach der Geburt

Manchmal braucht es Zeit – und manchmal auch nicht

Sex nach der Geburt? Vielleicht fragst du dich schon in der Schwangerschaft, ob »danach« alles wieder wie vorher sein wird und du jemals wieder wüsten Sex haben wirst. Ab wann könnt ihr wieder loslegen? Gibt es etwas zu beachten? Wir verraten's euch!

Wie schnell die Lust auf Sex nach der Geburt wiederkommt, ist von Frau zu Frau sehr unterschiedlich. Vielleicht brauchst du Wochen oder Monate, um den Gedanken daran wieder attraktiv zu finden. Vielleicht sorgst du dich, dass etwas wehtun könnte. Oder du fühlst dich körperlich permanent vom Baby okkupiert und bist schon allein von der Vorstellung, dass außer dem Baby noch jemand anderes Ansprüche an deinen Körper stellen könnte, komplett überfordert. Vielleicht musst du dir auch erst mal deinen Körper zurückerobern und dich wieder zu Hause in ihm fühlen. Andere Frauen wiederum haben schon nach einer oder zwei Wochen im Wochenbett wieder Lust auf Sex – und fragen sich, ob das wohl okay ist.

Tipp

Redet miteinander! Rechne damit, dass auch dein Partner unsicher ist. Er möchte dich vielleicht nicht bedrängen oder hat Sorge, dir wehzutun oder Grenzen zu überschreiten. Tastet euch langsam an alles heran und verabredet klare Signale, welche Körperteile ihr wann wieder an oder in euren Körperteilen schön findet. Und findet vielleicht auch neue Formen von Sex, der nicht immer zwangsläufig »Penis in Vulva« sein muss.

Mythos

Infektionen! Das, was dir im Krankenhaus beim Entlassungsgespräch erzählt wurde (»Sechs Wochen kein Sex, und aus hygienischen Gründen wird der Gebrauch von Kondomen empfohlen«) kannst du getrost vergessen: Nach drei Tagen ist dein Muttermund wieder geschlossen, und dann kommt da nix in die Gebärmutter rein, womit sie nicht klarkommt, wie sonst im Leben eben auch. Weder Sperma noch Wochenfluss sind hoch infektiös, du kriegst also nicht mal eben so eine Gebärmutterentzündung oder was auch immer die Befürchtung sein könnte – auch wenn sich die meisten Frauen drei Tage nach der Geburt alles, aber keinen Penis in ihrer Vagina vorstellen können!

Was ist anders als zuvor?

Wenn du stillst, kann es sein, dass du weniger Libido hast, einfach, weil du mit einem stets erhöhten Spiegel des Glückshormons Oxytocin unterwegs bist. Oxytocin, das Bindungs-, Liebes- oder Kuschelhormon ist beim Menschen eben auch das Post-Sex-Hormon. Und das reicht oft aus – wozu da noch Sex? Von der Natur ist das natürlich schlau eingerichtet: Bevor ein neues Kind gezeugt wird, soll die Mutter sich doch bitte schön erst mal erholen und sich vor allem um ihr aktuelles kleines Baby kümmern. Natürlich sind diese »Hintergedanken« der Biologie, die auch die Drosselung der Eierstöcke durch das beim Stillen ausgeschüttete Prolaktin beinhalten, keine Garantie dafür, dass nicht doch ein Eisprung stattfinden kann. Alles ist möglich … ihr solltet also frühzeitig wieder über Verhütung sprechen und euch von fachkundigen Menschen beraten lassen, etwa von deiner Hebamme oder deiner Gynäkologin. Denn Achtung: Es gibt Frauen, die, obwohl sie stillen, bereits vier bis sechs Wochen nach der Geburt wieder einen Eisprung haben!

> Sissi: »Wenn man bereits Kinder und einen stressigen Alltag hat, ist es mit Sex nach der Geburt wie mit Yoga oder Sport: Man muss sich aufraffen, muss sich dazu verabreden und es einfach machen – ohne große Umstände und ohne groß darüber nachzudenken!«

Ein weiterer Punkt bei stillenden Müttern: Der hohe Prolaktinspiegel führt gemeinsam mit dem niedrigen Östrogenspiegel dazu, dass einige Frauen nicht so feucht werden. Dadurch können Schmerzen beim Sex entstehen. Wenn das bei dir der Fall ist: Legt euch ein schönes Gleitgel parat.
Was hingegen leicht feucht werden kann, sind die Brüste: Das Oxytocin, das beim Sex ausgeschüttet wird, bewirkt einen Milchspendereflex. Sei nicht überrascht, das ist normal! Sprich vorher mit deinem*r Partner*in darüber, damit er*sie nicht irritiert ist.

Wie geht es uns als Paar in dieser neuen Situation?

Das erste Jahr nach der Geburt eines Babys ist für eine Partnerschaft immer eine Herausforderung, auch dann, wenn sie gut gefestigt und von tiefer Liebe und gegenseitiger Wertschätzung getragen ist. Es ist eine sehr intensive Zeit, in der ihr wenig Zeit habt, nicht für euch allein und auch nicht als Paar. Alles muss sich erst einspielen, das Stillen, der Alltag mit Baby und eure neuen Tagesabläufe.

Kareen: »Es ist schon eine neue Phase in der gemeinsamen Sexualität. Fast so wie ein ›neues erstes Mal‹, voller Unsicherheit und unvertrauter Gefühle auf beiden Seiten. Und nach einiger Zeit findet man das vielleicht sogar creepy und hat das Gefühl, dass man gar nicht mehr so richtig weiß, wie es geht, und wird immer unsicherer. Manchmal stimmt bestimmt auch: Wartet nicht zu lang.«

Fazit

Bei all diesen Veränderungen ist es überhaupt kein Wunder also, dass erst mal wenig Raum für Honeymoon-Gefühle auf Knopfdruck ist. Lasst euch Zeit und sprecht über eure Gefühle, Ängste und Verwirrungen, über eure Enttäuschungen, Überforderungen und eure Eifersucht. Es wäre ein Wunder, wenn es sie nicht gäbe. Und: Lacht gemeinsam darüber und nehmt es leicht.

Wochenbett mit Geschwisterkindern

Viele Bedürfnisse auf einmal – so kommt ihr damit klar

Jedes Wochenbett bringt neue Herausforderungen und Überraschungen mit sich. Beim ersten Baby ist es meist mit viel Aufregung und Unsicherheit, dafür aber mit vollem Fokus und viel Zeit für das neue Familienmitglied verbunden. Kommen Geschwisterchen dazu, ist zwar schon viel Wissen und Erfahrung aus dem ersten Wochenbett vorhanden, aber eben auch viel mehr Gewusel in der Wohnung: Weitere Kleinkinder und/oder Schulkinder wollen versorgt, der Haushalt plus alle anderen im Familienalltag anfallenden Aufgaben müssen erledigt werden. Wir verraten dir, wie du ein entspanntes Wochenbett mit Geschwisterkindern vorbereiten kannst.

Kareen: »Beim ersten Wochenbett werden viele Eltern – trotz zahlreicher vorheriger Hinweise aus ihrem Umfeld – überrascht davon, was es bedeutet, ein gutes und entspanntes Wochenbett hinzukriegen. Bei allen nachfolgenden Wochenbetten haben sie es dann verstanden. Doch dann wartet bereits die nächste Herausforderung auf sie: Was macht man jetzt mit der*dem munter auf der Matratze hopsenden Dreijährigen?«

Wir können gar nicht oft genug betonen, wie wichtig ein ausgiebiges und entspanntes Wochenbett für Mutter und Kind ist. Wenn wir wie »Wochenbett-Apostel« auf die Einhaltung dieser Ruhe pochen, hat das nichts mit Strenge zu tun oder dass wir es dir nicht gönnen, rauszugehen und aktiv zu sein. Es geht uns darum, dich zu beschützen und dir den Raum zu schaffen, in dem du dich regenerieren kannst.

Wichtig **Thema Mental Load!** Spätestens wenn das zweite Kind kommt, wird das Thema Mental Load zu einem spannenden und wichtigen Thema: also die Frage, wer kümmert sich wann um was in der Familie und wer hat den Überblick über alles? Wenn du im Wochenbett bist, ist klar, dass du das nicht leisten kannst. Du kannst z.B. nicht rechtzeitig dran denken, dass das große Kind am Mittwoch zum Schwimmkurs muss. Das ist dann Sache deines Partners / deiner Partnerin und muss im Vorfeld gut besprochen und organisiert werden. »Vorfeld« heißt aber nicht »schnell, schnell, kurz vor der Geburt«. Nehmt euch wirklich Zeit, um dieses Thema in Ruhe zu besprechen, beide Seiten müssen verstanden haben, um was es geht und was genau zu tun ist. Wir kennen diese Problematik nur zu gut und haben schon viele Tränen getrocknet, weil im Wochenbett Absprachen plötzlich vergessen wurden und Dinge nicht funktioniert haben. Das ist ein zentraler Punkt! Lies dazu auch (noch einmal) unser Kapitel »Mental Load«.

Sissi: »Kareen und ich werden dir keine großen Geheimnisse verraten, aber wir können dir erzählen, dass die Organisation alles ist! Und diese Organisation sollte deutlich vor deinem Start ins Wochenbett stattfinden. Vor allem sollte dein Umfeld dafür sensibilisiert werden, was Wochenbett wirklich bedeutet.«

Frühe Planung des Wochenbetts

Bereits ab der 25.SSW kannst du dir über das Wochenbett Gedanken machen. Vor allem, wenn du ein oder mehrere Geschwisterkinder hast, die fremdbetreut werden sollen, sollte die Eingewöhnungsphase zwischen ihnen und der Babysitterin frühzeitig beginnen. Eine Woche vor der Geburt ist es zu spät. Das Kind sollte Zeit haben, sich daran zu gewöhnen, dass die Babysitterin es aus der Kita abholt oder dass es – wenn es noch nicht in der Kita ist – an manchen Vor- oder Nachmittagen mit ihr zusammen ist. Aber auch, wenn jemand aus der Familie (Mutter, Schwester, Onkel etc.) Zeit zum Aufpassen hat, ist es wichtig, dass beide sich im Vorfeld aneinander gewöhnen.

Was ist mit dem Thema Eifersucht?

Kareen: »In meinem Geburtsvorbereitungskurs für Mehrgebärende denken die Frauen beim Thema Wochenbett viel mehr an ihre großen Kinder und gar nicht so sehr an sich selbst. Vorherrschende Frage ist: ›Wie schaffe ich es, dass es meinem großen Kind dabei gut geht, wenn es ein Geschwisterkind bekommt? Bekommt es dann noch genügend Aufmerksamkeit und Liebe von mir? Ist da ausreichend Liebe in mir, um alle Kinder gleichermaßen zu lieben?‹«

Viele Frauen haben bei der Vorbereitung auf das Wochenbett vor Eifersucht einen riesengroßen Respekt. Später, wenn das Baby dann da ist, stellt sich das Thema oft ganz anders dar oder äußert sich anders, als man es erwartet hat.

Kareens und Sissis Tipps

- Die großen Kinder mit ihren Gefühlen – Eifersucht, Verlustangst, Bedürftigkeit nach Liebe – ernst nehmen! Es hilft ihnen nicht, wenn die Erwachsenen ihnen erzählen, wie süß das neue Baby doch sei und wie toll man ganz bald mit ihm spielen könne.
- Die Gefühle der großen Kinder nicht bewerten: Es gibt keine guten und schlechten Gefühle. Auch ein Zwei- oder Dreijähriger ist manchmal sehr bedürftig, kann sich noch nicht in Geduld üben und wird dann fordernder, trotzig und anstrengend. Da ist es wichtig, dass Eltern das große Kind nicht zurechtweisen, sondern versuchen, es zu verstehen: Durch das neue Baby ist sehr viel Unruhe auch in das Leben des großen Kindes gekommen, seine bis dahin festen Abläufe und Strukturen werden durcheinandergewirbelt. Damit muss es erst einmal zurechtkommen. Auf dem Weg dahin kann es eine gute elterliche Reaktion sein, das große Kind in den Arm zu nehmen und verständnisvoll zu sagen: »Ja, das ist jetzt schon doof, dass Mama so wenig Zeit für dich hat …« Dann be-

kommt das Kind ein Ventil für seine Gefühle, du hilfst ihm durch deine Worte, sie zu fassen und zu beschreiben. Das kann sehr entlastend für das Kind sein. Natürlich ist klar, dass im stressigen Alltag ein ruhiges, verständnisvolles Eingehen auf das große Kind nicht jederzeit möglich ist.

- Große Kinder schon frühzeitig – bereits während der Schwangerschaft – in das Thema einbeziehen, natürlich ihrem Alter entsprechend. Erzähle ihnen, wie es war, als sie selbst in deinem Bauch waren, an deiner Brust getrunken haben usw. Nimm sie zu Hebammenterminen mit, vielleicht dürfen sie auch bei einem Ultraschall dabei sein. Sissi erlebt das Miteinander zwischen den einzelnen Familienmitgliedern als wesentlich entspannter, wenn große Kinder einbezogen und nicht von den »Erwachsenenthemen« getrennt werden.
- Auch Bücher können eine tolle Hilfe sein. Neben Bilderbüchern gibt es z. B. *Bald bin ich da!* von Katrin Michel. Hier schreibt das Baby jede Schwangerschaftswoche einen Brief aus Mamas Bauch an sein älteres Geschwisterkind – so kann schon früh eine liebevolle Geschwisterbeziehung entstehen.
- Später im Wochenbett können größere Kinder (ab 2 Jahren) schon in einem gewissen Rahmen mithelfen (z. B. eine Windel anreichen, Babysachen gemeinsam aussuchen, auf das Baby »aufpassen«, wenn sich die Hebamme um die Mutter kümmert; auch das gemeinsame Baden finden viele große Geschwisterkinder sehr spannend).
- Hilft gut, wenn du stillen möchtest, das große Kind aber an dir hängt: Stelle ihm eine Kiste mit besonderem Spielzeug oder Büchern, die es sonst nicht bekommt, zur Verfügung – das lenkt ab.
- Für das spätere Wochenbett, wenn du wieder mehr Zeit für deine großen Kinder hast: Setze dich nicht zu sehr unter Druck, dass du jedem Kind genau dieselbe Menge an »Quality Time« schenkst. Oft reichen schon kurze Momente (eine Viertelstunde) und kleine Dinge, es muss kein ganzer Tag sein.
- Versuche, das schlechte Gewissen und den Perfektionsdrang, die wir Mütter gern haben, ein Stück weit loszulassen. Mehrere Kinder zu versorgen ist ein 24-Stunden-Job, und es ist total okay, wenn

man eurer Wohnung ansieht, dass darin gelebt wird. Auch Nudeln an drei Tagen hintereinander sind nicht schlimm.

Do's und Don'ts im Wochenbett

- Bitte euren Besuch, sich nicht nur auf das Baby zu fokussieren, sondern auch an kleine Mitbringsel für die Geschwisterkinder zu denken.
- Nehmt euch genügend Zeit und Ruhe, damit eure kleine Familie in dieser neuen Situation ankommen kann. Erst später – nach einigen Tagen – kann dann der Kreis um noch mehr Familie und Freund*innen erweitert werden. Wirklich gute Freund*innen verstehen das und stellen einfach Suppe oder Lasagne vor die Tür.
- Umgib dich nur mit Personen, die dir guttun. Das können Zweit- und Mehrgebärende meist besser als Frauen, die zum ersten Mal Mutter werden. Erstere haben es mehr und mehr gelernt, sich ihrer eigenen Bedürfnisse bewusst zu werden und diese ernst und wichtig zu nehmen. Und so können sie die Prioritäten besser setzen.

Orga im Wochenbett mit Geschwisterkindern: Struktur *und* Ausnahmen!

- Das große Kind braucht einen gut strukturierten Tagesablauf, so wie es ihn gewohnt ist, da seine bisherige Welt ja nun gehörig aus den Fugen gerät. Natürlich muss am Tag nach der Geburt das große Kind nicht zur Kita und darf zu Hause bleiben, um das neue Familienmitglied gehörig zu begrüßen. Am nächsten Tag kann es dann evtl. mit Fotos ausgestattet in der Kita davon berichten. Danach kehrt es in seine gewohnten Abläufe zurück.
- Ausnahmen sind jedoch erlaubt: Manchmal sind jetzt auch zwei Folgen der Lieblingsserie hintereinander in Ordnung oder das Essen von Pommes im Familienbett. Hab keine Angst davor, dass das »einreißen« könnte. Besondere Situationen brauchen besondere Lösungen.
- Rechne mit kleinen Einbrüchen in der Selbstständigkeitsentwicklung: Mach dir also keine Sorgen, wenn dein großes Kind plötzlich wieder klein und bedürftig und Baby sein will. Dann braucht

es eben für kurze Zeit wieder eine Windel oder kann nicht mehr allein im eigenen Bett schlafen.

- Verschiebe Neuerungen wie das Abgewöhnen vom Schnuller oder das längere Bleiben in der Kita auf später. Jetzt ist nicht der richtige Zeitpunkt dafür, jetzt sind Ausnahmen gestattet.
- Im späteren Wochenbett, wenn du vielleicht mit mehreren Kindern allein bist: Nimm den Druck raus, gerade bei der Abendroutine muss es nicht perfekt laufen! Gleichzeitiges Stillen (links), Vorlesen und Kuscheln (rechts) und anschließendes gemeinsames Einschlafen im Familienbett sind sehr in Ordnung!
- Trotzdem sind helfende Hände immer super. Wenn du in einer Paarbeziehung lebst: Wechselt euch gut ab und unterstützt euch gegenseitig. Je nach Vorlieben des Babys kann es abends gestillt werden oder der*die Partner*in trägt es im Tuch durch die Wohnung. Mehrere Bezugspersonen zu haben, ist für jedes Kind wichtig. Das können Erwachsene, aber auch Kinder sein.

Wichtig

Unterstützung organisieren! Es gibt beispielsweise Leihomas, an die die großen Kinder natürlich frühzeitig gewöhnt werden sollten. Typische Anlaufstellen für Hilfe nach der Geburt sind auch ehrenamtliche Services wie *wellcome*, die es in ganz Deutschland gibt, oder die örtlichen Kirchengemeinden.

Hier geht es zu den wellcome-Standorten:

www.wellcome-online.de/hilfe-nach-der-geburt

Fazit

Hol dir, wann immer möglich, Hilfe aus dem Familien- und Freundeskreis. Sehr entlastend können auch Vereinbarungen mit Nachbarn oder den Eltern von Kita-Freunden sein, die an bestimmten Tagen in der Woche das große Kind aus der Kita abholen oder mit zum Sport nehmen. Schön, wenn das berühmte »Dorf« zusammenhält!

Nachwort und Dank

Wir danken unseren Hörer*innen für ihre Treue und das umwerfende Feedback – und natürlich allen, die uns und den »Hebammensalon« nun als Leser*innen zum ersten Mal kennengelernt haben. Es ist uns eine Freude, euch etwas für diese aufregende Zeit mitgeben zu können.

Wer noch mehr von unserem Input sucht, kann uns natürlich auf Instagram folgen oder auch Kareens Online-Geburtsvorbereitungskurs mit Video-Livecall-Elementen buchen. Und wer weitere Inspiration, Themen und Links sucht oder alles noch mal im Originalton nachhören möchte, findet hier die gesammelten Hebammensalon-Folgen unseres Podcasts: www.hebammensalon.de

Mehr zum Lesen, mehr Details und hilfreiche Blicke in die Studienlage bietet Kareens Schwangerschaftsbibel *Guter Hoffnung – Hebammenwissen für Mama und Baby*, ebenfalls erschienen im Kösel-Verlag.

Wir danken den Menschen, die zu diesem Buch beigetragen haben, allen voran Melanie Hartmann für die grandiose Transkription der Folgen als Grundlage für dieses Buch und natürlich dem Podcast-Team mit Julia & Lisa; dem Kösel-Verlag mit Annegret Augustin und Karin Stuhldreier; Tanja Maus für die Gestaltung des Buches und Fanny Husten für das glamouröse Coverfoto. Ohne euch ginge nichts, tausend Dank euch allen für eure Geduld, eure Akribie und Liebe zum Projekt. ♥

Ein großer Dank gilt unseren Familien. Ihr habt alle Meltdowns mitgetragen und uns großartig ausgehalten und unterstützt. Ihr seid die größte Liebe und das größte Glück.